GUIDE PRATIQUE

D'ACCOUCHEMENT

AVIS AUX AUTEURS

La Société d'Éditions scientifiques, établie sur les lbabases dt la MUTUALITÉ, *a pour principe de partager par moitié eznentre les Auteurs et elle* tout bénéfice *résultant de la vemtnte des Ouvrages.*

Elle a édité, en 1890, plus de cent livres, par ce sɿ système d'association avec les Auteurs.

9646-91. — CORBEIL. Imprimerie CRÉTÉ.

GUIDE PRATIQUE

D'ACCOUCHEMENT.

CONDUITE A TENIR

PENDANT LA GROSSESSE, L'ACCOUCHEMENT ET LES SUITES DE COUCHES

PAR

Le Docteur BUREAU

Professeur agrégé d'accouchement.

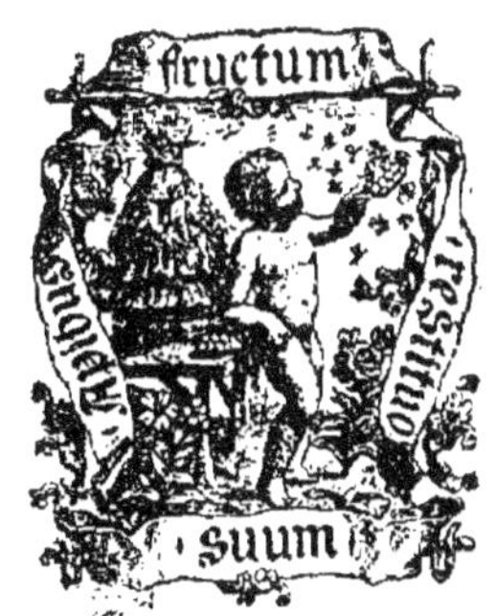

PARIS

SOCIÉTÉ D'ÉDITIONS SCIENTIFIQUES

4, RUE ANTOINE-DUBOIS, 4

PLACE DE L'ÉCOLE-DE-MÉDECINE

—

1892

GUIDE PRATIQUE

D'ACCOUCHEMENT.

CONDUITE A TENIR

PENDANT LA GROSSESSE, L'ACCOUCHEMENT
ET LES SUITES DE COUCHES

PAR

Le Docteur BUREAU

Professeur agrégé d'accouchement.

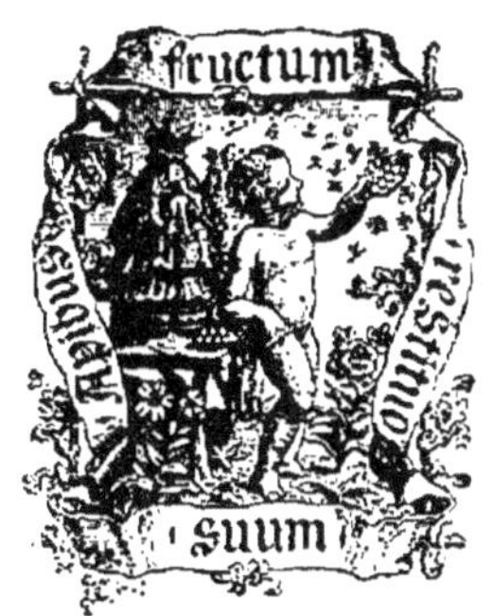

PARIS

SOCIÉTÉ D'ÉDITIONS SCIENTIFIQUES

4, RUE ANTOINE-DUBOIS
PLACE DE L'ÉCOLE-DE-MÉDECINE

1892

PRÉFACE

Je n'ai pas la prétention d'offrir au public médical un *traité d'accouchement*. Les livres de ce genre sont nombreux dans notre littérature, et tous, les anciens et les nouveaux, sous une forme plus ou moins rapide, renferment les notions les plus complètes sur la science obstétricale. Mon but a été plus net. J'ai voulu réunir en un petit volume l'exposé critique des meilleures méthodes de traitement usitées en obstétrique : pour cela, j'ai dû rappeler brièvement, à propos de chaque cas particulier, les principaux caractères cliniques : c'était le seul moyen de présenter la thérapeutique la plus rationnelle.

Pour la rédaction des divers chapitres, j'ai tenu le plus grand compte des leçons magistrales professées à la Faculté, des nombreux conseils recueillis dans les services hospitaliers et dans les conférences pour les concours d'obstétrique : les faits de ma pratique personnelle m'ont permis de contrôler les divers procédés techniques et d'en signaler les avantages et les inconvénients.

Les médecins qui font des accouchements, les sages-femmes, les étudiants qui suivent les services dans les maternités, trouveront exposées dans le « Guide d'accouchement », les notions pratiques indispensables pour diriger leur conduite dans tous les accouchements simples ou compliqués. J'ai inséré dans le texte un nombre suffisant de figures ; et mon excellent ami le Dr Auvard me permetttra de le remercier de sa bienveillance, puisqu'il a bien voulu m'autoriser à prendre dans son *Traité* quelques planches très bien exécutées.

BUREAU.

Paris, le 20 juin 1891.

DE LA CONDUITE A TENIR

PENDANT

LA GROSSESSE, L'ACCOUCHEMENT

ET LES SUITES DE COUCHES

CHAPITRE PREMIER

Pendant la grossesse.

La grossesse est l'état de la femme pendant toute la durée du développement de l'œuf fécondé. C'est un état physiologique particulier qui peut n'être accompagné que de phénomènes normaux, ou au contraire être compliqué de diverses façons qui influent considérablement sur la conduite que doit tenir l'accoucheur suivant les circonstances. Dans une première partie, nous examinerons le cas d'une grossesse normale, et nous verrons quelles sont les règles spéciales d'hygiène qui doivent être conseillées.

ARTICLE Ier. — GROSSESSE NORMALE.

Tout l'organisme est profondément modifié; mais les changements opérés les plus importants se manifestent principalement dans tout le système génital. L'activité circulatoire de tous les organes du corps humain et les troubles exercés par la pression que détermine l'utérus rempli du produit de conception nécessitent une plus grande attention aux lois de l'hygiène générale et spéciale.

Hygiène générale. Système digestif. — Chez un assez grand nombre de femmes enceintes, on ne remarque aucun trouble digestif important : dans ce cas, il n'y a pas lieu de modifier le régime. Chez d'autres, au contraire, on observe de la constipation, rarement de la diarrhée, des vomissements ennuyeux et pénibles, sans parler de ceux que rien ne peut arrêter et qu'on appelle incoercibles; souvent encore, surtout à la fin de la grossesse, des hémorrhoïdes, plus ou moins volumineuses.

La *constipation* est un accompagnement très fréquent de la grossesse, et la liberté du ventre doit être soigneusement surveillée. A cet effet, on peut user des mêmes moyens que dans d'autres conditions, en se servant spécialement des laxatifs doux. Quelquefois l'efffet est obtenu avec un verre d'eau froide pris le soir en se couchant, répété le matin au réveil, ou bien avec un liquide quelconque, lait ou eau, pris entre les repas. La rhubarbe est peut-être le meilleur des laxatifs doux, pris le soir avant le repas, à la dose de $0^{gr},50$. On peut aussi employer de très petites doses de magnéssie, de l'eau de Montmirail, etc., et ne pas recourir trop fréquemment aux lavements. Tout purgatif drastique doit être évité, car en provoquant des contractions utérines il peut déterminer l'avortement. Il en est de même du massage abdominal si efficace dans le traitement de la constipation en général et qui doit être rigoureusement défendu, pendant la grossesse, parce qu'il ppourrai occasionner des contractions utérines prématuréées.

La *diarrhée* est plutôt un phénomène rare ppendan

la grossesse, mais elle se manifeste quelquefois comme résultat direct de la constipation, les scybales produisant une irritation de la muqueuse rectale. L'usage de la rhubarbe, en débarrassant l'intestin de ces masses noires et dures qui l'encombrent et l'enflamment, arrêtera bientôt la diarrhée.

Si, au contraire, il s'agit d'un véritable flux intestinal, il faut recourir immédiatement aux lavements laudadanisés et au sous-nitrate de bismuth.

Les veines du rectum, anormalement dilatées, forment assez souvent des *hémorrhoïdes* qui, sans constituer un véritable état pathologique, déterminent des malaises pénibles. On obtiendra du soulagement en veillant à la liberté du ventre, en conseillant, immédiatement après la défécation, la position étendue pendant 15 à 20 minutes, et encore en appliquant des fomentations avec un linge imbibé d'eau chaude additionnée de quelques gouttes de teinture d'hamamelis (1 gramme pour 250 grammes d'eau).

Les *vomissements* accompagnent fréquemment la grossesse, et surtout peut-être la première grossesse. L'acte s'accomplit généralement sans beaucoup d'efforts, et dans les cas simples, il n'expose à aucun accident; c'est seulement un phénomène douloureux : on a essayé de tout pour faire disparaître ce malaise; tout a réussi et tout a échoué. Le meilleur moyen est de changer l'heure des repas, quand ceux-ci sont toujours suivis de vomissements; les alcalins et la pepsine peuvent rendre des services. Dans les plus tenaces, on tirera quelquefois grand avantage d'un déplacement plus ou moins éloigné; il suffit souvent à une femme enceinte qui vomit de faire un court voyage de 15 à 20 lieues pour voir le trouble sympathique disparaître complètement. Enfin quand le phénomène extra-physiologique devient pathologique, il faut recourir à des méthodes que nous exposerons dans un autre chapitre.

Organes urinaires. — Dans les trois premiers mois de la grossesse, la pression directe de l'utérus gravide sur les organes urinaires détermine quelquefois une irritation de la vessie, qui provoque une envie constante d'uriner : la position horizontale peut soulager dans une certaine mesure, aidée par l'usage du lait dans l'alimentation.

Du quatrième au neuvième mois il y a tendance plutôt à la rétention d'urine par compression du col de la vessie ; quelquefois au contraire, à la fin de la grossesse, il y a incontinence par suite de la diminution presque absolue du volume de la vessie grâce aux compressions utérines. Dans ces cas, il faudra, dans les derniers jours de la grossesse, s'assurer avec soin que l'urine s'écoule facilement et complètement ; sinon, on devrait, surtout au début des premières douleurs du travail, recourir au cathéter en verre, rendu aseptique par son séjour dans l'eau bouillante.

Les reins, du septième au neuvième mois surtout, sont sujets à des congestions passives, et spéciallement chez les primipares. Aussi, un des grands soucis de l'accoucheur doit être d'examiner fréquemment les urines pour s'assurer qu'elles ne contiennent pas d'albumine.

Du septième au neuvième mois, cette analyse sommaire doit être faite au moins une fois par semaine.

Vulve et vagin. — La plus grande activité de la circulation de ces organes produit souvent une séécrétio plus considérable des muqueuses, et il n'est pas rare de voir, pendant la grossesse, « les pertes blanches » considérablement augmentées. La vulve, très rouge, devien en même temps le siège de démangeaisons intolérables Une propreté minutieuse de la région est indispeensable

On devra laver avec de l'eau phéniquée à 2 p. 1000, puis saupoudrer d'un mélange de poudre d'amidon et de camphre (camphre 1 pour 10 d'amidon). Il ne faut pas recourir aux injections qui, même bien faites, pourraient amener des contractions prématurées de l'utérus.

Pendant les derniers jours de la gestation, il est très favorable de pratiquer une bonne antisepsie du canal vulvo-vaginal; et pour cela on doit faire matin et soir une injection avec une solution de sublimé au 5/1000ᵉ, et savonner avec soin la région de la vulve.

Toilettes. — Les femmes enceintes peuvent sans danger prendre des bains à toutes les périodes de leur grossesse, à moins qu'elles ne soient sujettes aux avortements. Les bains froids, de mer ou d'eau douce ne seront pas nuisibles, s'ils ne sont pas prolongés jusqu'à la fatigue.

Les bains chauds seront pris avec grand avantage tous les huit jours, à 33° et de 15 à 20 minutes de durée.

L'hydrothérapie peut être continuée sans inconvénient par une femme enceinte habituée déjà à ces pratiques avant sa grossesse. Il ne serait pas sage de conseiller les douches pour la première fois.

Exercice. — Un exercice modéré est nécessaire pendant la gestation. La promenade à pied sur un terrain uni en est la meilleure forme; cette promenade doit être répétée chaque jour, en évitant la fatigue. La danse, la chasse, l'équitation, etc., tous les exercices qui exigent un effort plus ou moins violent, doivent être évités. Ainsi, dans certaines professions, comme celles qui nécessitent l'usage d'une machine à coudre à double pédale, les secousses imprimées à l'utérus, l'effort produit pendant longtemps peuvent occasionner des contractions prématurées et l'interruption de la grossesse.

Les voyages ne doivent être permis qu'avec beaucoup

de réserve; ils doivent être courts, et autant que possible ne pas coïncider avec l'époque ordinaire des règles, car les secousses des voitures ou la trépidation du chemin de fer peuvent entraver l'évolution de l'œuf humain. Ces précautions, d'ailleurs, seront encore plus minutieuses, s'il s'agit d'une femme prédisposée aux fausses couches.

Les voyages sur mer sont aussi nuisibles, pour les mêmes raisons. Quand ils sont absolument nécessaires, il y a moins de danger dans les trois derniers mois, parce que le placenta est alors bien développé et plus solidement fixé aux parois utérines.

Vêtements. — Les vêtements doivent permettre la libre évolution de l'utérus gravide; aussi doit-on rigoureusement proscrire ceux qui sont serrés à la taillle. La grande ampleur de l'habillement est nécessaire. Les corsets sont très mauvais : dès le début de la grossesse, ils compriment douloureusement les seins et les mamelons qui se développent à cette période; de plus, la moindre pression sur les intestins tend à produiire des déplacements utérins, très nuisibles à l'évolution ncormale du produit de la fécondation. On peut tolérer l'usaage des corsets dits *de grossesse* dont la confection avecc tissus élastiques permet mieux le développement gradduel de l'utérus gravide.

Les jarretières doivent être supprimées, et ldes bas peuvent être maintenus attachés au corset par ddes rubans qui n'entravent pas la circulation des maembres inférieurs.

Les habillements doivent être en étoffe chaudde pour l'hiver, en étoffe plus légère pour l'été; mais les refroidissements peuvent être tellement dangereux ppour la femme enceinte qu'un petit vêtement de dessgous er flanelle constituera toujours une excellente précaution

Chez toutes les femmes enceintes, mais surtout chez les multipares, dont les parois abdominales sont relâchées, il sera bon de conseiller une large ceinture hypogastrique destinée à remplacer la sangle musculo-aponévrotique devenue insuffisante. Cette précaution est surtout indispensable dans le dernier mois de la grossesse, car c'est le meilleur moyen de maintenir l'utérus dans sa position normale, et le produit de conception dans une situation favorable pour l'accouchement.

Mamelles. — Il faut veiller avec grande attention à éviter la compression des seins; les mamelons doivent être à l'abri de toute espèce de frottements.

Chez les femmes qui veulent nourrir, et qui ont le mamelon ombiliqué, on peut, dans les derniers jours, faire quelques titillations avec les doigts et fortifier la peau avec des bains d'eau et d'eau de Cologne, d'eau et de teinture d'arnica, d'alcool, etc. Il est bon aussi d'oindre d'un peu d'huile pour débarrasser les mamelons de quelques croûtes ou concrétions qui ont pu se développer à leur surface. Les ventouses, les tire-lait de toute espèce doivent être proscrits, car ils peuvent amener des inflammations du sein et même quelquefois des contractions utérines prématurées.

Rapports sexuels. — Il est certain que les rapports sexuels, surtout chez les femmes à utérus irritable, et sujettes aux avortements, peuvent par leur excitation de l'appareil génital produire des contractions utérines prématurées, et l'avortement : cet accident survient de préférence à l'époque correspondant à la menstruation.

Aussi, le médecin doit-il conseiller l'abstinence complète si la femme a eu déjà des avortements antérieurs, et de même, si à l'époque ordinaire des règles on voit survenir des phénomènes congestifs du côté de l'utérus, des douleurs, et quelquefois de légers écoulements de sang.

Dans les cas ordinaires, on peut conseiller d'user de tout, en n'abusant de rien; il sera sage au mari de ne pas pousser « ses vœux trop loin ». D'ailleurs, Lacombe l'a dit, dans la *Luciniade*, p. 128 :

> Des folâtres amours l'aveugle emportement
> Dans le cours des neuf mois produit l'avortement.

Hygiène de la grossesse en cas d'opérations. — Il faut éviter toutes les opérations qui ne sont pas absolument indispensables, et surtout celles qui siègeraient dans la zone génitale. Mais il est un genre d'opérations qui se présente assez souvent chez les femmes grosses, ce sont celles qui portent sur le système dentaire et l'accoucheur est souvent consulté sur ce point. Les glandes salivaires sont quelquefois très actives pendant la grossesse, et l'acidité de la salive peut déterminer l'altération des dents. Y a-t-il quelque danger à obturer des dents cariées, ou même à faire des extractions? Il n'est pas douteux que ces diverses opérations ne se pratiquent pas sans produire une grande excitation du système nerveux ; et chez les femmes à utérus irritable on pourrait craindre de déterminer par ce traumatisme, si léger qu'il soit, des contractions utérines prématurées. Mais, d'autre part, les douleurs de dents sont très capables d'interrompre le repos de la patiente, de troubler profondément son existence. Aussi, pour mon compte, je n'hésite pas à adresser les femmes enceintes à des dentistes habiles et prudents. Une occlusion temporaire, par exemple avec du caoutchouc, cause peu de douleur et produit un soulagement suffisant pour la durée de la grossesse. Quand c'est absolument nécessaire, je conseille l'extraction sans hésiter.

Hygiène spéciale. — Pendant la grossesse, l'accoucheur qui sera chargé de surveiller la parturition devra prendre toutes ses précautions pour que tout soit bien préparé au moment du travail pour sauvegarder, dans toute la mesure du possible, les existences des deux êtres qui lui sont confiées. Aussi devra-t-il s'enquérir avec soin de l'état des urines.

La présence de l'albumine qui, par négligence, n'aura pas été constatée pendant la grossesse peut être la cause de nombreux accidents, même de la mort.

De plus, on sait combien dans certaines conditions les viciations du bassin sont fréquentes, combien même quelquefois elles existent chez des femmes dont le squelette paraît normalement conformé si l'on se contente d'un examen superficiel. Aussi, ne saurions-nous trop recommander à l'accoucheur de s'assurer de bonne heure de l'état de la filière pelvienne, afin de conserver la possibilité, en cas de rétrécissement, de provoquer l'accouchement à une époque favorable.

Enfin, tout le monde connaît l'importance de la présentation d'un pôle fœtal, du céphalique surtout. Il est donc essentiel de s'assurer, au début du neuvième mois, de l'attitude du fœtus. Car on peut alors, presque toujours, facilement obtenir et maintenir par une ceinture appropriée une bonne présentation avec la version par manœuvres externes; dans la grande majorité des cas, les présentations vicieuses peuvent être évitées.

ARTICLE II. — GROSSESSE PATHOLOGIQUE.

La grossesse constitue un état extra-physiologique caractérisé par des symptômes qui ne sont que des malaises plus ou moins accentués. Dans certains cas, les modifications organiques s'accentuent, et de véritables

maladies propres à la gestation se déclarent. D'ailleu
les femmes enceintes ne sont à l'abri d'aucun traumatisme et de plus toutes les maladies générales peuvent
les frapper. Dans ce travail où j'ai surtout l'intention
d'étudier particulièrement les règles qui doivent guider
l'accoucheur agissant au moment de la parturition, je
me bornerai à des notes concises sur la thérapeutique
propre aux principales affections de la femme enceinte, et
aux états pathologiques les plus fréquents qui ont avec la
grossesse des rapports d'influence réciproque bien établis.

Il en est même un certain nombre, comme l'éclampsie
par exemple, que nous renverrons à l'article Dystocie,
pour réunir en un seul chapitre toutes les considérations
du même ordre.

§ 1er. — *Traumatismes et tumeurs.*

Le traumatisme est l'état dans lequel une blessure
grave jette l'organisme. Cette blessure peut être accidentelle ou opératoire.

La grossesse et les traumatismes s'influencent réciproquement d'une façon très variable, et c'est là ce qui
explique les grandes divergences d'opinions des auteurs
sur ce point.

a. Pour les traumatismes accidentels, la conduite à
tenir est la même, que la femme soit enceinte ou non.

Il faut pourtant insister encore davantage sur l'antisepsie, les soins appropriés, le repos de la région
blessée, etc. ; car, si les blessures occupent la zone
génitale, ou lorsque, siégeant n'importe où, elles sont
compliquées d'hémorrhagies ou de fièvre, il faut redouter l'avortement ou l'accouchement prématuré. J'ajou-
terai pourtant que l'on voit souvent les femmes arriver
au terme de la grossesse malgré des traumatismes

considérables. Ces résultats si différents tiennent sans doute à l'état de l'œuf, et à l'irritabilité variable de l'utérus, deux facteurs qui sont toujours inconnus.

b. Traumatisme opératoire. On voit les plus grosses opérations, les extirpations de tumeurs du sein, de kystes de l'ovaire, etc., couronnées de succès et la grossesse suivre son cours; par opposition, les blessures opératoires les plus bénignes peuvent provoquer l'avortement. On ne possède aucune règle précise à cet égard : on sait seulement que la gravité est d'autant plus grande que l'appareil génital est plus voisin, que l'opération est plus longue, les complications ultérieures plus nombreuses, et que la grossesse est moins avancée.

Aussi, lorsqu'il s'agit de déterminer des indications opératoires, les femmes enceintes sont, comme l'a dit le professeur Verneuil, de véritables *noli me tangere.* On ne doit pratiquer que les opérations absolument urgentes.

La grossesse, c'est un fait bien établi, a une propriété sarcogénique qui explique l'accroissement rapide que prennent certaines tumeurs de nature maligne; de sorte qu'elle peut rendre nécessaires des opérations que, dans l'état de vacuité, on aurait pu ajourner : certains kystes de l'ovaire, des tumeurs fibreuses, subissent parfois une augmentation de volume considérable; dans ces circonstances, craignant que l'accouchement à terme devienne impossible, l'accoucheur devra quelquefois se décider pour l'intervention chirurgicale ou l'accouchement prématuré.

§ 2. — *Maladies générales.*

FIÈVRES ÉRUPTIVES. — La Rougeole et la Scarlatine n'offrent pas de considérations thérapeutiques spéciales, qu'elles surviennent ou non chez une femme enceinte.

Il n'en est pas de même de la Variole : c'est toujours une complication grave, d'autant plus qu'elle est plus confluente et la grossesse plus avancée : l'avortement et l'accouchement prématuré sont fréquents.

Le fœtus, lorsque la grossesse continue, peut naître indemne et susceptible plus tard de contracter la variole ; d'autres fois, sans porter aucune trace de contamination, aucune cicatrice de pustule, il peut être pour ainsi dire vacciné; dans certains cas, l'enfant naît en pleine éruption variolique.

Quant à la Vaccine elle-même, elle ne provoque chez la femme enceinte aucun accident, elle est susceptible de la préserver de la variole, et peut indifféremment, suivant des circonstances absolument inconnues, procurer ou non l'immunité à son enfant.

De ces résultats cliniques, je conclus la règle suivante : Il est bon, surtout en temps d'épidémie, de vacciner les femmes enceintes, car on doit espérer ainsi les préserver d'une affection grave qui détermine souvent l'expulsion prématurée du fœtus et la mort de la femme.

Il faut toujours vacciner les enfants nouveau-nés, même quand leur mère a eu la variole pendant la gestation ou a été vaccinée à ce moment avec succès.

II. Fièvre typhoïde. Fièvres intermittentes. — Dans la *fièvre typhoïde*, l'accoucheur n'aura pas à remplir d'indications bien particulières. C'est une maladie grave qui, lorsqu'elle survient pendant la grossesse, détermine souvent l'expulsion prématurée du produit de la fécondation, mais le traitement de la maladie n'est aucunement modifié, et il n'est jamais favorable, comme certains auteurs l'avaient conseillé, de provoquer l'avortement ou l'accouchement avant terme.

La *fièvre intermittente* survient quelquefois pendant la grossesse, et, dans des cas rares, est capable de provoquer l'avortement ; elle est bien plus fréquente dans les suites de couches : le travail de la parturition est un traumatisme qui peut réveiller le paludisme disparu quelquefois depuis plusieurs années. Dans toutes ces circonstances, le sulfate de quinine est le médicament qui s'impose et qu'il ne faut pas craindre d'employer à des doses sérieuses, 1 gramme ou $1^{gr},50$ par jour. Pendant la grossesse, il ne provoque jamais de contractions utérines assez fortes pour favoriser l'expulsion de l'œuf ; et, après l'accouchement, il diminue les hémorrhagies utérines si fréquentes chez les femmes atteintes d'impaludisme. Quant aux effets toxiques du sulfate de quinine passé dans le lait de la nourrice, et absorbé par l'enfant, comme l'a noté Burdel, je crois que ces faits sont extrêmement rares ; beaucoup d'autres observateurs n'ont rien signalé de semblable, et pour mon compte, dans bon nombre de cas qu'il m'a été donné d'observer et que j'ai relatés en 1880, dans la *Revue de médecine et de chirurgie*, je n'ai jamais eu qu'à me louer du sulfate de quinine, même chez des nourrices atteintes de fièvres intermittentes : les bébés n'ont jamais été intoxiqués.

§ 3. — *Intoxications (tabac, plomb). Syphilis.*

L'intoxication par le plomb et par le tabac produit très fréquemment la mort de l'enfant pendant la grossesse ou après la naissance. Aussi, l'accoucheur chez les femmes enceintes exposées à ces divers empoisonnements doit-il conseiller énergiquement l'éloignement de la cause pernicieuse.

Dans le Saturnisme, le mari seul contaminé peut fournir un germe qui ne permet pas au produit de la conception de parcourir jusqu'au bout son évolution normale : il doit être prévenu de cette situation.

Quant à la *Syphilis*, s'il est un petit nombre de femmes syphilitiques chez lesquelles la grossesse continue sans accidents, il faut bien dire que le plus souvent la vérole entrave sérieusement la marche de la grossesse, provoque l'avortement ou l'accouchement prématuré, et laisse sur l'enfant des traces indélébiles qui altèrent sa santé profondément à une époque plus ou moins rapprochée de la naissance.

Les accidents peuvent se produire quand le père seul ou la mère seule sont syphilitiques, quand ils le sont tous deux, à toutes les périodes de la grossesse ou de la vérole ; et il semble bien établi que les conséquences fâcheuses sont d'autant plus accentuées que la syphilis est plus vieille, et qu'elle n'a pas été soignée.

Quelle conduite l'accoucheur doit-il tenir ?

Pour ce qui concerne le mariage, il doit le proscrire au moins pendant 4 ou 5 ans après le début des accidents, et encore doit-il pendant ce temps soumettre le malade au traitement spécifique simple ou mixte pendant trois ou quatre semaines tous les six mois.

Pendant la grossesse, si la femme est syphilitique, elle doit être soumise au traitement mercuriel. Si le mari seul est syphilitique, ou si la maladie n'étant avouée par aucun des géniteurs, une ou plusieurs gestations précédentes ont été terminées avant terme par l'expulsion de fœtus morts et macérés, il ne faut pas hésiter à formuler le traitement spécifique : on peut voir ainsi une série de grossesses se terminer heureusement avec un enfant sain ou du moins en apparence très bien portant.

Pendant l'accouchement, le médecin et la garde doivent prendre de grandes précautions pour éviter la contamination possible, surtout si la vulve est le siège de syphilides.

Si la femme est accouchée, la question de l'allaitement soulève quelquefois de grandes difficultés.

a. Dans le cas où la mère et l'enfant sont syphilitiques, l'hésitation n'est pas possible, la mère doit nourrir si elle a du lait ; sinon, on pourrait chercher une nourrice mercenaire syphilitique, à laquelle on ferait suivre un traitement spécifique.

Quand ces deux modes d'allaitement font défaut, il ne reste plus que la ressource de l'allaitement artificiel. Jamais, en effet, le médecin ne doit consentir à confier à une nourrice saine un enfant syphilitique, car ce serait exposer cette femme à une contamination criminelle. Si, comme nous en avons vu un exemple récemment dans la clientèle, les parents veulent passer outre aux prescriptions formelles, le médecin doit se retirer en suivant la conduite conseillée par le professeur Fournier:

« 1° Formuler par écrit le traitement et l'hygiène qu'il conseille pour l'enfant ;

2° Ajouter au-dessous de cette formule « Impossibilité absolue de continuer l'allaitement par la nourrice », dater, signer, puis en se retirant, remettre au père la prescription et lui rappeler en quelques mots la situation ».

En agissant ainsi, le médecin dégage absolument sa responsabilité.

b. La mère est syphilitique et l'enfant paraît sain. Quand la maladie de la mère est bien établie, il ne faut jamais confier l'enfant à une nourrice, même trois ou six mois après la naissance, car on pourrait toujours avoir à redouter la contamination à une époque quelconque. La mère seule peut allaiter, et même lorsqu'elle est à la période la plus contagieuse, elle peut impunément allaiter son enfant *qui paraît sain.* Si la mère n'a pas de lait, il faut recourir à l'allaitement artificiel.

c. Lorsque le nouveau-né est syphilitique, il faut le traiter sinon avec des frictions mercurielles qui irritent trop la peau, du moins avec la liqueur de Van Swieten : on peut en donner suivant l'âge de 15 à 30 gouttes par jour, dans le lait en trois fois ; plus tard il est favorable de prescrire 30 à 40 centigrammes d'iodure de sodium par jour, en trois doses avant la tétée ou bien une demi-cuillerée à café de sirop de Gibert.

§ 4. — *Maladies de l'appareil digesti,*.

Laissant de côté le ptyalisme, la gingivite, l'odontalgie, etc., dont j'ai déjà dit quelques mots dans le premier chapitre, j'étudierai tout particulièrement la conduite de l'accoucheur quand il est appelé auprès d'une femme grosse, atteinte de vomissements *incoercibles*. On les définit ainsi lorsqu'ils mettent en danger les jours de la femme et ont résisté à l'emploi raisonné d'un certain nombre de procédés thérapeutiques.

Après Dubois, tous les accoucheurs considèrent à ce symptôme grave trois périodes caractérisées : la première par un amaigrissement considérable ; la seconde par la cachexie et la fièvre ; la troisième, par le délire, le coma et la mort. Ces trois périodes ont des durées extrêmement variables. Dans les deux premières seulement, la guérison est possible. Dans tous les cas c'est toujours une affection très grave ; aussi toute la matière médicale a, pour ainsi dire, été successivement employée, avec des résultats divers, pour la combattre.

Si l'on peut soupçonner qu'il y a avec la grossesse une autre cause déterminante des vomissements incoercibles, il faut bien la chercher, et si l'on trouve une affection rénale, une maladie de l'estomac ou de l'intestin, une déviation utérine, etc.; l'éloignement de ces causes, lorsqu'il est au pouvoir du médecin, permettra une guérison rapide. Mais, le plus souvent, il n'existe aucune autre raison appréciable que la gestation.

Quels sont les moyens qui doivent être employés par l'accoucheur ?

1° **Moyens médicaux.** — Tout d'abord, il faut faire suivre les règles d'une hygiène sévère, et Leven croit même que l'on peut ainsi empêcher le développement des vomissements incoercibles. La gestation produit dans l'organisme féminin une grande modification des lois de la nutrition, en lui imposant une fonction vitale supplémentaire, celle de l'enfant. Le régime alimentaire doit être augmenté, mais on ne peut dépasser certaines limites sans préjudice pour les organes digestifs. Toutes les espèces alimentaires sont également indispensables ; mais les albuminoïdes doivent occuper le premier rang. Le bouillon est plutôt un moyen prédigestif qu'un aliment; le lait pris en petite quantité chaque fois, lorsqu'il est toléré, est excellent pour la nutrition; j'en dirai autant des œufs.

Les viandes rôties sont un moyen précieux parce qu'elles alimentent bien sous un petit volume. Il est aussi très favorable de boire peu aux repas. Les aliments les plus variés peuvent être essayés au point de vue de la tolérance ; le jambon est très souvent bien supporté ; on a cité des exemples où le chocolat était le seul aliment que l'estomac voulût bien conserver. Toutes les cartes culinaires peuvent être successivement présentées.

Quant aux remèdes eux-mêmes, leur nombre est infini.

L'alcool poussé jusqu'à l'ivresse a fourni à Cazeaux et à Rayer des résultats favorables. Les boissons glacées ou très chaudes ont donné des succès. Les cautérisations au fer rouge de la région gastrique ont été tentées. On a aussi conseillé le lavage de l'estomac et le gavage ; les alcalins, la potion de Rivière, l'opium, la cocaïne (10 à 20 gouttes par jour d'une solution à 10 p. 100), le chloral (2 à 4 grammes en lavement), les gouttes de Baumé, l'oxygène, l'électricité, les vomitifs, les purgatifs, les alcalins, la pepsine, les lavements alimentaires, le valérianate de cérium, les sacs de glace sur la colonne vertébrale, etc. Il serait certes plus court d'énumérer, s'il était possible, les médicaments qui n'ont pas été essayés.

Le plus rationnel et le moins incertain, en pareille occurrence, est de recourir aux moyens suivants :

a. Les lavements de chloral donnés à la dose de 2 grammes par lavement une heure avant le repas de midi et du soir sont quelquefois favorables.

b. Les inhalations d'oxygène ont souvent servi à la dose de 30 litres par jour, 5 litres avant et 5 litres après les trois principaux repas du jour.

c. Le transport de la femme d'un endroit dans un autre, un court voyage en chemin de fer, un changement complet dans les habitudes, dans le genre de vie, constituent des moyens qui ont arrêté des vomissements graves qui avaient résisté à toute la pharmacopée.

2° **Moyens chirurgicaux**. — Cazeaux a conseillé énergiquement l'emploi au fond du vagin d'un tampon de ouate ou de charpie enduit d'extrait de belladone, et introduit soir et matin. C'est encore un moyen infidèle ; et il faut redouter les phénomènes d'intoxication.

On a employé la cautérisation extérieure du col avec le nitrate d'argent ou le thermo-cautère ; de même la cautérisation énergique jusqu'à l'orifice interne.

En 1875, Copeman a vanté comme un procédé infaillible la dilatation digitale du col ; Charpentier, Tarnier et d'autres accoucheurs ont échoué avec ce moyen ; mais c'est un acheminement vers les procédés obstétricaux, et dans les cas graves je conseille de le tenter : tout dernièrement, dans la clientèle, il m'a procuré un succès.

Il consiste à introduire dans le col jusqu'au-dessus de l'orifice interne le doigt indicateur qui dilate le canal cervical et décolle les membranes aussi loin que possible. Cette opération peut provoquer l'avortement, mais quelquefois les vomissements cessent, et la grossesse continue son cours.

3° **Moyens obstétricaux.** — Dans les cas rebelles, il faut savoir se décider, avant le commencement de la troisième période, à une intervention radicale. La clinique ayant établi que des femmes atteintes de vomissements incoercibles qui avortent ou accouchent prématurément sont souvent de cette façon absolument guéries, les accoucheurs se sont demandé si la provocation de l'avortement ou de l'accouchement ne constituerait pas une ressource précieuse dans les cas graves. M. Guéniot a réuni dans sa thèse de concours d'agrégation 32 faits d'opérations de cette nature. Sur ces 32 faits 21 furent suivis de la guérison et 11 de la mort. M. Clintoc a fourni une statistique encore meilleure.

On devra donc, quand le traitement rationnel aura été employé méthodiquement, sans succès, quand la femme n'aura pas dépassé la deuxième période, s'entourer de l'avis de plusieurs confrères compétents; et si la consultation écrite décide que l'opération est nécessaire il ne faudra pas différer; une timidité excessive et une temporisation injustifiée constituent une faute grave professionnelle.

En 1862, Paul Dubois exprimait devant l'Académie de médecine, sur ce point délicat de la pratique, son opinion dans les termes suivants que je reproduis : « Les opérations que "ai pratiquées, dit-il, permettent déjà de poser une première règle. C'est de ne jamais provoquer l'avortement dans les cas de vomissements opiniâtres, lorsque les phénomènes qui caractérisent la dernière période de la maladie se sont manifestés.

« J'ai à peine besoin de dire qu'à cette première règle la raison en ajoute une seconde, c'est celle de s'abstenir également, mais pour un motif contraire, lorsque les vomissements, quoique violents et repétés, n'ont cependant pas pour résultat le rejet de toutes les substances alimentaires, lorsque la malade déjà amaigrie et affaiblie ne l'est pas encore assez pour être obligée de garder le lit ; lorsque le malaise et la souffrance n'ont pas encore provoqué une réaction fébrile intense et continue ; lorsqu'enfin les moyens variés et nombreux dont l'expérience a démontré l'efficacité dans quelques cas n'ont pas encore été tous employés sans succès.

« La provocation de l'avortement, dans le premier cas, aurait le grave inconvénient de ne pas sauver les malades, de précipiter peut-être leur fin et de compromettre l'art. Elle aurait, dans le second, le tort non moins grave de sacrifier une grossesse qui aurait pu parvenir heureusement à son terme.

« C'est donc dans la période intermédiaire aux deux précédentes que l'avortement peut être provoqué, dans cette période que caractérisent : 1° des vomissements presque incessants par lesquels toutes les substances alimentaires, quelquefois même la moindre quantité d'eau pure, sont infailliblement rejetées ; 2° un amaigrissement et une faiblesse qui condamnent la malade au repos le plus absolu ; 3° des syncopes qui résultent des moindres mouvements ou de l'émotion même la plus légère ; 4° une altération profonde des traits ; 5° une réaction fébrile forte et continue ; 6° une acidité excessive de l'haleine ; enfin l'insuccès de toutes les médications qui ont été essayées. Mais dans cette période même dont la durée est variable, et pendant laquelle apparaissent successivement les phénomènes divers que je viens de rappeler, il faut encore choisir le moment opportun. Ce moment me paraît arrivé lorsque l'impuissance des médications les mieux indiquées ayant été reconnue, on voit la fièvre persister au même degré et l'affaiblissement et la maigreur de la malade faire des progrès sensibles. L'accoucheur déclare alors la convenance de l'avortement provoqué, laissant à la famille, éclairée et consultée par lui, le soin de décider en dernier ressort. »

Nous indiquerons, dans le chapitre relatif à la description des opérations, quels sont les meilleurs procédés opératoires qui doivent être mis en pratique lorsque l'accoucheur s'est décidé à l'intervention.

Annexes du tube digestif, maladies du foie, coliques hépatiques. — Pendant la grossesse, on observe généralement la dégénérescence graisseuse du lobule hépatique. Quelquefois on voit survenir l'ictère, et on a décrit trois variétés : l'ictère simple, l'ictère épidémique, l'ictère grave. « Il y a un ictère des femmes grosses, dit Peter ;... il vient traduire par l'exagération même du phénomène le fait physiologique de l'hyperémie. »

L'*ictère simple* est bénin pour la mère ; mais la grossesse est souvent interrompue dans son cours, et l'existence du produit de conception est en danger.

L'*ictère épidémique* est très souvent suivi de l'expulsion prématurée de l'œuf et compromet l'existence de la mère parce qu'il se termine souvent en prenant la forme de l'*ictère grave*. Ce dernier est presque toujours mortel pour la mère et l'enfant.

La conduite de l'accoucheur n'offre rien de particulier et les moyens hygiéniques ou médicaux ordinaires sont seuls conseillés. Dans les cas où l'ictère a revêtu la forme maligne et où l'enfant encore vivant commence à traduire ses souffrances par des irrégularités des bruits du cœur, on a tenté l'accouchement prématuré (Braun). Dans l'intérêt seul de la mère, Duncan a vu l'avortement provoqué permettre à une femme presque agonisante de revenir à la vie. C'est une ressource clinique qui me paraît excessivement grave et à laquelle l'accoucheur ne devrait recourir que dans de très rares exceptions.

La grossesse, en ralentissant les combustions, est une cause fréquente de *coliques hépatiques*. Quand ces crises se produisent, il faut les calmer par les moyens ordinaires, les inhalations de chloroforme, les injections de morphine, et ne pas hésiter de conseiller une cure thermale à Vichy. La médication alcaline employée à la source avec des précautions convenables produira ses effets bienfaisants ordinaires, laissera espérer que l'allaitement sera possible sans le retour des crises et dans tous les cas, pendant la grossesse, n'expose point, contrairement à l'opinion de certains auteurs, à l'interruption prématurée de la gestation.

§ 5. — *Maladies de l'appareil respiratoire.*

La *toux*, la *bronchite* et la *grippe* qui surviennent pendant la grossesse ont une influence fâcheuse quelquefois, mais leur traitement ne réclame rien de particulier aux soins de l'accoucheur ; les moyens médicaux ordinaires doivent être employés sans tenir compte de l'état de gestation.

La *pneumonie* qui survient chez les femmes grosses est très grave pour la mère et le produit de conception. Elle doit être traitée comme si la grossesse n'existait pas. Les saignées, surtout chez les femmes un peu pléthoriques, constituent une excellente médication à laquelle on a beaucoup trop renoncé depuis quelques années.

L'accoucheur qui dirigera la parturition d'une *Pneumonique* devra lui éviter les efforts, autant que possible, et appliquer le forceps dès que la dilatation sera suffisante.

Je donnerai d'ailleurs le même conseil pour les femmes, *Pleurétiques*. Dans les deux cas, il n'y a pas lieu de songer à l'avortement ou à l'accouchement prématuré.

Dans les cas de pleurésie avec épanchement considérable, simple ou purulent, il ne faudrait pas hésiter à intervenir par les mêmes procédés usités chez une malade qui n'est pas enceinte, c'est-à-dire par la thoracentèse ou l'empyème.

La *tuberculose pulmonaire* est, dans la grande majorité des cas, considérablement aggravée par la grossesse, et la grossesse elle-même est assez souvent arrêtée dans son évolution : l'enfant succombe quelquefois dans l'utérus, ou bien, né débile, le plus souvent avant terme, meurt bientôt de méningite spécifique.

Le médecin, s'il est consulté avant le mariage d'une tuberculeuse, doit le défendre. S'il s'agit d'une femme mariée, il doit déconseiller les grossesses, et si l'accouchement est fait, il ne doit pas permettre l'allaitement. Chez une femme phtisique, où l'on craint une mort imminente, si l'enfant est viable, peut-on provoquer l'accouchement? Il me semble que ce serait cruel de troubler ainsi les derniers jours de la malade, et ce serait en général abréger encore son existence pour tenter de sauver un enfant dont la carrière doit être en général de bien courte durée. Mieux vaut, dans une aussi triste circonstance, attendre l'agonie de la femme, et recourir alors à l'opération césarienne ou à l'accouchement forcé.

§ 6. — *Maladies de l'appareil circulatoire.*

La grossesse produit des modifications profondes dans l'appareil circulatoire tout entier. Le liquide qui circule dans les vaisseaux est altéré dans sa qualité et sa quantité. Les parois elles-mêmes du système central ou périphérique perdent leur constitution normale. Le cœur gauche s'hypertrophie, le droit se dilate. Si, de plus, cet organe était déjà malade avant la conception, ses lésions s'accentuent, et l'asystolie avec toutes ses conséquences peut survenir à la fin de la grossesse ou pendant le travail. Réciproquement les cardiopathies d'origine aortique ou mitrale influencent très défavorablement la gestation qui peut être arrêtée dans son cours, troublent plus ou moins profondément le travail et les suites de couches.

Il suit que l'accoucheur, consulté sur l'influence réciproque des maladies du cœur et de la grossesse, doit fournir des conseils pour prévenir le danger, et quand le mal est déclaré, savoir le combattre par les moyens appropriés.

S'il existe chez une jeune fille une lésion du cœur, de l'orifice mitral spécialement, où une lésion complexe, il sera sage de déconseiller le mariage.

Si la femme est mariée, il faudra lui éviter, autant que possible, la grossesse.

Si elle est enceinte, les règles de l'hygiène la plus sévère devront être observées : il faudra éviter les fatigues, les émotions morales vives, les refroidissements et le séjour dans des endroits trop chauds et mal aérés, comme les théâtres par exemple. Après l'accouchement, l'allaitement sera défendu.

Quand une femme enceinte est atteinte d'accidents cardiaques, d'oppression, d'œdème, d'un catarrhe plus ou moins généralisé, la digitale, le lait, les purgatifs légers, et surtout la saignée peuvent rendre de très grands services et arrêter la marche envahissante de l'asystolie. Mais si les symptômes alarmants s'accentuent, on doit recourir à l'avortement provoqué ou à l'accouchement prématuré artificiel. Enfin, si pendant le travail l'expulsion tarde à se faire, il faut rapidement employer, suivant le cas, le forceps ou la version.

Système circulatoire périphérique. — Varices (membres, organes génitaux, anus).

Pendant la grossesse, les varices superficielles ou profondes des membres inférieurs sont assez fréquentes chez les primipares, plus encore chez les multipares. C'est une maladie relativement bénigne ; mais dans certains cas, elle se complique d'œdème, d'eczéma, d'ulcère, de phlébite ou plutôt périphlébite. Chez certaines femmes on voit se produire une gêne et des douleurs insupportables. Enfin la rupture des varices, qui est d'ailleurs rare, est une grave complication puisque la mort peut en être la conséquence.

Les femmes enceintes qui ont des varices douloureuses doivent éviter toute fatigue ; il faut conseiller la position horizontale, une compression modérée avec un bas élastique, mais bien surveiller cette compression, car si elle dépasse certaines limites, elle peut déterminer des menaces d'avortement, des hémorrhagies utérines, etc. A ce propos, Budin, dans sa thèse d'agrégation de 1880, rappelle l'observation suivante de Chaussier : « Une cuisinière devenait grosse de temps en temps. Elle était avertie de sa grossesse par l'apparition vers le deuxième mois de varices aux jambes ; elle comprimait ses veines avec un bandage roulé, et chaque fois, elle avortait promptement. »

Le col de l'utérus, le vagin, et la vulve surtout sont le siège de varices pendant la grossesse. On en voit des deux côtés, ou sur un seul côté de la vulve, sans relation constante avec les dilatations veineuses des membres inférieurs. Pendant la gestation ces varices peuvent se rompre spontanément ou à la suite d'une chute, d'un choc bien déterminé. Si une hémorrhagie survenait, il faudrait faire la compression digitale pendant un temps assez long et ne pas pratiquer de tamponnement vaginal. L'application d'une pince à forcipressure et même une ligature peuvent être utiles en pareille occurrence.

Quant aux hémorrhoïdes ou varices du rectum, j'en ai déjà parlé et j'ai recommandé le repos, les laxatifs, les fomentations à l'hamamelis. Exceptionnellement, on aurait recours à la dilatation chirurgicale du sphincter anal.

§ 7. — *Maladies de l'appareil urinaire.*

Un certain nombre de maladies peuvent atteindre l'appareil urinaire pendant la grossesse. J'en ai suffisamment signalé quelques-unes comme la cystite, l'incontinence et la rétention d'urine. — Au point de vue thérapeutique je n'ai rien à dire de particulier sur les rapports de *la grossesse et du diabète;* je rappellerai seulement que dans son travail si intéressant, Lécorché en 1885 a insisté surtout sur la gravité du pronostic pour le produit de la conception et sur l'aggravation du diabète par la gestation. Il n'y a pas lieu de songer à l'avortement ou à l'accouchement prématuré.

Lorsque la femme enceinte est atteinte d'*Albuminurie* née pendant le cours de la gestation ou antérieure à la fécondation, on constate ses symptômes habituels : l'œdème, la dyspnée, la céphalalgie, etc. Qu'elle soit seulement gravidique, ou surtout d'origine rénale, la maladie comporte un pronostic grave pour la mère et pour l'enfant. La menace de l'éclampsie constitue un réel danger. La statistique donne une mortalité moyenne de 1/5 chez les albuminuriques, et on sait que dans la grossesse la fréquence de l'albuminurie est de 1/10. Le fœtus succombe souvent, surtout s'il est survenu un ou plusieurs accès d'éclampsie. Le médecin, en présence d'une situation aussi sérieuse, devra porter toute son attention du côté du rétablissement de l'élimination normale de l'urine ou de sa suppléance par les divers émonctoires.

Les purgatifs trouvent à ce point de vue une indication importante, en diminuant la masse séreuse du sang sans altérer les globules. Mais ce moyen débilite toujours un peu l'organisme de la femme et ne donne que des résultats peu appréciables ; aussi, en pratique, bien que les raisons thérapeutiques recommandent les purgatifs, il faut être sobre de ce procédé.

Les soins à donner à la peau tiennent une place plus efficace. On sait en effet quelles relations physiologiques existent entre les reins et le revêtement cutané : une sorte de balancement fonctionnel fait varier dans un rapport inverse la sécrétion urinaire et la sécrétion cutanée. En dehors de cette relation physiologique de suppléance, la respiration cutanée joue un rôle essentiel chez les albuminuriques et son intégrité est nécessaire pour permettre de combattre les accidents qui peuvent se déclarer. A cet effet il faut conseiller des frictions sèches chaque jour avec la brosse de flanelle ou de caoutchouc, un massage doux et méthodique, des bains chauds, des bains de vapeur qui activent en même temps l'élimination rénale et cutanée. Les vêtements chauds de flanelle seront nécessaires.

On a pensé longtemps que la saignée générale était

un excellent moyen de combattre la congestion rénale ; mais à moins de symptômes congestifs très marqués c'est un moyen infidèle, qui peut être dangereux et doit être abandonné.

Le meilleur traitement curatif de l'albuminurie des femmes enceintes, qui est en même temps le plus puissant prophylactique de l'éclampsie, est le régime lacté. Trois à quatre litres de lait par jour sont très suffisants pour réparer les pertes de l'organisme. La ration d'entretien est en effet, d'après Pettenkofer et Voït, au plus de 137 grammes d'albumine sèche, de 117 grammes de graisse, de 352 grammes d'hydrates de carbone ; or, 4 litres de lait renferment 216 grammes d'albumine et de caséine, 172 grammes de beurre et 161 grammes de sucre de lait. De plus, le lait contient en dissolution des sels nécessaires à l'entretien de la nutrition des tissus ; parmi eux, les chlorures et les phosphates sont les plus abondants. L'accroissement de la diurèse est dû principalement à la quantité d'eau ingérée sous forme de lait. Cet aliment doit être pris aussi près que possible de la traite, à la température ordinaire, sans aucune addition, et non bouilli. Pour que la malade puisse tolérer ce régime, il est nécessaire de fragmenter les doses, par exemple une tasse toutes les heures.

La constipation qui survient ordinairement doit être combattue par les moyens ordinaires, les lavements glycérinés, la rhubarbe, etc.

Sous l'influence de ce régime, l'urine devient limpide, abondante, et les matières fécales prennent une couleur claire ou deviennent jaunes comme celles d'un enfant nouveau-né qui est allaité.

On peut continuer cette alimentation très longtemps sans aucun inconvénient pour la mère ; quand l'albuminurie a disparu, on doit essayer d'abandonner lentement le régime lacté en substituant graduellement des féculents légers, du poisson, de la volaille. Si la reprise du régime mixte s'accompagne aussitôt du retour de l'albumine, il ne faut pas hésiter à imposer de nouveau le lait exclusif.

Dans quelques cas très rares où le médecin a été consulté quand l'albuminurie était déjà très avancée et où la situation des malades est tellement grave que l'on peut craindre l'apparition presque fatale de l'éclampsie ou la mort, on a conseillé d'interrompre le cours de la grossesse, en provoquant l'avortement, ou mieux encore l'accouchement prématuré.

A l'albuminurie, est intimement lié par sa nature et ses symptômes un état grave dû à la rétention des produits de désassimilation dans l'économie à la suite de l'altération rénale et qu'on appelle l'*urémie*. La forme la plus grave observée pendant la grossesse est la forme dyspnéique.

La conduite à tenir n'est pas très nettement fixée. La thérapeutique médicale ne paraît pas donner de résultats favorables. Les purgatifs sont sans effet; la saignée générale dans certaines circonstances peut procurer un soulagement au moins momentané. L'indication urgente paraît être l'avortement ou l'accouchement provoqué. Chiara, dans un cas, a même employé avec succès l'accouchement forcé.

§ 8. — *Maladies du système nerveux.*

Les maladies du système nerveux qui peuvent se manifester chez les femmes grosses sont extrêmement nombreuses. La plus importante d'entre elles, l'Éclampsie, détermine par son apparition le plus souvent tous les phénomènes du travail et sera plus utilement étudiée dans la dystocie. Parmi les autres, l'hystérie, l'épilepsie, la paralysie, les névralgies, les vertiges, les troubles intellectuels ne présentent aucun intérêt thérapeutique particulier.

Je ne ferai une courte exception que pour la *chorée*. Cette névrose survient le plus souvent chez des femmes enceintes qui ont eu déjà une attaque plus ou moins longue dans l'enfance. Elle persiste jusqu'au moment de l'accouchement et cesse le plus souvent après le travail. Mais dans un certain nombre de cas la mort peut survenir avant ou après la parturition à la suite des complications cérébrales. Barnes donne une mortalité de 30 p. 100 et Fehling de 28 p. 100. La grossesse elle-même peut être interrompue et on peut avoir un avortement ou un accouchement prématuré. Le traitement de la chorée gravidique comporte presque autant de médications que celui des vomissements incoercibles, c'est-à-dire que très souvent la thérapeutique médicale est impuissante. On a vanté le bromure, la morphine, le chloral, les inhalations de chloroforme, la strychnine, l'arsenic, la médication tonique, etc.

Dans certains cas graves, tous ces moyens employés judicieusement échouent, et l'intensité des complications choréiques peut être telle que la vie de la femme est en danger. Alors il ne faut pas hésiter soit à décoller l'œuf selon la méthode de Copeman, soit plutôt à pratiquer l'avortement ou l'accouchement prématuré.

Ahlfeld provoqua un avortement à six mois, et son intervention fut couronnée de succès. Spiegelberg, Schröder recommandent le même moyen. Dans une circonstance analogue, en province, je conseillai un avortement à trois mois, et la malade guérit. Il s'agissait d'une jeune primipare de 23 ans, sans antécédent de névrose héréditaire, n'ayant jamais eu de chorée dans l'enfance. Les premières convulsions se manifestèrent quinze jours après la fécondation. Elles s'accentuèrent malgré tous les traitements les plus rationnels. Au troisième mois les crises étaient constantes, puis du délire survint ; la faiblesse était extrême, le pouls imperceptible, et les médecins de la région croyaient tous à une mort imminente.

Quelques heures après l'introduction dans l'utérus d'une grosse bougie, l'avortement se produisit sans accidents, et immédiatement après, l'intelligence reprit sa lucidité ordinaire, la chorée cessa, et au bout d'un mois la jeune femme était guérie.

§ 9. — *Maladies de la vulve, du vagin et de l'utérus.*

Le *prurit vulvaire*, sans être une maladie spéciale aux femmes enceintes, se manifeste assez souvent pendant la gestation et constitue un symptôme très pénible. Une pommade au calomel ou des lotions de sublimé constituent le traitement le plus efficace, après avoir bien lavé les parties avec de l'eau chaude.

La *leucorrhée et la vaginite* sont très persistantes pendant la grossesse ; elles incommodent sérieusement la malade, et exposent l'enfant à être contaminé dans son passage à travers la filière génitale au moment de l'accouchement et à contracter une ophthalmie purulente. Pendant la grossesse il faut recommander de grands soins de propreté, des lavages fréquents, des grands bains, des injections antiseptiques faites sans violence.

Ce symptôme pénible chez les femmes grosses est souvent accompagné de végétations pédiculées et renflées en forme de choux-fleurs, de nombre et de volume très variables. Toute intervention chirurgicale serait imprudente pendant la grossesse. Il faut se contenter de lavages antiseptiques fréquents et d'un attouchement matin et soir avec un pinceau imbibé de la préparation suivante :

Tannin........................... 5 grammes.
Acide phénique.................. 0^{gr}, 50
Glycérine........................ 30 grammes.

Parmi les maladies de l'utérus pendant la grossesse, sans m'arrêter au rhumatisme utérin, aux granulations et ulcérations du col qui demandent à être traitées doucement par des lavages antiseptiques ou des attouchements légèrement astringents, je m'occuperai plus spécialement des changements de statique de la matrice dans leurs rapports avec la gestation.

a. Le prolapsus ou descente de tout l'organe utérin se présente pendant la grossesse à des degrés différents ; il n'est que l'accentuation d'un déplacement déjà ancien, ou bien se produit lentement à la suite d'un effort pendant la gestation. Quelquefois l'utérus remonte spontanément dans la grande cavité abdominale, entraîné par le développement de l'œuf vers le quatrième ou le cinquième mois ; dans quelques cas, il descend davantage, peut s'enclaver, et constituer un ensemble symptomatique grave pour la mère, grave pour le fœtus dont il provoque l'expulsion prématurée.

Ce pronostic doit engager l'accoucheur à conseiller dès le début de la grossesse, aux femmes qui sont atteintes depuis un temps plus ou moins long d'un prolapsus utérin, le repos dans la situation allongée jusque vers le sixième mois.

Lorsque la descente survient pendant la gestation, on doit favoriser sa réduction par le maintien de la malade au lit ou sur une chaise longue, et aider la nature en refoulant légèrement, avec douceur, l'organe utérin jusqu'au-dessus du détroit supérieur. Dans les cas de prolapsus déjà ancien, on peut sans danger soutenir l'utérus avec un pessaire comme l'anneau de Dumontpallier, car la muqueuse s'est pour ainsi dire cutanisée, sa sensibilité s'est émoussée, et le contact de ce corps étranger n'excitera pas la contractilité utérine. Pour les prolapsus récents, on devra user de ce moyen avec la plus grande réserve.

Quand des accidents d'enclavement se déclarent pendant la grossesse, tous les moyens de réduction et de contention ayant échoué, il faudra, sans hésiter, provoquer l'avortement ou l'accouchement prématuré. Si, dans les prolapsus anciens, on a des doutes sur la facilité de la dilatation du col, il sera bon, pour éviter tout danger de rupture, d'aider avec les bougies d'Hégar, sans jamais recourir aux incisions.

b. L'*allongement œdémateux du col*, général ou partiel, se rencontre quelquefois chez les femmes enceintes, particulièrement dans les derniers mois de la grossesse. C'est une complication assez grave, car presque toujours l'accouchement se fait prématurément.

La conduite à tenir dans cette circonstance est la réduction douce et prudente du col œdématié, et son maintien, si c'est nécessaire, par un tampon vaginal d'ouate antiseptique serrée ; ajoutons à cela la position horizontale, en ayant soin de vider les réservoirs (vessie et rectum).

c. De tous les déplacements de l'utérus gravide, le plus grave est la *Rétroversion*. Elle est caractérisée par l'enclavement de la totalité de l'organe dans l'excavation pelvienne, de telle sorte que le fond touche la courbure sacrée, tandis que le col est porté en avant sous la symphyse. C'est une complication rare de la grossesse, qui peut se présenter à des degrés différents, se manifeste d'ordinaire vers le troisième mois, et survient lentement d'une façon insidieuse, ou au contraire brusquement

à la suite d'un effort violent. Le pronostic est grave pour
la mère et le produit de conception, surtout si une intervention rapide et intelligente n'est pas appliquée. En
effet, si la rétroversion guérit quelquefois spontanément

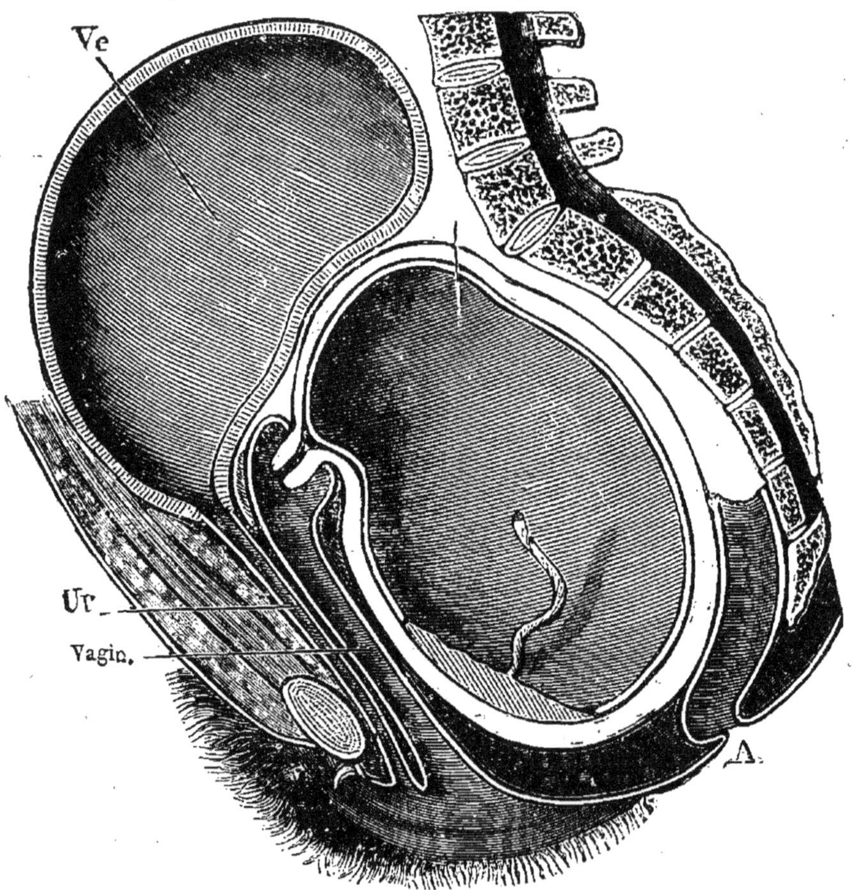

Fig. 1. — Rétrodéviation de l'utérus gravide (d'après Schatz).
in Auvard.

Ve, vessie. — *Ur*, urèthre. — *A*, anus.

ou avec des moyens simples, le plus souvent des phénomènes d'incarcération apparaissent avec toutes leurs
conséquences. Les complications vésicales, à la suite de
la rétention d'urine prolongée, peuvent produire de la
gangrène et des ouvertures anormales dans l'intestin ou

le péritoine ; les compressions utérines sont quelquefois suivies de rupture dans la vessie, le rectum, etc., et la mort de la femme est alors une conséquence presque fatale. D'autres fois, l'utérus simplement irrité entre prématurément en contraction et expulse l'œuf. Exceptionnellement, quand la rétroversion n'est pas réduite, une dilatation sacciforme antérieure permettra la continuation de la grossesse.

En présence de ces symptômes de rétention d'urine, de constipation opiniâtre, lorsque le diagnostic a été bien établi, il faut sans tarder instituer un traitement approprié s'il y a incarcération.

Trois genres de conduite peuvent être recommandés suivant les circonstances.

S'agit-il d'un cas simple, d'une rétroversion avec rétention d'urine et constipation survenue tout récemment? Presque toujours l'expectation suffira, aidée du cathétérisme vésical répété deux ou trois fois par jour, et de lavements émollients pour vider le rectum. Dans la grande majorité des cas, le cathétérisme est assez facile ; mais quelquefois, lorsque le fond de l'utérus bascule fortement en arrière et appuie sur le périnée, le col est remonté au-dessus de la symphyse et entraîne avec lui, en l'allongeant et l'aplatissant, le canal de l'urèthre ; en même temps le méat urinaire est très élevé : c'est alors que l'on peut être forcé de se servir d'une sonde d'homme, ou mieux d'une sonde en gomme. Exceptionnellement, si le passage de la sonde est impossible, et si la malade n'urinait pas par regorgement, on devrait recourir à la ponction vésicale hypogastrique.

Cette méthode de traitement, expectation avec cathétérisme répété, réussit presque toujours ; et il est nécessaire, en même temps, de surveiller avec grand soin l'état général de la femme, la nature de l'urine, ou des dépôts plus ou moins membraneux qu'elle peut contenir. Si la fièvre survient, si en même temps les troubles urinaires s'accentuent avec une plus grande intensité, avec des douleurs de compression, il faut se tenir prêt à pratiquer la réduction. Cette opération peut se faire avec la main ou des instruments.

La *réduction manuelle* se fait avec un doigt, deux doigts, toute la main, par le vagin, par le rectum ou par les deux voies en même temps.

Avant de tenter la manœuvre, il faudra préalablement vider la vessie et le rectum, et faire de l'antisepsie rigoureuse. Faut-il placer la malade sur le côté, dans la situation obstétricale, dans la position génu-pectorale, dans la position tête en bas, siège en haut, pour éviter la pression intestinale sur l'utérus? Il est souvent nécessaire de faire des tentatives différentes, et l'on a recours successivement aux situations qui, suivant le cas, paraissent préférables.

Une précaution indispensable, quand l'opération présente quelques difficultés, est l'emploi du chloroforme : chez une femme déjà très souffrante depuis plusieurs jours, les manœuvres constituent une cause d'aggravation des douleurs ; il est favorable d'ailleurs, pour réussir, de n'être pas gêné par les contractions musculaires.

Plusieurs procédés ont été conseillés : les uns appuient une main au-dessus du pubis pour maintenir immobile le col utérin, tandis que un, plusieurs doigts ou toute la main introduits dans le vagin repoussent le fond en sens opposé. D'autres se servent du poing fermé pour faire la bascule : Gosselin a réussi dans un cas par ce moyen.

Par le rectum, on agit de la même façon avec deux ou trois doigts, en déprimant le périnée avec le pouce introduit en crochet dans le vagin.

Dans un dernier procédé, on opère à la fois par le

vagin et le rectum : deux doigts introduits dans le vagin attirent le col en bas, pendant que deux doigts de l'autre main repoussent le fond de l'utérus à travers le rectum. En somme, il faut manœuvrer avec beaucoup de douceur, de patience et avec des tâtonnements successifs. Lorsque c'est possible, il faut, dans tous ces cas, tâcher d'agir sur le fond de l'organe de telle façon qu'il contourne le promontoire : en repoussant en effet directement, cette saillie osseuse constitue un obstacle puissant ; et la cause du succès de tel opérateur réside souvent dans ce simple fait qu'il a su, pour ainsi dire, tourner la difficulté.

Lorsque la main ne peut corriger la déviation, on a conseillé la *réduction instrumentale*. La baguette d'Evrat, sorte de baguette de tambour rembourrée d'ouate, est citée par tous les auteurs. Mais ce n'est pas un procédé recommandable, parce que c'est aveugle, brutal et dangereux. La meilleure méthode instrumentale consiste à introduire dans le vagin, ou mieux dans le rectum, des ballons à air, des pessaires de Gariel, etc. L'appareil est laissé plusieurs heures de suite, pour être réappliqué de nouveau plus tard, si c'est nécessaire : on obtient assez souvent par ce moyen qui agit lentement et d'une façon continue des réductions qui paraissaient inespérées. Il faut avoir beaucoup plus de confiance dans cette opération que dans la position génu-pectorale autour de laquelle on a fait plus de bruit que de raison. Dans ce procédé, la malade est placée à genoux sur son lit, la poitrine reposant sur le même plan horizontal que les jambes, on introduit un speculum de Sims, l'air se précipite avec force, et théoriquement bien entendu, réduit l'utérus. Je crois que c'est un bon procédé quand la réduction peut se faire spontanément, et que tout réussit.

Quand la rétroversion utérine est corrigée, il faut en

prévenir le retour possible ; pour cela, le pessaire serait un moyen dangereux : mieux vaut conseiller le repos au lit, en évitant le séjour sur le dos, le calme le plus complet, l'éloignement de toute espèce d'efforts et les soins appropriés des complications inflammatoires qui peuvent persister.

Dans des cas rares, la réduction est impossible, soit par le fait d'adhérences anciennes ou récentes, soit parce que l'utérus trop volumineux n'a plus assez d'espace pour franchir le détroit et gagner la grande cavité abdominale. Si les accidents graves d'incarcération prennent un caractère de plus en plus alarmant, il ne faut pas hésiter à provoquer l'avortement. Lorsque le col de l'utérus peut être atteint facilement, il suffit d'introduire une sonde mousse pour exciter les contractions et faire expulser le produit de conception. Mais dans certaines rétroversions très rares, où le col est inaccessible, l'avortement est très difficile à provoquer. On a conseillé alors de ponctionner l'utérus par le vagin ou le rectum ; on a fait par la voie rectale une ponction aspiratrice avec un trocart capillaire. Ces derniers procédés me paraissent absolument défectueux : d'une part ils sacrifient le produit de conception et d'autre part ils font courir à la vie de la mère de sérieux dangers.

Dans les rares circonstances où il me serait impossible d'atteindre le col pour introduire une sonde, au lieu d'agir par des ponctions sur l'utérus, j'aimerais mieux recourir à la laparotomie : cette opération exécutée avec toute la rigueur des méthodes antiseptiques fait courir moins de dangers à la malade que l'aveugle action du trocart. De plus elle permet d'espérer un succès complet : en détachant les adhérences, la matrice serait plus aisément remontée dans la cavité abdominale, et la grossesse ne serait pas fatalement interrompue.

d. A côté de la rétroversion, je dois dire quelques mots de l'*antéversion de l'utérus gravide.*

Cette déviation en avant est de deux espèces : ou bien on la rencontre dans les premiers mois ; ou bien au contraire vers la fin de la grossesse.

La première variété n'est le plus souvent que l'exagération des phénomènes physiologiques (antéversion normale des premières semaines de la grossesse) et il est extrêmement rare qu'elle produise des accidents. Il suffit de conseiller le repos au lit, s'il y a des contractions prématurées qui fassent craindre l'avortement ; la vessie et le rectum doivent être vidés avec soin. Si, par exception, des phénomènes d'incarcération se produisaient, la réduction serait bien plus facile que dans la rétroversion, et le pronostic beaucoup plus favorable. La femme étant placée dans la situation obstétricale, on repousse l'utérus avec deux doigts introduits dans le vagin. Moreau introduisit avec succès un doigt dans le vagin pour accrocher le col en arrière et repoussa le fond de l'utérus avec une sonde introduite dans la vessie. Après la réduction, proscrire le pessaire, et se contenter du repos, de la situation horizontale pour éviter une rechute tant que la grossesse ne sera pas assez avancée pour la rendre impossible.

L'antéversion des derniers mois, due principalement au manque de résistance de la paroi abdominale chez les grandes multipares, quelquefois à des viciations du bassin qui empêchent l'engagement du pôle fœtal, se traduit par des formes spéciales de l'abdomen (ventre pendulum, en obusier, en besace) avec des douleurs abdominales et rachidiennes surtout pendant la marche. Le décubitus horizontal calme tous ces malaises. Avec une bonne ceinture appropriée à la forme du ventre, les malades ne souffrent plus, et peuvent sans fatigue se livrer à leurs exercices ordinaires. De plus ce soutien de la paroi abdominale et de l'utérus gravide favorise la présentation et l'engagement du fœtus par une de ses extrémités.

L'étude des autres maladies de l'utérus sera mieux placée quand nous nous occuperons de la conduite de l'accoucheur pendant la parturition (hernies utérines, tumeurs, fibromes, etc.).

§ 10. — *Maladies des articulations.*

Sans parler du rhumatisme puerpéral ou génital, bien étudié d'abord par Lorain, et dont le traitement est analogue à celui du rhumatisme articulaire en général, je dirai quelques mots du *relâchement et de l'inflammation des articulations du bassin.*

Pendant la grossesse, le ramollissement des cartilages et des tissus mous qui entourent les symphyses articulaires est un fait général reconnu par tous les accoucheurs. Le plus souvent, il est léger, reste dans des limites qu'on pourrait appeler physiologiques et passe inaperçu ; dans certains cas au contraire, il est tel qu'il permet un notable écartement des surfaces de l'articulation et constitue une véritable maladie.

Survenu insidieusement à une période quelconque de la gestation, mais plutôt vers les derniers mois, il se traduit par de la gêne dans la marche, des douleurs même dans le décubitus dorsal, de la mobilité anormale des os iliaques et des craquements. Le pronostic est sérieux ; car le simple relâchement peut aboutir à l'inflammation des symphyses, favoriser leur rupture pendant le travail ; et même dans certains cas il peut persister longtemps après l'accouchement.

La conduite du médecin, dans ces circonstances, est

tout entière contenue dans cette indication générale : immobiliser les os et les maintenir rapprochés. Si, après l'accouchement, la ceinture de Martin constitue le meilleur moyen de contention, pendant la grossesse elle sera difficilement supportée. Il faudra donc se contenter de conseiller le plus possible la position horizontale sans s'opposer complètement à une marche modérée si elle est tolérée.

Une bonne ceinture de flanelle, une ceinture de gymnastique, une bande de caoutchouc, etc., appliquées au-dessus des trochanters et faisant le tour du bassin, pourront rendre des services et calmer les douleurs : mais tous ces appareils sont rarement bien supportés.

Quand les articulations s'enflamment, les mêmes moyens sont conseillés, avec des antiphlogistiques s'il est nécessaire.

§ 11. — *Maladies de l'œuf.*

1° Amnios. — Généralement on admet l'*inflammation de l'amnios ;* c'est une des causes de l'exagération du liquide amniotique, et aussi la raison de ces brides amniotiques qui ont tant d'influence sur les malformations fœtales et sur les amputations congénitales. Le plus souvent l'existence de cette maladie n'est même pas soupçonnée pendant la grossesse.

Autrement importante est une autre affection de l'amnios, son *hydropisie ;* et son influence sur la marche de la grossesse et de l'accouchement est telle que l'accoucheur doit savoir employer les moyens qui peuvent en atténuer les fâcheux effets.

L'œuf contient normalement un demi-litre environ de liquide amniotique. Dès qu'il en renferme un litre et plus, on dit qu'il y a *hydramnios.* C'est un symptôme de différents états pathologiques de la mère ou de l'œuf, dont on admet la fréquence de 1 sur 100 accouchements environ. Il en existe certainement une proportion beaucoup plus considérable si l'on veut tenir compte des cas simples qui n'influencent en aucune façon la marche de la grossesse et du travail, et passent inaperçus. Les faits vraiment sérieux sont au contraire relativement rares.

L'hydramnios revêt dans sa marche deux formes : la forme *chronique*, lente, la plus fréquente, la forme *aiguë* extrêmement rare. Dans les deux cas, elle se fait reconnaître par des signes physiques (exagération du volume du ventre, sensation de flot, béance exagérée du col, etc.) et par des troubles fonctionnels (douleurs abdominales et lombaires, gêne respiratoire, excessive dans la forme aiguë, etc.).

Le pronostic, dans les faits d'hydropisie légère, n'offre rien de sérieux pour la mère, et la grossesse suit son cours sans troubles bien notables; l'enfant seul, si la syphilis a causé l'hydramnios, pourra naître avec des lésions spécifiques plus ou moins variées, ou des malformations.

Quand la quantité de liquide amniotique est plus considérable, l'utérus peut entrer en contraction avant le terme de la grossesse et amener l'expulsion du produit de conception. Il faudra alors éviter les présentations vicieuses et la procidence du cordon au moment de la rupture de la poche des eaux, et songer aussi à la possibilité de l'éclampsie et des hémorrhagies de la délivrance. Dans certaines circonstances, l'utérus est surdistendu, les contractions prématurées se produisent mais sont insuffisantes à déterminer le travail assez vite : c'est alors que des accidents de syncope, de suffocation peuvent se manifester et que l'accoucheur doit intervenir.

La conduite à tenir pendant la grossesse comporte des moyens *médicaux* et *chirurgicaux*.

La médecine ne fournit guère que des moyens palliatifs : ainsi l'opium, la morphine, le chloral seront très utiles lorsque les douleurs sont très vives, que la femme est menacée d'accouchement prématuré, etc. Les purgatifs répétés, les diurétiques ont été employés sans beaucoup de succès, excepté toutefois dans l'anasarque. Les petites saignées, lorsque l'oppression est très considérable, que le cœur s'agite violemment et se surmène pour ainsi dire, ont été conseillées par P. Dubois et Charpentier. L'arsenal de la thérapeutique médicale ne renferme que le mercure qui puisse être réellement d'un grand secours, comme moyen prophylactique et curatif, lorsque la syphilis des géniteurs est établie, ou même pendant le cours de la gestation pour diminuer la quantité de liquide et atténuer les lésions fœtales.

Quand l'hydramnios est considérable, lorsque surtout le liquide s'est accru rapidement, ou dans les cas compliqués de grossesse gémellaire, les accidents graves de dyspnée, de troubles circulatoires, etc., se déclarent et la vie de la femme est en danger si l'utérus ne se vide pas prématurément.

Quelques auteurs anglais ont conseillé la ponction capillaire de l'œuf avec espoir de laisser continuer la grossesse ; mais c'est une illusion, et toujours dans un délai assez rapproché l'accouchement se produit. Mieux vaut donc, sans hésiter, provoquer le travail, que le fœtus soit mort ou vivant. Le ballon excitateur intra-utérin de Tarnier est un mauvais moyen dans ce cas, parce que le col est déhiscent et l'appareil ne tient pas en place ; l'introduction d'une grosse sonde serait bien préférable. Quand l'état de la femme est très grave, il faut ponctionner les membranes : la déplétion produit un soulagement immédiat. Il sera nécessaire de laisser la main dans le vagin pour que le liquide s'écoule aussi doucement que possible ; avec le doigt l'accoucheur devra s'assurer que le flot n'aura pas entraîné une procidence du cordon : en même temps on devra reconnaître la présentation, et la fixer autant que possible, en ayant soin, aux premières douleurs, de toucher longuement et profondément pour ne pas avoir de surprises désagréables, en n'ayant pas reconnu assez tôt au-devant ou à côté de la région principale qui se présente une ou plusieurs petites parties fœtales indépendantes.

2° **Chorion**. — Il est certain que les maladies du chorion sont fréquentes pendant la première moitié de la grossesse, et expliquent souvent la genèse des avortements. Je ne m'arrêterai pas à l'hypertrophie des villosités choriales ou au myxome non vésiculaire, et dirai quelques mots seulement de la conduite à tenir quand la grossesse est compliquée d'une mole hydatiforme (myxome chorio-placentaire).

On désigne sous le nom d'*hydropisie des villosités choriales* une dégénérescence spéciale du placenta et des membranes, dont l'aspect est analogue à celui des vésicules d'un kyste hydatique. L'altération du chorion est complète ou partielle : dans ce dernier cas, qui est exceptionnel, le fœtus peut être vivant et la grossesse aller jusqu'à terme : l'illustre Béclard, dit Depaul, était le produit d'une grossesse molaire.

La môle expulsée se présente quelquefois sous la forme d'un amas de vésicules de la grosseur d'une tête d'épingle à celle d'un œuf de poule, sans enveloppe, ou bien au contraire complètement entourée des membranes de l'œuf.

Ces vésicules sont reliées par un pédicule à une masse centrale et l'ensemble rappelle un peu l'aspect de grappes de raisin enchevêtrées les unes dans les autres.

Cette maladie de la gestation reconnue par le développement anormal de l'utérus irrégulièrement bosselé, des hémorrhagies quelquefois très abondantes, exceptionnellement par l'expulsion de petites vésicules, comporte un pronostic grave pour l'embryon qui meurt presque toujours, très sérieux pour la mère, à cause des hémorrhagies et des rétentions partielles fréquentes de débris de l'œuf altéré.

Pendant la grossesse, il faut combattre le symptôme inquiétant, la perte de sang : pour cet effet, on recommandera le repos au lit, le laudanum (10 à 15 gouttes dans un quart de lavement), des injections très chaudes vaginales ; et si ce traitement ne donne pas de résultats, il faudra recourir sans hésiter au moyen absolument sûr, le tampon vaginal antiseptique. Bien appliqué, il constitue pour le sang une barrière infranchissable ; c'est en même temps le meilleur procédé pour provoquer l'interruption si désirable de la grossesse. Pendant le travail, il peut être renouvelé s'il se laisse imbiber par le sang ; après l'accouchement, le médecin doit faire des injections intra-utérines chaudes ; et le plus souvent un curage soigneusement pratiqué mettra à l'abri de tous les accidents septiques.

3° **Caduque.** — La muqueuse utérine s'hypertrophie pendant la grossesse ; elle fournit à l'œuf sa première enveloppe et constitue la caduque. On peut y observer une inflammation aiguë dans le cours des maladies infectieuses, ou plus souvent une inflammation chronique qui n'est souvent que la continuation d'une endométrite existant avant la fécondation. Les différentes sortes d'endométrite (hyperplasique, polypeuse, kystique) provoquent souvent l'avortement, et par conséquent le pronostic est grave. Lorsque l'endométrite existe avant la

3.

grossesse, il faudra la combattre par les moyens ordinaires pour favoriser la fécondation puis l'heureux développement de l'œuf : le grattage de la muqueuse avec la curette pratiqué avec prudence et l'antisepsie la plus rigoureuse constituent le meilleur traitement à conseiller : il est absolument sans danger et est toujours couronné de succès. Quand, pendant la grossesse, des menaces d'avortement surviennent, et doivent être attribuées à l'endométrite, il n'y a pas de moyen spécial à employer : c'est le traitement de l'avortement en général.

L'*endométrite catarrhale* est considérée comme la cause d'une des formes de l'*hydrorrhée* que l'on divise en hydrorrhée déciduale, et hydrorrhée amniotique. Dans les deux cas, elle est caractérisée par l'écoulement, hors des organes génitaux, d'une quantité plus ou moins considérable d'un liquide provenant de la cavité utérine (Tarnier et Budin).

L'hydrorrhée déciduale, se fait sans rupture de l'œuf : c'est une sorte d'endométrite séreuse qui exhale un liquide entre les deux caduques utérine et ovulaire : ce liquide, lorsqu'il est en assez grande quantité, s'échappe au dehors, pendant qu'une nouvelle transsudation prépare un autre écoulement, et ainsi de suite.

Dans l'hydrorrhée amniotique, il y a rupture prématurée des membranes de l'œuf, en un point quelconque de sa surface.

Le diagnostic différentiel n'est souvent fait qu'avec le temps : la déciduale troublant peu la grossesse, l'amniotique au contraire, à part quelques exceptions rares, ne permettant pas la continuation de la gestation pendant plus de quinze jours ou trois semaines et souvent beaucoup moins. C'est dire que le pronostic est différent dans les deux cas, l'hydrorrhée déciduale ne donnant que quelques craintes de contractions prématurées, l'autre au contraire donnant la certitude d'une expulsion prochaine.

La conduite à tenir est d'ailleurs toujours la même : Il faudra ordonner le repos au lit ou dans un fauteuil, et combattre par les moyens appropriés les menaces d'avortement, c'est-à-dire par les lavements laudanisés, le chloral, les injections hypodermiques de morphine, etc. J'ajoute que, dans toutes ces circonstances, il est extrêmement favorable de faire avec beaucoup de douceur des injections tièdes vaginales antiseptiques.

4° **Maladies du placenta.** — Les maladies du placenta sont les causes les plus fréquentes de l'expulsion prématurée de l'œuf. Je n'ai pas à en parler au point de vue thérapeutique ; ce serait une répétition de ce que j'indiquerai dans la conduite à tenir contre l'avortement.

§ 12. — *Mort du fœtus.*

Pendant la grossesse, les causes de la mort du fœtus sont extrêmement nombreuses et peuvent être imputables aux maladies de la mère ou du père, aux maladies de l'œuf ou du fœtus lui-même. Il est parmi elles une variété importante à signaler parce qu'elle peut être une source d'indications thérapeutiques spéciales, je veux parler de la *mort habituelle;* chez certaines femmes par exemple, le fœtus meurt toujours à la même époque de la gestation, et la cause réside probablement dans les affections diathésiques des géniteurs (syphilis, phtisie, cancer, etc). Hohl, cité par Naegele, a connu une femme qui avait mis au monde sept enfants morts. Dans chacune de ses grossesses, elle avait senti les mouvements de l'enfant jusqu'à quinze jours environ avant le terme normal ; le huitième enfant vint à terme et vécut. Tarnier a vu une femme bien portante qui eut treize grossesses successives pendant lesquelles le fœtus succomba dans le dernier mois de la vie intra-utérine (Tarnier et Budin).

Hohl signale aussi des naissances alternatives d'enfants morts et vivants. « Nous connaissons, dit Hohl, quelques femmes qui ont présenté de pareilles alternances, soit complètes, soit incomplètes, c'est-à-dire qu'elles ont mis au monde deux ou trois enfants vivants pour un enfant mort et réciproquement. Il arrive aussi que ces alternatives dépendent du sexe de l'enfant, et qu'une femme ne porte jusqu'au terme que des garçons, ou *vice versa*. Mais il en est de ce fait comme de l'avortement habituel, c'est-à-dire qu'il n'est pas constant. »

Dans certains cas où le fœtus meurt pendant la grossesse, les causes qui ont produit cet accident agissent sur le muscle utérin et font expulser promptement le produit de conception. Mais souvent le fœtus est retenu dans la cavité de la matrice pendant un temps variable et est expulsé au bout de quinze jours, quelquefois un, deux, trois mois, etc., très rarement au delà de la fin du neuvième mois.

Pendant ce temps-là l'œuf subit des modifications variées suivant l'âge, la cause qui agit, etc., dissolution, momification, macération, toutes inoffensives pour la mère ; quand les membranes sont rompues au contraire la putréfaction survient et donne lieu à de très graves accidents. Apparaissant quelquefois deux ou trois heures ou seulement quinze à dix-huit heures après la rupture des membranes, elle est caractérisée par une odeur fétide, une coloration ardoisée de la peau du fœtus, une infiltration gazeuse plus ou moins considérable qui surdistend l'utérus et forme du produit de conception « un véritable ballon absolument méconnaissable au toucher. » En même temps, l'état général de la femme est gravement influencé, et elle ne tarde pas à succomber à la septicémie si l'intervention n'est pas rapide.

Pendant la grossesse, y a-t-il un *traitement préventif* de la mort du fœtus? Toutes les maladies qui peuvent troubler l'évolution de la grossesse sont susceptibles de produire cet accident et doivent être combattues avec toutes les ressources de l'art; la syphilis est assurément l'affection générale qui empêche le plus souvent le fœtus d'arriver à son terme : il faudra donc rechercher cettte cause et la détruire par les moyens appropriés (mercure, iodure de potassium).

Dans la mort habituelle du fœtus, on sait que déjà dans plusieurs grossesses successives, à la même époque, à huit mois, huit mois et demi, le fœtus est mort sans raison appréciable. En présence de ce fait, je n'hésiterais pas dans une prochaine gestation à provoquer l'accouchement une ou deux semaines avant l'époque prématurée de l'accident.

Cette opération pratiquée deux fois par Denman avec succès a été employée par d'autres accoucheurs qui ont pu ainsi sauver des enfants voués à une mort certaine.

Lorsque le fœtus est mort et que la grossesse continue; quelle doit être la conduite de l'accoucheur ?

Tant que l'œuf est intact, la mère ne court aucun danger, et par conséquent toute intervention doit être proscrite : le fœtus en macération ne sera dangereux pour la mère que si des manœuvres intempestives rompent l'œuf et l'exposent à la putréfaction.

Donc l'expectation est la règle tant qu'il ne survient pas d'incident.

Si au contraire les signes de la putréfaction apparaissent, les injections vaginales ou même utérines antiseptiques sont insuffisantes pour conjurer le danger;

il faut provoquer l'accouchement, et avec les bougies d'Hégar, les sacs de Barnes, on peut débarrasser à l'heure voulue l'utérus du produit de conception.

§ 13. — *Avortement.*

L'avortement est l'expulsion du produit de la fécondation avant que le fœtus soit viable, c'est-à-dire dans les six premiers mois de la grossesse. On le dit *spontané*, lorsque les causes qui le produisent sont obscures ou mal connues, et agissent avec lenteur ; il est dit *accidentel*, lorsqu'il est le résultat d'un choc brusque, d'un traumatisme, etc.

On divise encore l'avortement en ovulaire, embryonnaire et fœtal. L'*ovulaire* comprend celui qui survient pendant les trois ou quatre premières semaines de l'existence de l'œuf ; l'*embryonnaire* va de la fin du premier mois à la fin du troisième. Le *fœtal*, du quatrième mois à la fin du sixième.

Au point de vue clinique, l'avortement ovulaire offre peu de considérations importantes ; ce n'est pour ainsi dire qu'un simple retour de règles retardées accompagné d'une perte de sang plus ou moins abondante. Dans le sixième mois et même à la fin du cinquième, à part quelques petites particularités du travail, c'est un accouchement véritable. Il reste donc l'avortement des périodes intermédiaires, troisième et quatrième mois, qui offre une marche et une physionomie bien spéciales, et nécessite le plus souvent des interventions dont nous discuterons la valeur.

Chez une femme qui présente depuis plus ou moins longtemps des signes de grossesse, l'hémorrhagie accompagnée de contractions utérines douloureuses et de modifications du col (ramollissement, béance) fait penser à l'imminence d'un avortement. La durée du travail est très variable, suivant la cause qui produit la fausse couche, suivant l'état anatomique des parties, suivant la conduite de l'accoucheur ; et le pronostic lui-même toujours fatal pour le produit de conception est souvent sérieux pour la mère, quand au lieu d'être instantané ou d'une durée moyenne de 15 à 20 heures, l'avortement est lent et se fait en plusieurs temps.

Au quatrième mois, l'œuf et l'utérus ont entre eux des rapports tels que les accidents ordinaires de l'avortement, l'hémorrhagie et la rétention placentaire s'expliquent aisément. A ce moment, en effet, la caduque réfléchie a rejoint la caduque pariétale, et l'œuf est en communication vasculaire avec la mère par les villosités du placenta. Cet organe de la vie du fœtus est beaucoup plus volumineux que le fœtus lui-même, et son expulsion est la partie la plus essentielle et la plus difficile du travail.

L'utérus lui-même est modifié dans sa structure : son tissu musculaire, par son développement progressif et par l'exercice de sa contractilité, sera l'agent essentiel de l'expulsion de l'œuf. La muqueuse utérine très hypertrophiée devra aussi être décollée et expulsée. De telle façon que dans tout avortement lent du troisième au quatrième mois, il y a trois temps : 1° expulsion du fœtus, qui est toujours facile ; 2° expulsion de la masse placentaire qui est souvent très laborieuse, et accompagnée de dangers ; 3° expulsion de la caduque.

L'expulsion du placenta exige des efforts de contraction répétés à des intervalles plus ou moins éloignés, et à chaque nouvelle contraction une nouvelle hémorrhagie se déclare, quelquefois très abondante. Dans certains cas, le muscle utérin ne suffit pas à la tâche ou bien les enveloppes de l'œuf présentent avec la matrice des attaches solides difficiles à déchirer. C'est alors qu'apparaît le grand danger de l'avortement, la rétention placentaire avec les hémorrhagies et la septicémie.

Cette rétention du délivre peut se présenter sous plusieurs formes différentes. Tantôt le placenta est complètement détaché de la paroi utérine. Son élimination, dans ce cas, est accompagnée d'un écoulement de sang, généralement peu considérable, et se fait en bloc ou d'une manière insensible par petits morceaux : on peut alors quelquefois observer de la putréfaction et des accidents de septicémie.

Tantôt le placenta est en partie adhérent et en partie décollé. C'est une disposition fréquente et qui se présente sous des formes variées : un mince bord est seul décollé, ou bien un simple pédicule reste adhérent et tout le reste est détaché. Ces divers états peuvent se prolonger pendant plusieurs jours, et sont d'ordinaire la source d'hémorrhagies répétées à chaque effort de l'utérus pour se débarrasser, et qui font courir de véritables dangers par leur abondance. On voit quelquefois, dans ces circonstances la plus grande partie de l'arrière-faix s'éliminer, et une portion plus ou moins grande rester adhérente dans la cavité utérine ; nouveau danger de perte de sang pour son élimination, ou de septicémie, ou possibilité de vie parasitaire sous forme de polype placentaire.

Tantôt enfin le placenta reste complètement adhérent. « Après une rétention prolongée sans accidents, le placenta est rendu avec tous les caractères qu'il pouvait avoir quelques instants après l'avortement, c'est-à-dire intégralement conservé ; dans d'autres cas, il semble fané, macéré, ratatiné. Expulsion en bloc retardée.

« Au lieu de cette expulsion en bloc on peut observer l'évacuation en plusieurs fragments de volume variable se faisant d'une façon intermittente : expulsion par fragments successifs, ces fragments sont quelquefois tellement minces que, entraînés par la sécrétion, ils forment une sorte de deliquium, de boue, dont l'évacuation progressive amène, après un certain temps, la vacuité complète de l'utérus : expulsion par deliquium.

« Dans certains faits exceptionnels, le placenta retenu dans l'utérus aurait été résorbé, comme certains corps organiques emprisonnés dans l'organisme : disparition par absorption. Toutefois, cette absorption ne doit être admise qu'avec certaines réserves, car ce placenta peut avoir été éliminé sans qu'on s'en aperçoive, au moment de la défécation, par exemple, ou avoir été entraîné par deliquium comme dans le cas précédent. Enfin, Kilian a mentionné quelques observations où, chez des vieilles femmes, on a retrouvé à l'autopsie des débris rappelant le placenta, qui auraient été ainsi retenus pendant un long temps » (Auvard).

Tous ces faits de rétention de l'arrière-faix sont graves à cause des complications qui surviennent très souvent : La septicémie qui se traduit par l'odeur fétide des lochies devenues noirâtres, par des frissons, de la fièvre, et qui, généralisée ou localisée, peut se terminer par la mort.

L'hémorrhagie utérine, externe ou interne, précède, accompagne et suit l'expulsion de l'œuf. Modérée dans certains cas et sans gravité, elle devient quelquefois abondante et dangereuse, surtout quand l'œuf est vivant. Lorsque le fœtus est mort, les pertes de sang sont généralement moins à redouter. L'écoulement de sang est parfois répété si longtemps et en si grande quantité, que la femme peut succomber.

Telle est la physionomie générale de l'avortement avec rétention, vers le quatrième mois de la grossesse. Il faut bien dire cependant que bon nombre de fausses couches se produisent sans tout cet appareil de dangers. On peut dire que les résultats varieront, toutes choses égales d'ailleurs, avec les traitements institués par le médecin.

La conduite de l'accoucheur sera dictée par les circonstances, et variera suivant l'époque où il sera consulté.

a. S'il s'agit d'une femme qui a eu une série de grossesses terminées par des avortements, et qui est de nouveau enceinte, il sera nécessaire de soigner la cause présumée de la fausse couche (syphilis, intoxication saturnine, diathèse, etc.).

D'autres fois, l'utérus est *irritable*, c'est-à-dire que ses contractions douloureuses surviennent avec une facilité extraordinaire. La malade devra garder le repos au lit ou sur une chaise longue, en faisant usage des préparations opiacées, du viburnum à la dose de 50 à 60 gouttes, ou de l'antipyrine administrée à la dose de 2 à 3 grammes. En même temps il faudra interdire toute excitation génésique. Le séjour au lit doit être exigé dans certains cas avec une rigueur absolue pendant toute la durée de la grossesse.

« Nous avons soigné plusieurs femmes, disent Tarnier et Budin, qui n'ont jamais pu mener une grossesse à bien quand elles ne gardaient pas le lit pendant toute la durée de la gestation. En voici un exemple : Une du Chili, ayant fait plusieurs fausses couches dont il avait été impossible de soupçonner la cause, vint à Paris dans l'espoir qu'on parviendrait à empêcher l'avortement de se reproduire. Elle devint enceinte et nous exigeâmes d'elle qu'elle ne sortirait pas de son lit. Elle obéit; mais lorsqu'elle fut grosse de sept mois environ, l'enterrement d'un grand personnage politique passant devant l'appartement qu'elle habitait, elle ne résista pas à la tentation d'essayer de voir le cortège et fit, très prudemment d'ailleurs, quatre ou cinq pas dans sa chambre pour se rapprocher de la fenêtre et regarder dans la rue. Un accouchement prématuré fut la conséquence de cette curiosité... »

Si la femme est pléthorique, si de plus on constate un certain degré de congestion utérine, traduit par des pesanteurs dans la région inférieure de l'abdomen et vers la partie postérieure de la région sacrée avec des coliques et quelques écoulements sanguins, surtout à l'époque ordinaire des règles, il faut pratiquer périodiquement une petite saignée de 150 à 200 grammes; c'est un moyen excellent qui n'est pas assez souvent mis en pratique.

b. Malgré les règles hygiéniques ci-dessus conseillées, il existe des menaces d'avortement, hémorrhagies, contractions utérines douloureuses, modifications du col, etc. On ignore si l'enfant est mort, si l'œuf est intact. Dans toutes ces circonstances, il faut agir comme si l'avortement pouvait être évité. Quand même le col formerait un canal largement ouvert et déjà presque occupé complètement par le produit de conception, il faut lutter jusqu'au bout pour calmer les contractions utérines si c'est possible. A cet effet, l'accoucheur devra exiger le repos absolu au lit et administrer le viburnum ou les opiacés. On peut donner un quart de lavement additionné de vingt gouttes de laudanum. Il ne faut pas craindre de renouveler la prescription deux ou trois fois dans la journée si le résultat désiré n'est pas obtenu; les femmes enceintes ont, en effet, pour l'opium une tolérance remarquable.

Dans les cas où il est nécessaire d'obtenir rapidement une action sédative, on peut avec avantage commencer par faire une injection sous-cutanée de 1 centigramme de chlorhydrate de morphine.

L'opium constitue le médicament prophylatique par excellence des menaces d'avortement. Le chloral qui a été conseillé par certains auteurs à la dose de 3 ou

4 grammes dans un lavement, est un moyen plus infidèle.

c. Quel sera le traitement curatif de l'avortement? Deux grandes indications dominent toute la thérapeutique de la fausse couche : combattre l'hémorrhagie ; déterminer le plus rapidement possible la déplétion utérine pour éviter la rétention placentaire et la septicémie. Deux cas bien différents en clinique peuvent se présenter : ou bien, la fausse-couche étant jugée inévitable, *l'œuf est encore intact;* ou bien *l'œuf est rompu* et l'expulsion est incomplète.

Dans *le premier cas,* l'intervention n'est indiquée que si l'hémorrhagie est abondante. Si l'écoulement sanguin est peu considérable, on recommandera le repos dans la situation horizontale, les épaules appuyant sur le plan du lit et le siège un peu élevé avec un coussin; les injections vaginales antiseptiques à 48° pourront aussi rendre des services. Quand l'écoulement sanguin prend des proportions graves, quelques accoucheurs conseillent le seigle ergoté, ou la rupture des membranes : ce sont deux procédés dangereux et insuffisants. Le seigle n'agit que très peu sur les fibres musculaires de l'utérus à cette époque, l'appareil vasculaire est seul légèrement influencé et pour un temps très court dans son système vaso-constricteur; aussi bon nombre d'accidents sont dus à la sécurité trompeuse qu'a fourni aux praticiens l'administration de l'ergot.

Quant à la rupture des membranes, qui est un procédé de choix, lorsqu'il s'agit d'une grossesse à terme, elle doit être absolument rejetée dans la thérapeutique de l'avortement : elle expose, en effet, à ce que l'œuf soit expulsé en deux temps, et à tous les dangers de cette terminaison.

Le meilleur traitement est *le tamponnement vaginal.*

On peut le faire avec un pessaire Gariel, mais il est beaucoup plus prudent de pratiquer le vrai tamponnement avec de l'ouate ou de la charpie antiseptiques. Par ce moyen, on oppose une barrière infranchissable à l'écoulement sanguin et on favorise la terminaison de l'avortement. On laisse le tampon douze heures en place en moyenne, puis on le retire et on fait un lavage antiseptique, en se tenant tout prêt à renouveler l'opération si l'hémorrhagie survient de nouveau. Quelquefois l'œuf est détaché de l'utérus et est engagé jusque dans le vagin derrière le tampon ; on doit alors l'extraire le plus tôt possible ; mais si le col n'est pas suffisamment dilaté, si l'œuf est incomplètement engagé ou paraît adhérent, il ne faut pas se laisser tenter et faire des tractions intempestives. Les injections antiseptiques chaudes doivent être répétées souvent, et si la perte de sang se manifeste de nouveau, on devra réappliquer le tampon et attendre.

Si au contraire *l'œuf est rompu*, l'expulsion est incomplète, le fœtus est sorti et tout ou partie de l'arrièrefaix a été retenu dans la cavité utérine. Ici, les accoucheurs se divisent en deux camps : les *interventionnistes* et les *abstentionnistes*.

Ces derniers combattent encore l'hémorrhagie par le tamponnement vaginal. « Un tamponnement bien fait, disent Tarnier et Budin, arrête l'écoulement sanguin, et quand après douze ou vingt-quatre heures on enlèvera du vagin toutes les boulettes d'ouate ou de charpie qui y auront été introduites, on trouvera en général, derrière elles, le placenta dont le décollement se sera achevé et qui aura été expulsé de l'utérus sous l'influence des contractions de ce dernier organe. » Au quatrième mois de la grossesse, on ne doit d'aucune façon redouter la provocation d'une hémorrhagie interne, le sang ne pouvant s'accumuler au-dessus du tampon en quantité notable dans la cavité utérine petite et limitée par des parois peu extensibles.

S'il existe des phénomènes de septicémie, au lieu d'essayer d'extraire le placenta, cause de tout le mal, les mêmes accoucheurs incriminent ces manœuvres, et conseillent tout simplement de fréquentes injections vaginales antiseptiques : le placenta sort, disent-ils, soit en bloc, soit par élimination insensible. Lorsque les accidents septiques sont plus accusés et résistent aux injections vaginales, il faut recourir aux injections intra-utérines à 48°, avec la solution de sublimé à 1 sur 3000 ou la solution d'acide phénique à 2 p. 100. En même temps, insister sur le traitement général : toniques, alcool, aconit, sulfate de quinine, etc. Tarnier et Budin pour recommander cette conduite s'appuient sur ces deux ordres de faits : 1° D'une part, pour eux, l'avortement incomplet, abandonné à lui-même, ne donne que très rarement lieu aux complications ; 2° toutes les manœuvres digitales ou instrumentales conseillées sont loin d'être inoffensives et ne sont pas toujours infaillibles.

« Avec l'expectation et l'antisepsie rigoureusement faite, sans aucune tentative d'extraction manuelle ou instrumentale, les cas de mort seront extrêmement rares : nous ne craignons pas de l'affirmer avec force, tant est grande notre expérience personnelle sur ce sujet, expérience de l'hôpital et de la pratique civile. Ajoutons que cette méthode, expectation et antisepsie, peut être facilement mise en pratique par tous les médecins et toutes les sages-femmes, ce qui n'est pas un médiocre avantage. » (Tarnier et Budin.)

Les *Interventionnistes*, croyant que des hémorrhagies et des phénomènes de septicémie sont souvent la conséquence des rétentions placentaires dans la cavité utérine, donnent le conseil d'intervenir lorsque l'arrière-faix n'a pas suivi le fœtus. Les uns interviennent toujours après quelques heures, les autres attendent que des accidents se manifestent.

Le plus ardent champion de l'intervention en France, Doléris, a défendu sa conduite avec toute la verve et le talent qui le caractérisent, et beaucoup d'accoucheurs ont suivi avec avantages les conseils qu'il avait formulés.

Après avoir préalablement dilaté l'utérus avec la tige de laminaire ou un cône d'éponge préparée bien antiseptique, on attire le col à la vulve avec des pinces à griffe, puis avec une curette large et mousse introduite dans la cavité de la matrice, avec douceur, on racle les parois, on gratte et on entraîne tous les débris placentaires. Le tout est terminé par un lavage intra-utérin antiseptique. Dans certains cas, Doléris fait suivre le raclage des parois utérines de l'emploi de l'écouvillon. « L'écouvillon, dit-il, est une tige métallique souple, terminée par un bout garni, sur une longueur de 8 à 12 centimètres, de crins solides qui forment une sorte de cylindre hérissé de mille pointes ou dents, capable d'entamer un tissu peu résistant ou de racler très complètement la paroi utérine. Je ne saurais mieux comparer cet instrument qu'à ceux qui servent à débourrer les pipes, ou à ceux dont les sommeliers usent aussi pour nettoyer les bouteilles encrassées. Ces écouvillons sont de volume, de force et de longueur variés; la souplesse ou la résistance des crins varie également. On les fait pénétrer par un mouvement de vrille dans l'utérus, et par un mouvement identique en divers sens, on détache. L'on entraîne tous les débris détachés, grands ou petits, tous les lambeaux adhérents, toutes les parcelles décomposées qui tapissent la paroi musculaire. »

Les défenseurs de l'intervention rapide reprochent à l'expectation armée, défendue par des maîtres incontestés comme Tarnier et Budin, de constituer une méthode qui n'est pas toujours efficace. Si le tampon est, au moment même où il est appliqué une barrière suffisante contre l'écoulement du sang, il ne peut rester toujours à demeure, et une nouvelle hémorrhagie peut se répéter à intervalles plus ou moins rapprochés, et avoir des conséquences de la plus haute gravité si elle survient quand l'accoucheur ou une garde instruite ne sont plus là. De plus, quand la délivrance a été incomplète, les femmes restent souvent exposées à des écoulements sanguins interminables qui affaiblissent considérablement la santé de la femme. Enfin, dans certains cas où des débris plus ou moins volumineux de l'arrière-faix sont restés adhérents, on peut voir quinze jours, trois semaines et plus après l'avortement, survenir une perte foudroyante que rien n'a fait prévoir, ni suintement, ni odeur, etc., et alors que l'accoucheur et l'entourage sont dans la plus grande tranquillité.

Quant à l'antisepsie, c'est assurément une arme très puissante; mais est-elle toujours suffisante? Assurément non; et tous les accoucheurs des Maternités ou de la clientèle civile connaissent des désastres malgré les traitements antiseptiques exécutés avec la plus grande rigueur. De plus, sans que la mort survienne dans tous les faits de septicémie par suite de rétention placentaire, il reste souvent une suite interminable de phénomènes morbides qui se manifestent dans les annexes de l'utérus et constituent pour l'avenir de la femme une grave complication. Le curettage de l'utérus met à l'abri de tous ces accidents ou en triomphe aisément s'ils sont déjà produits. « Enfin, dit Doléris, le traitement local des phénomènes périmétritiques ou péritonéaux, s'il en existe, ne doit pas être négligé davantage. Il s'agit ici d'un fait accompli, assez redoutable par lui-même pour attirer la sollicitude du médecin, mais, à ce propos, j'insiste et je pense que ces accidents ne doivent pas non plus être considérés comme une contre-indication au curage de l'utérus, au contraire. Quel que soit le raisonnement invoqué, on ne démontrera pas qu'il n'y ait une nécessité immédiate de supprimer le foyer septique même lorsque des lésions de voisinage ont déjà apparu. On ne saurait, par l'écouvillonnage et l'avulsion des matières septiques, créer un danger pire que celui qui réside dans leur rétention. Je me suis déjà expliqué à ce sujet et je répète qu'il m'importe fort peu d'ouvrir des vaisseaux si je porte immédiatement à leur contact des agents protecteurs antiseptiques, et si en même temps, je désobstrue leur orifice bouché par des coagula septiques. Je fais même mieux, car je facilite l'issue de leur contenu et leur détersion. »

Cette opération paraît donc à ses défenseurs absolument rationnelle; elle fournit d'excellents résultats, et elle n'est aucunement brutale, violente, dangereuse par ses conséquences prochaines et éloignées.

A côté des interventionnistes radicaux, il est un certain nombre d'accoucheurs et des plus considérables, qui font certaines réserves, et signalent les cas où l'opération paraît opportune.

Le professeur Pajot a répété ce qu'il avait enseigné depuis fort longtemps : « La question de l'intervention dans la rétention du délivre après l'avortement n'est pas une affaire *d'horlogerie*... Soulevez les draps de la malade et rapprochez votre nez des parties génitales. Y a-t-il mauvaise odeur ? — Non ? — Rien à faire ! Oui ? — Il faut extraire le délivre. »

« A partir de la fétidité des lochies, écrit le professeur Pajot, la malade est exposée à toutes les conséquences de l'infection putride. Intervenir alors. Jamais de violence. Doigts, pince à faux germe, curette de Pajot. Injections, laxatifs. Ergot de seigle si l'arrière-faix est fortement engagé, autrement il est dangereux. »

Porak n'accepte l'hémorrhagie que comme une indication exceptionnelle à l'intervention, et n'a recours au curettage que très rarement dans les cas de septicémie. « On doit intervenir, dit-il, dans le cas de rétention du placenta avant la putréfaction, dès que la température s'élève, ce qui a généralement lieu un jour, avant la fétidité de l'écoulement utérin. » Pour ce qui est de la curette, Porak l'accepte en gynécologie et la repousse en obstétrique. « Si le raclage utérin, dit-il, a conquis définitivement sa place en gynécologie, s'il est employé par tous les chirurgiens en thérapeutique intra-utérine, il n'est encore admis que par la minorité des accoucheurs en France dans le traitement des suites de couches. Au sein même de la Société obstétricale, M. Pajot en a été le détracteur éloquent et autorisé. Pour ma part je suis convaincu que le raclage utérin présente ses indications en gynécologie, qu'il est moins dangereux que les cautérisations énergiques de la cavité utérine et tout aussi efficace. Ma conviction est loin d'être faite dans ce traitement appliqué aux suites de couches. »

Sans vouloir trancher le différend qui existe sur ce point de pratique obstétricale, entre les divers accoucheurs, je résumerai cependant en quelques mots la conduite que je suis en pareilles circonstances, et par conséquent celle que je recommande.

Cette conduite est basée sur ces deux faits que je considère comme parfaitement établis. D'une part, si dans la majorité des cas l'avortement ne constitue pas un grand danger pour les femmes, il en est un bon nombre pourtant où des accidents de divers genres peuvent survenir. D'autre part l'intervention par le curage exécutée antiseptiquement par un médecin vraiment digne de ce nom n'est nullement dangereuse et est le seul moyen sûr de conjurer le danger.

En conséquence, dans tout avortement, combattre l'hémorrhagie par les moyens appropriés, séjour au lit, injections chaudes, pas d'ergot. Si la perte est plus considérable, recourir au tamponnement. Retirer l'ouate au bout de quelques heures et faire des lavages antiseptiques. En général, après vingt-quatre ou quarante-huit heures de ce traitement bien exécuté, l'œuf tout entier ou par fragments est chassé avec le tampon. Si cet heureux résultat n'est pas obtenu, je ne diffère pas plus longtemps; et au lieu d'attendre les frissons, la fièvre qui annoncent que l'œuvre de l'infection est consommée, je n'hésite pas à intervenir par le curage et le lavage antiseptique, suivi d'un tamponnement léger intrautérin avec de la gaze iodoformée.

Je résumerai en quelques mots le procédé opératoire minutieusement décrit par Doléris dans les *Nouv. Arch.* 1886 et exposé de nouveau dans un mémoire très intéressant de Misrachi de Salonique.

L'accoucheur doit préparer pour son usage : une valve de Sims, des pinces à griffes, des dilatateurs (sacs de Barnes, bougies de Hégar etc.), une pince à larges mors fenêtrés et à crémaillère, des écouvillons, et un irrigateur à injections. De plus de l'eau bouillante, des solutions antiseptiques au sublimé (1 p. 3000), à l'acide phénique (1 p. 100), de la glycérine créosotée, de la gaze iodoformée. Tous les instruments doivent avoir été préalablement flambés à la lampe à alcool.

La femme est alors placée dans la position obstétricale, et soumise à l'anesthésie chloroformique.

Après avoir bien lavé le vagin avec des solutions antiseptiques, l'utérus est abaissé au moyen de pinces à griffes et on procède à la dilatation. Ce temps est généralement facile parce que le col est plus ou moins ramolli et souvent perméable à un doigt. Des bougies d'Hégar successivement introduites donnent rapidement l'ouverture nécessaire. La curette est alors introduite plusieurs fois et quand on pense avoir enlevé le plus gros de l'arrière-faix, l'écouvillon chargé de glycérine créosotée (1 : 10) est introduit par un mouvement de vis jusqu'au fond de l'utérus. On tourne et retourne l'instrument, et en le retirant on extrait tout ce qu'il rencontre. On répète cette manœuvre plusieurs fois de suite, jusqu'à ce qu'on ne ramène plus rien. On fait alors une injection intra-utérine, et pour mon compte je bourre chaque fois légèrement la cavité utérine avec une mèche de gaze iodoformée que je ne retire qu'au bout de huit à dix jours. Il ne faut pas se laisser effrayer par un écoulement sanguin quelque peu abondant qui survient quelquefois après le raclage. Une injection chaude intra-utérine antiseptique arrête rapidement la perte de sang.

Quand le pansement est terminé, il suffit de faire chaque jour deux ou trois injections vaginales antiseptiques, et donner le traitement général : sulfate de quinine et toniques (quinquina, alcool).

Cette manière de faire a toujours été couronnée de succès, et j'ai la conviction d'avoir par ce moyen évité à un certain nombre de femmes des accidents qui auraient pu devenir très graves. Dans tous les cas, je ne comprends pas du tout l'horreur et la répulsion qu'ont certains médecins pour la curette. Ce n'est jamais un instrument dangereux.

Auvard partage aussi cette opinion, puisqu'il écrivait (*Arch. de tocologie*, 1889) :

« Pour mieux faire accepter son traitement, M. Nors-
trom ne craint pas de faire le procès de la curette, en
rééditant les griefs accumulés contre l'instrument de
Récamier depuis cinquante ans; je remarquerai simplement que la curette bien maniée, habilement maniée
par un gynécologue connaissant bien son métier et opérant antiseptiquement ne cause, à l'heure qu'il est, aucun désastre. On lit sans cesse, par exemple, que la
curette perfore l'utérus. Or, combien de cas en cite-t-on?
Deux ou trois devenus classiques et fabriqués tout
exprès. En vérité c'est chose insignifiante en regard des
milliers de curettages pratiqués tous les ans sans le
moindre inconvénient et avec le plus grand succès. »

§ 14. — *Grossesse extra-utérine.*

(Tarnier et Budin.) « Toutes les fois que l'œuf fécondé
s'implante et se développe en dehors de la matrice, il y
a grossesse extra-utérine. » Levret le premier admit son
développement possible dans la trompe, l'ovaire et la
cavité abdominale. Breschet et Velpeau ajoutèrent une
autre variété, interstitielle. Dezeimeris en décrivit jusqu'à dix espèces. Stoltz et Depaul admettent seulement
la variété abdominale et la variété tubaire. C'est bien
à peu près la même idée soutenue encore plus radica-
lement depuis par Lawson-tait, qui, sans nier absolument la grossesse ovarique, pense qu'il n'existe qu'une
seule variété primitive de grossesse extra-utérine, la
variété tubaire.

« La plupart des auteurs contemporains, disent Tarnier et Budin, reconnaissent trois variétés : tubaire, ovarique, abdominale. Quand, dans la grossesse tubaire,
l'œuf se développe dans la partie moyenne de la trompe,
on a la grossesse tubaire proprement dite ; s'il se trouve

dans la partie de la trompe qui chemine à travers la paroi utérine, la grossesse est appelée interstitielle; s'il occupe au contraire la portion externe de la trompe et fait saillie dans le péritoine par le pavillon, la grossesse est dite tubo-abdominale.

La grossesse ovarique comprend deux variétés; elle peut siéger exclusivement dans l'intérieur d'une vésicule de de Graaf ou se développer à la fois à l'intérieur et à l'extérieur de cette vésicule : la première variété est la grossesse ovarique interne et la seconde la grossesse ovarique externe.

Dans la grossesse abdominale, l'œuf peut s'être dès le début implanté sur la séreuse péritonéale, c'est la grossesse abdominale primitive; dans d'autres cas, au contraire, il a d'abord occupé la trompe ou l'ovaire, et c'est à la suite d'une rupture que le fœtus a passé dans la cavité du péritoine : c'est la grossesse abdominale secondaire. »

La grossesse ectopique, à quelque variété qu'elle appartienne, présente toujours deux ordres de caractères : d'abord on rencontre tous les signes d'une grossesse physiologique, en bonne place; de plus des signes de phénomènes pathologiques concomitants qui masquent souvent le tableau et font que le diagnostic dans les premiers mois est souvent entouré de grandes difficultés.

La conduite de l'accoucheur dans le traitement de la grossesse extra-utérine est dictée par la considération des graves complications qui peuvent surgir pendant son évolution.

Maygrier, dans sa thèse d'agrégation (1886), a signalé très complètement les différents faits qui se rapportent à ce sujet.

Dans la *première période*, c'est-à-dire jusqu'au cinquième mois, le grand danger est la rupture avec l'hémorrhagie quelquefois foudroyante comme on en a cité des exemples pris pour des empoisonnements. Dans certains cas, l'hémorrhagie est moins rapidement mortelle et offre tous les caractères de celle observée dans l'hématocèle péri-utérine (pour certains auteurs, l'hématocèle serait presque toujours produite par la rupture d'un œuf fécondé depuis quelques semaines). Cette hémorrhagie est elle-même extrêmement sérieuse dans ses conséquences, et si la femme ne succombe pas dans les premières semaines, elle reste exposée à des accidents d'inflammation du tissu cellulaire pelvien dont on connaît toute la gravité.

Si le fœtus succombe pendant les premiers mois de son développement, les phénomènes physiologiques et pathologiques de la grossesse cessent brusquement; le fœtus peut se dissoudre et l'œuf se résorber peu à peu : c'est un mode de guérison très désirable.

La *seconde période* qui va du cinquième mois jusqu'à la mort du fœtus est dite *période péritonitique.*

L'inflammation localisée ou généralisée du péritoine et la fièvre sont souvent constatées pendant ce moment; et ce sont les phénomènes inflammatoires qui constituent le plus sérieux danger : la rupture quoique possible est beaucoup moins fréquente que dans la première période : on la rencontrerait de préférence au moment du faux travail : quand l'œuf est suffisamment développé, vers la fin du neuvième mois en général, de véritables contractions se manifestent dans l'utérus, et la paroi abdominale : « Dans un fait de Clarke, rapporté par Parry, les eaux s'étaient écoulées par l'orifice anal et on sentait au toucher rectal le cuir chevelu et la tête. Toute la main ayant été introduite dans le rectum, les doigts furent placés dans la bouche et un fœtus de sept mois fut entraîné au dehors. Plusieurs exemples de rupture dans le vagin ont été signalés : dans l'un d'eux on se préparait à pratiquer la gastrotomie lorsque le vagin se déchira ; le fœtus fut expulsé spontanément. » (Tarnier et Budin.)

Dans cette seconde période, si le fœtus meurt, la femme paraît revenir à la santé, et on peut espérer voir le fœtus subir des transformations spéciales qui en font un corps étranger ne gênant que par son volume.

La grossesse extra-utérine est alors dans sa *troisième période*, c'est-à-dire celle qui s'étend depuis la mort du fœtus jusqu'au temps indéterminé où la femme est absolument délivrée de son kyste fœtal. Cette phase est aussi entourée de beaucoup de dangers. Elle peut se terminer par la rétention indéfinie sans accidents ou par la rétention avec des accidents de divers ordres.

Le mode de terminaison par rétention sans accidents est très rare : dans ce cas, le liquide amniotique se résorbe et le fœtus peut subir la dégénérescence adipocireuse, la momification ou la transformation en lithopœdion. Les femmes atteintes de cette variété de grossesse terminée de cette façon ont pu de nouveau devenir enceintes.

La rétention peut s'accompagner d'accidents, avec ou sans ouverture du kyste. Dans les cas où le kyste fœtal reste intact, la putréfaction qui survient cause tous les accidents, c'est-à-dire la suppuration du kyste, la péritonite et la septicémie. Quelquefois, mais très rarement, le kyste détermine des phénomènes de compression qui ont les plus graves conséquences ; presque toujours alors, on observe l'obstruction intestinale. OEttinger a communiqué en 1883 à la Société anatomique l'observation d'une femme qui avait succombé à des accidents d'obstruction intestinale causés par la présence d'un lithopœdion datant de 16 ans.

Lorsque le kyste suppure, il tend à se créer de différents côtés des voies d'élimination qui s'accompagnent d'un retentissement profond sur l'organisme par l'abondance de la suppuration et la résorption des matières septiques. Ces voies d'élimination peuvent être : la paroi abdominale antérieure, l'intestin, le vagin, la vessie, l'utérus; et plusieurs d'entre elles peuvent simultanément communiquer avec le kyste fœtal en suppuration.

Ce rapide exposé des différentes terminaisons de la grossesse extra-utérine rend bien compte de la gravité du pronostic. Le pronostic est presque fatal pour le fœtus : il peut en effet succomber dans les premiers mois de la grossesse, pendant la seconde moitié ou à terme. Il est très rare qu'il soit extrait vivant par la laparatomie et qu'il continue à vivre. Pour les mères, on peut dire avec Maygrier : pendant les premiers mois c'est une rupture du kyste presque toujours mortelle qui les menace; si elles y échappent, où si elles lui survivent, la rétention du fœtus mort est moins grave peut-être, mais encore pleine de périls; la terminaison par lithopœdion est rare, il n'est même pas possible de compter sur la certitude de la guérison après de longues années écoulées sans accidents : le plus souvent d'ailleurs la rétention s'accompagne d'une série de complications qui peuvent aboutir et aboutissent souvent à la mort.

Ce pronostic toujours très sérieux peut être modifié selon le mode d'intervention, et selon que le diagnostic sera plus vite établi.

Quelle sera la conduite à tenir pendant les premiers mois de la grossesse?

a. Avant la rupture du kyste.

Les douleurs abdominales et les pertes de sang seront combattues par le repos au lit, le laudanum en lavement et les injections sous-cutanées de morphine. On devra vider le rectum, et la vessie régulièrement, et dans des examens répétés pour établir le diagnostic procéder toujours avec la plus grande douceur pour ne pas provoquer une rupture du kyste. A cette période il n'existe pas de signes absolument certains de grossesse, mais avec les moyens actuels d'observation, quand un médecin instruit a suivi pendant quelques jours sa malade il est moins exposé aux erreurs ; il pourra, le plus souvent, par le palper combiné au toucher, par le toucher intra-utérin, éliminer la grossesse dans un utérus rétroversé. Il est encore plus facile par les commémoratifs d'éliminer les maladies inflammatoires tubo-ovariques, car même dans une grossesse ectopique, il ne faut jamais oublier, ainsi que Stoltz l'a dit avec insistance, que l'on retrouve toujours en le cherchant bien, un ensemble de phénomènes physiologiques à côté d'états pathologiques.

A cette première période, le but poursuivi doit être l'interruption de la grossesse en entravant son évolution ou en extirpant le sac fœtal tout entier.

On a dit que la simple ponction du kyste pouvait entraver la grossesse, et on l'a faite par le vagin, le rectum ou la paroi abdominale. Dans tous les cas, les résultats obtenus n'ont pas été favorables : par cette méthode, la mortalité est d'environ 66 p. 100.

En 1863, dans sa thèse d'agrégation, Joulin proposa d'injecter dans l'œuf avec une seringue de Pravaz une substance toxique (atropine ou strychnine). Un an après la publication de cette thèse, Friedereich exécuta le procédé, en poussant par le vagin dans un kyste fœtal de petit volume quatre injections de 5 à 10 milligrammes de morphine chacune. La femme guérit.

Friedereich eut encore un autre succès. De même

Kœberlé et Cohen. Ce procédé a fourni le résultat suivant : une femme morte et cinq guéries. Il est indiqué surtout dans les trois premiers mois, quand le fœtus mort peut se liquéfier et l'œuf tout entier disparaître par résorption. Un fait de ma clientèle m'a démontré que ce procédé de l'intoxication du fœtus par la morphine mériterait d'être expérimenté de nouveau et pourrait donner des résultats encourageants : j'en résume l'observation inédite : il y a trois ans, le Dr Gouël m'appelait auprès d'une de ses clientes, jeune primipare, qu'il supposait enceinte de deux mois et demi environ, avec une rétroversion. Les douleurs violentes abdominales, les troubles urinaires, les signes fournis par le palper et le toucher combinés me faisaient d'abord croire à la possibilité de cet état; mais à la suite de plusieurs examens répétés, en tenant compte d'une part de l'écoulement sanguin tout particulier, du mode de début insensible, je limitai bien nettement l'utérus un peu gros repoussé en avant et à droite, puis le kyste fœtal en arrière et à gauche remontant vers la paroi abdominale. Pendant trois semaines, je suivis son développement.

Le palper était extrêmement douloureux; et je ne pus jamais rien percevoir par l'auscultation. Mon diagnostic de grossesse extra-utérine me paraissait absolument net; après quelques jours, la malade éprouvait des douleurs très violentes, et je redoutais à chaque instant une rupture. Je proposai la laparotomie, et dans la crainte d'une déchirure subite de l'œuf, j'avais tout disposé pour une intervention rapide. Un matin, j'arrivai pour mes derniers préparatifs, quand je trouvai la malade absolument métamorphosée; elle ne souffrait plus. Pendant quelques jours j'assistai à la disparition des signes sympathiques de la grossesse; du lait parut dans les seins, etc.

La gestation ectopique était interrompue. Or la malade était une morphinomane qui absorbait en moyenne, chaque jour par des injections sous-cutanées, 40 à 50 centigrammes de morphine. J'ai pensé que cette substance narcotique avait pu intoxiquer le fœtus et guérir ainsi la grossesse extra-utérine. Je suivis peu à peu pendant deux ou trois mois la régression du kyste fœtal. La malade se rétablit et cessa plus tard l'abus de la morphine. Je l'ai accouchée l'année dernière d'un enfant vivant au terme d'une grossesse utérine normale.

Enfin, pour interrompre le cours de cette grossesse, on a eu recours à l'Électricité. D'après Depaul, P. Dubois aurait eu l'idée d'employer l'Électricité pour tuer le fœtus dans les cas de grossesse normale lorsqu'une complication grave mettait en danger la vie de la femme. Mais il renonça à la méthode après quelques tentatives infructueuses.

En 1853, Bachetti, sur les conseils de Burci, employa pour la première fois l'électricité pour tuer le fœtus dans un cas de grossesse extra-utérine. Il s'agissait d'une grossesse tubaire au troisième mois. Une seule séance d'électro-puncture d'une durée de cinq minutes fut suffisante. La femme guérit. Braxton Hicks fit du procédé un essai qui ne fut pas couronné de succès.

Duchenne (de Boulogne) repoussa la méthode comme inefficace et dangereuse.

En 1883, Garrigues publia un travail sur ce sujet : il cita huit cas terminés par la guérison.

En ce moment, avec les progrès de la chirurgie abdominale et de l'antisepsie, il semble que le vrai moyen, le plus sûr et le moins dangereux, soit la laparotomie suivie de l'extirpation du kyste fœtal. Dans l'immense majorité des cas, la grossesse ectopique siège dans la trompe, toujours même, d'après Lawson Tait, et l'opération ne diffère en rien de l'extirpation d'un kyste purulent de cet organe. Il faudra toutefois prendre les plus grandes précautions en libérant de ses adhérences la poche fœtale, car sa rupture pourrait amener une hémorrhagie formidable. Les suites de l'intervention paraissent en général être assez bénigues : L. Tait a publié 43 succès et Veit 12 guérisons sur 15 cas.

A cette période de la grossesse, l'élytrotomie ne doit pas être employée, car elle ne donne pas un espace assez large pour maîtriser d'une façon suffisamment sûre les hémorrhagies qui sont si redoutables.

b. Après la rupture du kyste.

Lorsqu'il existe des symptômes d'hémorrhagie interne et que les jours de la femme sont mis en danger, doit-on prescrire simplement un traitement palliatif ou doit-on recourir à la laparotomie? Keller, dès 1872, avait osé formuler cette dernière règle : « il n'y a qu'un seul remède, un seul qui soit logique, et, quelque terrible qu'il paraisse lui-même il doit être tenté, car les dangers que court la malade sont plus terribles et plus certains encore. Il faut arrêter l'hémorrhagie, extraire le corps du délit et faire la toilette du péritoine. Or, pour arriver à ce résultat, il n'y a que la gastrotomie. »

Depaul, Barnes, Schröder, Fränkel ont conseillé la méthode expectante. Velpeau, Kœberlé, Lusk, Lawson Tait, se sont prononcés pour la gastrotomie. Dans son traité des maladies des ovaires, traduction Olivier, 1886, L. Tait s'exprime ainsi :

« Le diagnostic de la grossesse extra-utérine à son début est entouré de difficultés et nous sommes rarement appelés à le faire avant que presque tout espoir d'intervention heureuse soit perdu. Je fais allusion naturellement à la classe de cas que nous voyons au moment de la rupture de la trompe et qui sont généralement compris sous le titre d'hématocèle intra-péritonéale. Je suis presque sûr, cependant, qu'on sauverait un grand nombre de ces femmes, si on agissait rapidement. Toute la difficulté réside, naturellement, dans le diagnostic, et il faut qu'il ait acquis un certain degré de certitude avant de pouvoir pratiquer la section abdominale.

.....Il était assez naturel que nous hésitassions à ouvrir l'abdomen lorsque nous étions imbus de la superstition que c'était une chose très sérieuse; mais aujourd'hui que nous savons qu'on peut le faire en toute sûreté, je n'hésiterais pas à explorer dans un cas où je soupçonnerais une rupture de la trompe. Si mon soupçon se vérifiait, j'appliquerais une ligature sur la rupture, après avoir complètement vidé le sac, ou bien j'enlèverais entièrement le ligament large, ou je le fixerais peut-être à la paroi abdominale, et je drainerais... Je crois que, de cette façon, je pourrais sauver quelques-uns de ces cas terribles. »

L. Tait a fait passer cette opération dans la pratique par une remarquable série de 40 succès sur 40 opérations. Son exemple a été suivi en Amérique et en Allemagne. Cette conduite est d'ailleurs la seule logique : une hémorrhagie formidable menace les jours d'une malade, il ne doit y avoir de la part du chirurgien aucune hésitation : il faut chercher la source de l'hémorrhagie et assurer l'hémostase en supprimant la cause. L'excès de timidité qui fait temporiser dans ces circonstances est inexcusable : l'opération bien faite avec toutes les règles de la méthode antiseptique est beaucoup moins dangereuse que l'attente d'une hémostase spontanée exceptionnelle, et permet une guérison radicale.

Conduite à tenir après le cinquième mois.

Le fœtus peut être vivant ou mort. S'il a succombé, on

doit se conduire comme dans la troisième période. S'il est vivant, c'est un fait d'une grande importance qui a été apprécié différemment par les auteurs.

Les uns invoquant la bénignité de la laparotomie après la mort du fœtus, lorsque la circulation placentaire n'existe plus, déclarent qu'il ne faut pas intervenir pour essayer d'avoir un enfant vivant, les autres sont favorables à l'opération avant la mort de l'enfant.

Sur 17 cas rassemblés par Maygrier dans sa thèse, les résultats de la laparotomie ne sont pas encourageants, puisque quinze fois la mère a succombé, donnant ainsi une mortalité moyenne de 88 p. 100. Dix fois la femme est morte d'hémorrhagie. « Le principal danger de ces gastrotomies, dit Maygrier, est l'hémorrhagie qui peut se produire : 1° au moment de l'incision, parce que le placenta, adhérant en avant, est intéressé quand on fait l'ouverture du kyste ; 2° pendant le cours de l'opération ; le plus souvent par suite du décollement ou de la déchirure du placenta ; 3° au moment de l'extraction du délivre quand on essaye de la pratiquer ; 4° enfin, pendant les jours qui suivent l'opération, alors que se produit le décollement spontané des fragments placentaires. » Quant aux dix enfants extraits vivants, 5 moururent dans les vingt-quatre heures, 1 succomba le troisième jour, 4 vécurent plus ou moins longtemps. »

En 1888, Harris a rassemblé 30 cas de laparotomie faite avant la mort du fœtus, avec l'intention formelle de le sauver en même temps que la mère.

Sur 20 cas avant 1880, il a relevé un succès seulement pour la mère et dix pour l'enfant.

Sur 10 observations publiées de 1880 à 1888, il a trouvé quatre succès pour la mère et six pour l'enfant.

« Mais depuis lors, dit Pozzi, dans un remarquable article publié récemment dans la *Semaine médicale*, la question a encore changé de face. Voici les cas, en grande majorité suivis de succès, publiés depuis le travail de Werth (1886), que j'ai relevés : Lazarewicz, Breisky, John Williams, Eastman, Olshausen, Braun von Fernwald, Lawson Tait (3 opérations, 3 enfants et 3 femmes vivants) ont opéré un peu avant le terme ou au moment du terme, et ont sauvé la mère et l'enfant. Champneys a sauvé l'enfant seul. Joseph Price a perdu l'une et l'autre, mais il a opéré en pleine péritonite causée par la rupture du sac. Hildebrandt, dans deux cas, a aussi opéré des moribondes, et cependant a pu sauver un enfant. Beisone a perdu la mère, mais sauvé l'enfant. En somme, en faisant abstraction, ce qui n'est que justice, des cas de Price et de Hildebrandt, véritablement désespérés, on a, sur 13 opérations, 9 femmes vivantes et 11 enfants viables et ayant vécu au moins plusieurs jours. Ces succès paraissent dus principalement aux perfectionnements apportés dans la technique et en particulier à l'ablation du sac et du placenta... Il est préférable de ne pas attendre les phénomènes du faux travail parce que le fœtus succombe alors très rapidement.

« Reste à résoudre la question du choix de l'opération destinée à extraire le fœtus. Comme règle générale, la laparotomie est indiquée, car elle permet de vaincre bien plus sûrement les difficultés opératoires qui peuvent se présenter. Pourtant on ne saurait proscrire l'élytrotomie.

« Si, à l'examen vaginal, on ne trouvait pas le placenta, et si le fœtus était profondément engagé dans le bassin, l'élytrotomie devrait même paraître préférable, comme mettant à l'abri de la blessure du délivre, probablement inséré sur la paroi antérieure de l'abdomen. Cette disposition anatomique serait assurée si l'on percevait à l'auscultation un bruit de souffle isochrone au pouls maternel. »

Lorsque l'accoucheur se décide à laisser mourir le fœtus sans intervenir, il devra prendre certaines précautions : Il recommandera le repos au lit jusqu'à ce que les douleurs aient complètement disparu depuis plusieurs jours ; pour calmer ces douleurs, il faudra recourir aux lavements laudanisés et mieux aux injections sous-cutanées de morphine. Il ne faudrait jamais opérer au moment même du faux travail, à moins d'y être forcé par des phénomènes d'hémorrhagie interne consécutive à la rupture.

Conduite à tenir pendant la troisième période.

Lorsque le fœtus est mort dans les derniers mois de la grossesse ou à terme, deux cas se présentent : le kyste reste intact, sans complication, ou bien des accidents surviennent.

S'il n'y a pas de complications, beaucoup d'accoucheurs conseillent la temporisation, les uns pendant quatre ou cinq mois, pour attendre l'arrêt de la circulation placentaire, les autres indéfiniment, abandonnant ainsi à elle-même la grossesse extra-utérine.

« Peut-on, dit Pozzi, pratiquer la laparotomie dans les premiers jours qui suivent la mort du fœtus ? La grande majorité des auteurs à l'étranger, l'unanimité dans notre pays s'est jusqu'ici prononcée pour la négative. Parry est allé jusqu'à préconiser l'expectation indéfinie, et l'attente soit de la transformation curatrice en lithopédion, soit des accidents d'élimination spontanée à laquelle on aurait simplement à venir en aide. Cette doctrine a été adoptée par Tarnier et Budin. Moins absolus, Litzman, Werth, Maygrier, Pinard, se basant sur les résultats statistiques déjà anciens, et par crainte de l'hémorrhagie qui avait tué jusqu'ici tant d'opérées, conseillent d'attendre jusqu'à l'oblitération de la circulation placentaire. Mais l'époque de cette oblitération est très douteuse; quoiqu'on l'ait approximativement fixée à deux mois, on a vu le décollement du placenta donner lieu à une hémorrhagie foudroyante au bout de trois mois. On peut donc être privé de tous les bénéfices d'une attente qui a laissé mourir l'enfant et exposé la femme à de nouvelles complications. En effet, et c'est là un point sur lequel il faut insister, dans la léthalité des opérations secondaires, c'est-à-dire différées de propos délibéré, il serait juste de faire entrer en ligne de compte les morts qui sont le résultat de l'expectation elle-même, les septicémies ou péritonites intercurrentes ayant rendu malheureuse une intervention qui, quelques mois plus tôt, se présentait dans des conditions favorables.

« Si l'on veut bien peser ces considérations et si l'on considère les résultats favorables qu'a donnés l'opération primitive ou précoce (laparotomie) dans les cas les plus récents, on sera autorisé, je crois, à réformer le procès qui lui a été fait par mes devanciers, et à l'adopter comme règle.

« Ici, comme dans presque tous les problèmes de thérapeutique abdominale, les objections théoriques des chirurgiens timorés tombent devant les résultats éclatants d'une pratique hardie servie par une bonne technique... Lorsque la mort du fœtus est très ancienne, que la tolérance paraît établie, qu'on peut espérer voir se produire la transformation heureuse en lithopédion, est-il sage d'intervenir et de faire courir les risques d'une laparotomie à une femme qui jouit d'une parfaite santé ? Je crois que, même alors, l'opération doit être conseillée en vue de l'avenir. En effet, il faut se rappeler que la tolérance du fœtus ectopique est toujours précaire, que la décomposition de l'œuf et l'infection consécutive du péritoine peuvent survenir tant que le lithopédion n'est pas définitivement constitué, et que même alors, quoique plus rarement, une infection suivie de suppuration expultrice peut causer les accidents les plus graves. »

Lorsque pendant la rétention du fœtus mort, des complications surviennent, elles tiennent à la suppuration du kyste avec ou sans fistule. Il faut ici favoriser et hâter le travail de la nature en variant les moyens suivant les conditions particulières dans lesquelles se trouveront les malades. Les abcès seront ouverts dans toutes les régions où ils se manifestent et permettront au chirurgien d'aller à la recherche des débris du fœtus. Si le kyste communique avec l'intestin dans un point élevé, il faut pratiquer la laparotomie. Lorsque l'ouverture siège dans un point inférieur et accessible aux doigts, on peut avec des pinces agir directement sur le fœtus et le morceller au besoin.

Si des parties sont adhérentes, il faut s'abstenir de toute traction violente qui déterminerait la rupture du kyste.

Il faut insister tout particulièrement sur les lavages antiseptiques bien réguliers ; si l'antisepsie du sac est bien faite, les suites de l'intervention sont en général véritablement bénignes.

Sur trente-cinq faits de kystes fœtaux anciens suppurés réunis par Parry, il y en eut trois seulement qui furent suivis de mort.

En résumé, dit Pozzi, et je m'associe absolument à ses conclusions, à toutes les périodes de son évolution et dans toutes ses variétés, la grossesse ectopique doit être l'objet d'une opération aussi précoce que possible. Quant au manuel opératoire, celui qui a donné les plus beaux succès, récemment, est l'extirpation complète du sac par la laparotomie.

Mort de la femme enceinte.

Pendant la grossesse, la mort peut survenir d'une façon lente et graduelle à la suite de nombreuses affections locales ou générales dont nous avons parlé plus haut.

La mort peut aussi survenir subitement, à la suite d'accidents gravido-cardiaques à marche foudroyante, à la suite de ruptures viscérales ou vasculaires, d'une syncope prolongée, d'un accident par armes à feu ou autres, etc.

L'enfant peut survivre un temps indéterminé, mais assurément plus ou moins long suivant que la mère a succombé brusquement ou à la suite d'une longue maladie qui a épuisé ses forces et l'a réduite peu à peu à un état d'émaciation presque complet, etc.

Pendant combien de temps l'enfant peut-il survivre à sa mère? Sans ajouter absolument foi aux récits d'auteurs anciens qui signalent les survies de plusieurs heures, de vingt-quatre heures même (de Kergaradec), on trouve dans le livre de Tarnier et Budin la reproduction de faits absolument établis : l'un d'eux a été observé par M. Tarnier, lui-même : « Pendant la Commune, une nuit les fédérés tirèrent plusieurs coups de fusil dans la direction de la Maternité. En faisant sa ronde, une surveillante de cet hôpital trouva, morte dans son lit, une femme enceinte arrivée presque au terme de sa grossesse. Une balle avait fracturé la base du crâne et pénétré dans le cerveau. Dès que la surveillante eut fait sa triste découverte, l'alarme fut donnée et Tarnier, qui était à la Maternité, monta à la salle où se trouvait le cadavre et se disposa à pratiquer l'opération césarienne. Mais les fédérés, qui occupaient les maisons voisines, voyant des lumières s'agiter dans la salle de l'hôpital, dirigèrent leurs coups de fusil dans cette direction ; pour ne pas leur servir de point de mire, on fut obligé d'éteindre les lumières et d'emporter le cadavre dans un amphithéâtre où l'on était à l'abri des balles. L'opération césarienne fut alors pratiquée et Tarnier retira de l'utérus un enfant vivant qui, malheureusement, succomba quelques jours plus tard. Dans cette observation, combien de temps s'était-il écoulé entre la mort de la femme et l'opération? Peut-être trois quarts d'heure; peut-être plus d'une heure; il est impossible de préciser. Toujours est-il qu'il y eut au moins vingt minutes d'intervalle entre le le moment où la surveillante s'aperçut de la mort de cette femme et celui où on fit l'extraction du fœtus. »

Dans ces circonstances lorsque la femme vient de succomber et que l'enfant est supposé vivant, l'accoucheur doit intervenir promptement.

L'opération césarienne ou l'accouchement forcé par les voies naturelles constituent les deux moyens qui peuvent être employés. Le col est-il dilatable ou même déjà dilaté, chez une multipare, on doit compléter rapidement la dilatation et par forceps ou version extraire le fœtus.

S'agit-il au contraire d'une femme qui n'est pas en travail, d'une primipare dont la résistance du col à la dilatation doit présenter de difficultés et exiger un temps trop long, il faut sans hésiter pratiquer l'opération césarienne.

CHAPITRE II

Conduite à tenir pendant l'accouchement.

L'*accouchement* est l'expulsion de l'œuf des organes génitaux. Il comprend deux temps principaux : la sortie du fœtus ou l'*accouchement* proprement dit ; celle du placenta et des membranes, qui constitue la *délivrance*.

La conduite à tenir par l'accoucheur pendant le travail comporte des soins généraux nécessaires pour tous les accouchements, puis des soins spéciaux variables suivant les différentes présentations et positions du fœtus, variables enfin suivant que le travail est compliqué de difficultés qui peuvent être dangereuses soit pour la mère, soit pour l'enfant. Dans la première partie nous étudierons l'ensemble des moyens généraux que le médecin doit employer en obstétrique ; dans une seconde, nous exposerons la conduite suivant les différentes attitudes du ou des fœtus ; enfin, dans une troisième partie nous indiquerons la thérapeutique des accouchements rendus difficiles ou dangereux par cause maternelle ou fœtale.

§ 1ᵉʳ. — *Soins généraux.*

Soins à donner à la femme et à l'enfant pendant le travail de l'accouchement.

Les affections puerpérales résultant d'une infection autogénétique ou hétéro-génétique, l'accoucheur doit tout prévoir pour éviter la septicémie. De nos jours, l'antisepsie domine toute la thérapeutique et l'obstétrique a été complètement transformée dans ses résultats par l'emploi des moyens de désinfection. Tout doit être absolument aseptique, c'est-à-dire extrêmement propre, l'accoucheur, les aides, l'accouchée.

Lorsqu'il est appelé auprès d'une femme en travail, le médecin doit emporter sa trousse obstétricale qui contiendra : un stéthoscope, des ciseaux à lame mousse pour la section du cordon, une lancette pour saignée, une seringue de Pravaz, un tube laryngien, une sonde de gomme élastique avec son mandrin qui peut servir de perce-membranes, un forceps ; puis un certain nombre de médicaments, du laudanum, du chloroforme, de l'éther, une solution d'ergotine Yvon.

En arrivant dans la chambre de la malade, on doit d'abord s'enquérir des faits qui ont nécessité l'appel de l'accoucheur. Puis avant toute espèce d'examen, il est nécessaire de se laver les mains dans une solution antiseptique d'acide phénique, de bichlorure de mercure, etc. Il sera très sage de terminer par un lavage des mains et des ongles avec de l'alcool pur et une brosse un peu dure. Les ongles devront être courts et exempts de toute souillure. De plus, dans les familles où une garde instruite est adjointe à l'accoucheur, il faut exiger de cette personne les mêmes précautions. La garde doit mettre sur elle ses vêtements de travail, qui doivent être toujours d'une propreté irréprochable et autant que possible d'une étoffe de toile facile à laver. Des robes de laine, ou celles faites avec un tissu qui ne supporte pas de fréquents lavages doivent être absolument proscrites.

Le médecin doit aussi se conformer pour lui-même aux règles de l'antisepsie, et s'il n'a pas un habillement de toile, il doit au moins toujours porter des habits très propres, n'ayant pas été dans l'atmosphère d'une femme malade, d'un amphithéâtre, etc.

La femme devra, dès le début du travail, être placée dans une chambre vaste, bien aérée, d'une température moyenne de 15° à 18°; les personnes qui resteront dans cette chambre avec elle doivent être aussi peu nombreuses que possible. Dans les accouchements simples, l'accoucheur et la garde sont suffisants; une troisième personne se tient dans une pièce voisine pour préparer les linges chauds, l'eau chaude, différents objets qui pourront être demandés. Les vêtements de la parturiente doivent être assez larges pour ne gêner ni les mouvements ni la respiration; une robe de chambre avec ou sans jupon et des bas amples, sans jarretière constituent un habillement approprié. Dans la seconde période lorsque la femme restera sur son lit elle mettra une chemise blanche et une camisole plus ou moins chaude suivant la saison. Ces vêtements seront soigneusement relevés sous la région lombaire pour éviter les souillures des liquides de la parturition : de cette façon il suffira de les abaisser après l'accouchement, et on évitera ainsi pour l'accouchée des mouvements précoces exagérés qui font courir des dangers de toute sorte. Quand la chemise a été relevée, une nappe légère pliée en deux est étendue sur l'abdomen pour le protéger. A la fin de la période d'expulsion, il faut avoir bien soin pour éviter les refroidissements d'entourer le bassin, les cuisses et les jambes de morceaux de flanelle : dans ce but, le professeur Tarnier emploie à l'hôpital et dans sa clientèle deux fourreaux de flanelle ou de finette, ayant chacun la forme d'une jambe de pantalon à pieds, et qui recouvrent la femme jusqu'à la racine du membre.

Au début du travail, lorsque les douleurs sont faibles

et irrégulières, on peut laisser la femme manger à son gré en évitant autant que possible les aliments de digestion difficile. Dans une période plus avancée, la parturiente ne désire plus rien, ni aliment, ni boisson. Si une soif vive la tourmente quelquefois, on peut la calmer avec quelques gorgées d'un liquide rafraîchissant.

La femme doit-elle accoucher sur son lit ordinaire, où sur le lit *dit de misère ?* Le transport, après l'accouchement, d'un lit dans un autre, expose l'accouchée au refroidissement, et peut déterminer quelquefois une hémorrhagie ou une syncope. Aujourd'hui tous les accoucheurs préfèrent le lit ordinaire disposé de la façon suivante : Sur le sommier, on étend un ou deux matelas de crin ou de laine et un drap ; puis on fixe une première garniture composée d'une toile imperméable sur laquelle on place une alèse pliée en plusieurs doubles : c'est le lit permanent sur lequel la parturiente restera pendant les suites de couches. Par-dessus cette première garniture, on en fixe une seconde composée de la même façon ; on peut au lieu de caoutchouc, si l'on n'a pas une seconde toile imperméable sous la main, employer avec l'alèze du papier goudronné plié en deux, des journaux : c'est le lit temporaire, qui est immédiatement sous le siège de la femme et sera facilement enlevé quelque temps après la délivrance.

Les draps, couverture et couvre-pieds qui doivent servir à protéger la parturiente après la délivrance peuvent être préservés de toute souillure pendant l'accouchement, si l'on a soin de les replier plusieurs fois sur eux-mêmes et de les porter à l'extrémité du bord gauche du lit. Un autre drap et un autre couvre-pieds peuvent être employés pour servir de couverture temporaire pendant l'accouchement.

Il est aussi favorable de protéger la partie du plancher qui est au devant du lit avec une toile cirée et un drap plié en quatre.

La garde doit avoir dans un meuble disposé pour son usage des compartiments où elle aura préparé les différents objets qui pourront être utiles, de façon qu'il ne puisse y avoir de confusion pour les trouver au moment voulu : des draps, des serviettes, des essuie-mains, du vieux linge très propre, des paquets d'ouate antiseptique qui trouveront leur emploi pendant la délivrance. Dans un compartiment seront les vêtements de dessous de la malade, dans un autre la garde-robe du bébé.

Le berceau du bébé doit être préparé avec tous les articles nécessaires pour faire sa toilette : une petite baignoire, ou un bain de pied ordinaire, très propre, des serviettes douces, un corps gras, de la vaseline boriquée par exemple, des petites bandes de linge, du gros fil bien ciré et des ciseaux émoussés pour le pansement du cordon. Il sera bon que la garde prépare aussi une couverture de flanelle bien chaude pour recevoir l'enfant à sa naissance.

Sous le lit doivent être placés deux vases, l'un pour recevoir l'urine et l'autre pour le délivre. On devra avoir sous la main, près du lit, un bassin rempli d'une solution chaude de bichlorure de mercure au 1/4000 pour pouvoir, pendant l'accouchement, avec un petit tampon d'ouate humidifié, essuyer les organes externes de la génération en les débarrassant des déjections de toute sorte qui y séjournent. Il sera nécessaire de tenir tout prêts un appareil à injection et des solutions antiseptiques. La garde devra veiller à ce qu'il y ait constamment pour l'usage une abondante provision d'eau chaude et froide.

Le médecin devra lui-même rendre ses instruments

aseptiques en les flambant et les maintenant dans une très faible solution antiseptique.

Au début du travail l'accoucheur conseillera un ou plusieurs lavements pour vider l'intestin.

La vessie, comprimée de bonne heure ou à une époque tardive du travail par la tête fœtale qui s'engage à des époques variables suivant les cas, peut être gênée dans l'accomplissement de sa fonction. Il est nécessaire de faire le cathétérisme avec une sonde en verre rendue bien aseptique; dans certaines circonstances, on ne peut exécuter l'opération qu'avec une sonde en gomme flexible et assez longue pour ne pas être arrêtée par la tête fœtale, et se mouler sur les sinuosités du trajet à parcourir.

Selon la formule du professeur Pajot, l'accoucheur appelé doit résoudre les trois questions suivantes :

La femme est-elle *enceinte*, est-elle *à terme*, est-elle *en travail*? J'ajoute qu'il faut en même temps s'assurer que les facteurs de l'accouchement sont normaux et dans des rapports normaux (parois abdominales, utérus, œuf, canal pelvi-génital), et enfin qu'il n'existe pas d'é-tats morbides, portant une scrupuleuse attention du côté des appareils cardio-pulmonaire et urinaire.

La femme est-elle *enceinte* ? Le fait de la cessation des règles sera déjà une forte présomption chez une femme ordinairement bien menstruée ; mais la palpation du ventre, l'auscultation et le toucher combiné au palper permettront facilement de juger la situation.

Est-elle *à terme* ? On s'informera du dernier jour des dernières vraies règles, sans tenir compte de petits écoulements sanguins irréguliers qui se manifestent quelquefois; et en ajoutant à ce dernier jour, cinq à dix jours, et neuf mois, on obtient un renseignement approximativement exact pour établir l'époque du terme.

Est-elle *en travail* ? Cette question est très facile à

résoudre quand le travail est avancé, mais au début on peut rencontrer de véritables difficultés. Une femme à terme est quelquefois prise de douleurs abdominales qui n'ont pas leur siège dans l'utérus, mais bien dans l'estomac, l'intestin, le foie (les coliques hépatiques sont assez fréquentes). Il faudra éliminer les causes d'erreur de diagnostic. Les douleurs utérines même lorsqu'elles sont rythmiques ne suffisent pas à caractériser le travail, car elles peuvent n'être que l'exaltation des contractions habituellement indolores de la grossesse.

La dilatation de l'orifice n'est pas non plus nécessairement la caractéristique du travail : chez les multipares en effet (très exceptionnellement chez les primipares), l'orifice externe du col présente souvent une ouverture de la dimension d'une pièce de 1 franc et plus, dans lequel on introduit le doigt jusque sur les membranes, sans qu'il y ait de contraction de l'utérus.

Le travail existe réellement, si on trouve un certain degré de dilatation et en même temps des contractions utérines rythmiques, persistantes et non fugaces. Quelquefois cependant la contraction utérine cesse et la dilatation est complète : la femme est bien encore en travail. Dans d'autres cas, au contraire, les douleurs persistent, prennent même un caractère d'acuité excessive, mais il n'y a pas de dilatation : l'orifice est oblitéré, agglutiné, atteint de rigidité pathologique (cancer) : on doit quand même alors affirmer l'existence du travail.

Pour établir ce diagnostic on peut commettre un certain nombre d'erreurs à la première période ou à la seconde, c'est-à-dire pendant la dilatation et l'expulsion. La période de dilatation est caractérisée par la dilatation de l'orifice du col, les contractions utérines régulières, les glaires sanguinolentes et la poche des eaux. C'est une période qui dure en moyenne cinq ou six heures chez les multipares, douze heures chez les primipares, et peut aller jusqu'à trois, quatre cinq jours. C'est un temps d'agacement, de découragement chez la femme, de vomissements ; mais qui, sauf accidents, ne fait courir aucun danger, quelle que soit sa durée. La période d''expulsion est caractérisée par les efforts énergiques que fait la parturiente avec plaisir pour chasser le produit de conception ; sa durée est courte ; quand elle persiste pendant plusieurs heures, elle est dangereuse pour la mère et l'enfant.

Je dois spécialement signaler deux erreurs principales qu'il faut éviter avec soin lorsqu'on recherche l'orifice utérin pendant le travail.

a. Dans certains cas, l'orifice du col est absolument petit et passe inaperçu. Alors l'accoucheur peut rencontrar un petit repli du vagin, circulaire, et croire à une dilatation de 1, 2, 5 francs ; et même, surtout chez les primipares où la tête est presque sur le périnée et appuie fortement sur le segment inférieur aminci de l'utérus, croire à une dilatation complète.

b. D'autres fois l'orifice est dévié et méconnu : 1° dévié en arrière dans le cul-de-sac postérieur et en rapport avec les premières pièces du sacrum ; 2° dévié en avant et en rapport avec la partie supérieure du pubis (très rare).

Ces deux erreurs seraient graves : la première pourrait faire appliquer le forceps sur le segment inférieur de l'utérus ; la seconde, en faisant penser à une oblitération du col siégeant au centre de l'excavation en un point légèrement aminci, pourrait amener l'accoucheur à faire une incision sur le segment inférieur.

Pour éviter la première erreur (orifice petit), il faut, ce qui doit être une règle absolue dans tous les cas, toucher longuement et profondément. Si le doigt es dans l'orifice, il peut glisser aussi loin qu'on veut, entre l'utérus et les membranes ; dans le cas contraire, il est arrêté par le cul-de-sac vaginal.

Quant à la seconde erreur, elle sera évitée de la même façon par un examen méthodique et répété ; dans les cas très difficiles, on peut, en soumettant la malade à l'anesthésie chloroformique, pratiquer le toucher manuel pour s'éclairer complètement.

Pendant la période de dilatation, l'accoucheur n'est pas tenu de s'installer définitivement auprès de sa cliente, même après avoir constaté le début du travail.

Chez la primipare, la période de dilatation est souvent très longue : il faut en moyenne deux fois plus de temps pour que l'orifice utérin atteigne les dimensions d'une pièce de cinq francs que pour atteindre ensuite sa complète dilatation. Quand la dilatation est presque complète chez les multipares, et elle est ordinairement plus rapide que chez les primipares, elle s'achève très promptement et l'expulsion se produit presque immédiatement. Il sera donc sage, dans tous les cas, de ne pas quitter la parturiente dès que la dilatation dépassera la largeur d'une pièce de cinq francs. Jusque-là d'ailleurs, si le médecin s'absente, il donnera ses instructions à la garde qui devra les exécuter. C'est ainsi que la cliente pourra rester couchée dans le décubitus horizontal ou marcher à son gré, dans les cas normaux, jusqu'à ce que la dilatation soit complète et que l'on doive agir sur l'enveloppe de l'œuf : il est des cas exceptionnels où, dès le début, la femme doit rester couchée, par exemple lorsqu'il y a rupture prématurée des membranes, hémorrhagies, procidence, mauvaise présentation, obliquité utérine, prolapsus utérin, etc.

Pendant cette période, la garde aura besoin d'encourager la malade ; par une contenance calme et souriante, et avec du tact, elle obtiendra le résultat désiré. Les douleurs lombaires si pénibles qu'éprouvent certaines femmes seront peut-être soulagées par des frictions ou le soulèvement de la région douloureuse à l'aide d'une serviette tendue aux deux extrémités.

Les crampes dans les membres inférieurs qui accompagnent si souvent ce premier temps du travail sont soulagées par l'extension complète du membre et par une étreinte énergique.

Le toucher doit être peu fréquent et il faut défendre toute espèce de manœuvre pour dilater l'orifice utérin. Il est pourtant des cas où l'accoucheur peut intervenir lui-même favorablement, c'est lorsque l'orifice utérin est très dévié en avant ou en arrière et ne reçoit pas directement la pression de la tête fœtale pendant la contraction. Il introduit, dans l'intervalle de deux douleurs, l'index en crochet dans l'orifice et attire la lèvre vers le centre de l'aire du bassin (en avant ou en arrière suivant que le col est en arrière ou en avant) jusqu'à ce qu'une douleur survienne. Le doigt cesse alors toute traction jusqu'à ce que la contraction cesse, pour recommencer dans l'intervalle des douleurs et ainsi de suite. Lorsque pendant deux ou trois contractions consécutives l'orifice paraît conserver sa position presque centrale, on peut considérer que la déviation est définitivement vaincue.

Rupture des membranes. — Lorsque la dilatation est complète ou à peu près, les membranes doivent être rompues, si elles ne le sont déjà. Cette rupture en effet se produit à des moments différents :

1° *Rupture normale :* quand la dilatation est complète, les deux membranes se rompent simultanément, laissant une ouverture de forme variable, représentée avec grand luxe de figures dans certains auteurs classiques, et qui pourrait faire croire à tort que cette forme elle-même a quelque importance.

2° *Rupture prématurée* due : à la minceur des membranes ou à leur défaut de résistance, à l'insertion vicieuse du placenta (Pinard), etc.

3° *Rupture tardive* : On peut voir dans ce cas l'œuf expulsé en entier avec les membranes fermées et le placenta ; on a même rencontré deux œufs de grossesse gémellaire : cela s'observe plutôt dans un accouchement prématuré. Quelquefois la tête fœtale naît coiffée d'un capuchon membraneux. Si pareille chose n'avait pas été prévenue, l'accoucheur devrait rompre immédiatement l'œuf expulsé pour ne pas laisser le fœtus succomber à l'asphyxie.

Il est très important que le médecin ne fasse pas d'erreur dans la constatation de la rupture de la poche des eaux.

Les renseignements fournis par les femmes qui affirment avoir été mouillées abondamment doivent subir un rigoureux contrôle : les liquides qui l'ont salie peuvent être des glaires onctueuses, filantes, avec une odeur analogue à celle du liquide amniotique ; ou bien de l'urine : alors le caractère de viscosité n'existe pas, et une odeur caractéristique trahit la cause de l'humidité ; dans d'autres circonstances, ce sont des écoulements vaginaux leucorrhéiques : ils sont de consistance moins visqueuse, de couleur jaunâtre, et en même temps le doigt perçoit dans le vagin une agglomération de points granuleux qui donnent la sensation d'une râpe.

Par le toucher, l'accoucheur est exposé à commettre certaines erreurs d'appréciation s'il n'est pas très attentif pendant son examen. Dans les cas ordinaires, le doigt perçoit une poche molle, dépressible dans l'intervalle des douleurs, dure, tendue pendant la contraction.

Il peut se rencontrer une poche plate, c'est-à-dire une poche dans laquelle il n'y a presque pas de liquide interposé entre les membranes et la tête : dans ces cas le caractère de mollesse et de tension de la poche en l'absence ou pendant la contraction n'existe plus : le diagnostic est alors souvent difficile. Il faut toucher profondément en parcourant lentement toutes les parties accessibles. Si pendant une contraction on constate sur les côtés et en arrière du col, vers les symphyses sacro-iliaques, une masse liquide très faible qui vient s'interposer entre le doigt et la tête, masse qui disparaît dans l'intervalle des douleurs, on pourra presque affirmer l'intégrité de la poche des eaux. De plus, à un toucher délicat, on reconnaît sur la tête fœtale de petites inégalités, des cheveux, qui ne donnent pas la même sensation que la surface lisse du chorion. Enfin, s'il y a rupture on peut sentir sur le cuir chevelu des plis au moment de la contraction, plis qui n'existent jamais sur les membranes intactes. Dans le cas d'hydrocéphalie toutefois, la poche étant rompue, les larges sutures forment une membrane tendue très lisse, et ce n'est souvent qu'après plusieurs explorations attentives que le doigt exercé de l'accoucheur peut reconnaître les bords osseux.

On ne confondra pas la bosse séro-sanguine avec la poche des eaux : en général, en effet, les contractions utérines ne la font changer ni de volume, ni de consistance ; elle ne fuit pas bien sous le doigt qui la comprime. Dans les cas douteux, il vaut mieux attendre la descente de la tête jusqu'à la vulve que de s'exposer à ouvrir une bosse sanguine ou le cuir chevelu avec le bistouri.

Lorsque la dilatation est complète, si la poche des eaux reste intacte et ne se rompt pas spontanément, il faut intervenir. L'accoucheur devra bien d'abord par un toucher profondément investigateur examiner ses caractères : est-elle mince ou rugueuse ? trouve-t-on sur son étendue une saillie linéaire animée ou non de pulsation ? Si la poche paraît normale, il faut la rompre pendant une contraction utérine, avec le doigt qui constitue une tige rigide sur laquelle elle vient se briser ; plus rarement on peut avoir recours à des instruments spéciaux dits perce-membranes auxquels le doigt sert de conducteur.

Dans certaines circonstances, il peut être favorable d'intervenir avant la dilatation complète : 1° lorsqu'il y a hydropisie de l'amnios, un fœtus très mobile et le sommet en rapport avec l'aire du détroit supérieur. Le doigt enfoncé profondément dans le vagin est suivi de la main qui ferme la vulve pour empêcher l'écoulement torrentiel du liquide et éviter les procidences ; 2° lorsque la dilatation se fait très lentement, les membranes étant très épaisses, la poche étant constamment tendue dans l'intervalle et pendant les contractions : dans ces cas tout à fait exceptionnels, l'utérus est comme tétanisé, et sa déplétion prématurée peut ramener des contractions régulières en intensité, durée, fréquence. Lorsque les membranes sont rompues, il faut examiner les caractères du liquide amniotique, et redoubler d'attention si, au lieu d'être incolore avec des flocons blanchâtres en suspension, il est coloré en jaune verdâtre par le méconium dilué, etc.

Après la rupture de la poche des eaux, le travail paraît s'arrêter un peu pendant un quart d'heure, une demi-heure même, et l'orifice revient un peu sur lui-même : mais bientôt les contractions utérines apparaissent de nouveau avec des caractères particuliers : c'est *la période d'expulsion* qui commence.

La garde doit redoubler de vigilance pour assurer une antisepsie complète : elle devra changer fréquemment les serviettes, les essuie-mains, etc., dont on se sert autour de la parturiente : il faudra aussi renouveler les liquides antiseptiques soit pour les lavages extérieurs, soit pour l'entretien de l'irréprochable propreté des mains.

Pendant cette période, l'accoucheur pratiquera le toucher plus que dans la période de dilatation, mais avec beaucoup de douceur pour éviter toute lésion fœtale, particulièrement les excoriations qui se produisent si facilement sur les bosses séro-sanguines. Le cœur fœtal devra aussi être ausculté de temps en temps, surtout si le liquide amniotique est teinté et si quelque trouble circulatoire s'est manifesté.

A ce moment, la garde placera sous le siège de la parturiente deux ou trois draps pliés superposés pour permettre une plus complète surveillance des parties molles et éviter que la tête de l'enfant à sa sortie ne baigne dans les liquides qui s'échappent des voies génitales.

Dans certains pays, en Angleterre, en Amérique, et en Allemagne, les femmes se couchent sur le côté gauche, les genoux étant maintenus écartés par un coussin; mais ce procédé est défectueux parce qu'on retient moins bien la tête de l'enfant au moment du dégagement.

En France, la femme est maintenue dans le décubitus dorsal. Lorsque la tête fœtale est profondément descendue dans l'excavation et qu'elle a atteint le périnée, il faut maintenir les cuisses de la parturiente demi-fléchies et les genoux légèrement écartés l'un de l'autre. Cette situation peut n'être pas continuée, si elle fatigue trop, dans l'intervalle des douleurs. A ce moment, il faut con-

seiller les efforts au moment de la contraction utérine
en expliquant bien leur mécanisme et se bien garder avec
le doigt graissé ou non de faire de petites dilatations de
la vulve, pour faciliter le dégagement : ce *petit travail*,
très en honneur auprès de certaines matrones, outre
qu'il ne produit pas l'effet attendu, est dangereux parce
qu'il facilite les déchirures et les eschares.

Déchirure du périnée. — Le rôle de l'accoucheur
doit être d'éviter la déchirure du périnée qui constitue
toujours un inconvénient sérieux lorsqu'elle est petite,
une infirmité dégoûtante dans les ruptures complètes :
Autrefois cependant on n'y attachait pas d'importance :
« Vous sauterez mieux les ruisseaux, » disait certaine
sage-femme célèbre à une cliente qui se plaignait amère-
ment de semblable accident.

Aujourd'hui tous les accoucheurs sont d'accord sur
l'importance de l'intégrité du plancher périnéal, et tous
cherchent à obtenir ce résultat, parce qu'ils n'ignorent pas
l'influence des déchirures, outre les accidents immédiats
(porte ouverte à la septicémie), sur la production ulté-
rieure des cystocèles, rectocèles, prolapsus utérins et
vaginaux quand le releveur de l'anus a été déchiré.

Au moment de l'accouchement, toutes les parties
molles qui séparent la symphyse pubienne du coccyx se
distendent et s'entr'ouvrent. Le vagin, qui a la forme d'un
entonnoir à petit goulot inférieur, se dilate facilement
en haut surtout chez les primipares où il est de règle,
à partir du septième mois, de voir le sommet dans l'excavation. La partie inférieure qui se confond avec l'hymen se dilate sous la pression de la tête, et peut éclater
facilement. Aussi, au point de vue obstétrical, peut-on
décrire deux sortes de vagin : un vagin court et large
qui est favorable à l'expulsion ; un vagin long et étroit
qui expose aux lenteurs du travail et aux déchirures.

Quant au périnée proprement dit, c'est une sangle musculo-membraneuse qui ferme en bas le bassin et agit, au point de vue du mécanisme de l'accouchement, comme une porte à deux battants : le battant postérieur favorise la déflexion de la tête fœtale et fuit en arrière pour éviter le traumatisme.

Pendant l'accouchement, la tête appuie sur l'anus et descend bien au-dessous du plan de la vulve ; le coccyx est rétropulsé de manière à être sur le prolongement du sacrum ou même plus en arrière, augmentant ainsi le diamètre coccy-pubien de 1 à 3 centimètres. Pendant ce temps-là, le périnée modifie sa forme : la vulve est projetée en avant et en haut et sa partie postérieure est unie au coccyx par une ligne convexe au centre de laquelle se trouve l'anus dilaté, largement ouvert, laissant voir sa surface muqueuse.

Le périnée bombe, s'allonge et s'amincit : la déchirure est imminente. La vulve s'entr'ouvre à chaque contraction, puis se ferme après la douleur, la tête franchissant peu à peu l'espace rétréci mais se montrant d'abord pour fuir ensuite quand l'utérus est au repos : c'est un peu comme le flux et le reflux de la marée montante et descendante (Tarnier). Bientôt la tête est au couronnement inférieur, elle est enclavée au niveau de son diamètre bi-pariétal, elle ne remonte pas dans l'intervalle des contractions et le périnée est tendu d'une façon permanente. C'est alors que cette sangle court les plus grands risques. Ces dangers d'ailleurs varient suivant la présentation et le volume de la tête fœtale (postérieures du sommet, face, procidence, tête trop ossifiée favorisent les déchirures), suivant la qualité de l'étoffe du plancher du bassin (l'infiltration, l'œdème, la syphilis sont des causes de rupture), suivant la forme (Boissard) (périnée profond, vulve très en avant). Enfin, on conçoit

6

aisément l'influence sur cet accident de la direction suivie par la partie fœtale dans sa sortie, et aussi de la rapidité plus ou moins grande avec laquelle l'obstacle est franchi. C'est dire que l'intervention de l'accoucheur joue un très grand rôle, bien qu'il y ait des déchirures inévitables.

La déchirure peut commencer par la muqueuse (plus fréquent), ou par la peau ; ou bien la peau peut rester seule intacte (très rare). Dans tous les cas, ce sont les aponévroses qui cèdent les premières : tant qu'elles résistent, les muscles fonctionnent.

L'accoucheur, quand l'expulsion est sur le point de se terminer, voit souvent sourdre de la vulve un sang rouge plus ou moins abondant qui annonce que la muqueuse vaginale cède, que l'anneau constricteur se fendille; en même temps la main appliquée sur le périnée perçoit assez souvent quelques craquements bien nets. C'est alors qu'il faut intervenir : les procédés diffèrent.

Sans parler de la dilatation artificielle remise en honneur par Dumas, et qui consiste à placer au-devant de la région qui se dégage les trois premiers doigts de la main droite pour faire une sorte de cône præfœtal destiné à préparer la voie, le but poursuivi par les accoucheurs est le soutien périnéo-vulvaire. A cet effet, on fera prendre à la femme une attitude particulière.

En France, la parturiente est maintenue dans le décubitus dorsal, le siège relevé au moyen d'une ou deux paires de draps placés sous la région sacrée, les cuisses à demi fléchies et les genoux légèrement écartés. En Angleterre, où la position latérale est en honneur, la femme couchée sur le côté gauche est placée de telle sorte que le siège corresponde exactement au bord du lit, les cuisses fléchies faisant presque un angle droit avec le tronc; la cuisse supérieure plus fléchie est séparée de l'inférieure par un coussin.

Le Dr Loviot, dans l'article *Accouchement* de la grande Encyclopédie, s'exprime ainsi sur ce point de conduite des accoucheurs.

« Les uns agissent uniquement sur la tête fœtale pour s'opposer à sa brusque expulsion, l'éloigner du périnée, et favoriser son mouvement de déflexion dans la direction de l'axe vulvaire ; les autres sur la tête fœtale et le périnée ; quelques-uns même presque exclusivement sur ce dernier. Mais comment ? Faut-il simplement soutenir le périnée, faut-il le faire glisser en avant du côté de la symphyse ou en arrière du côté de l'anus ? Le soutien pur et simple du périnée consiste à appliquer verticalement sur lui, comme le conseillait Nægelé, la paume de la main, les doigts étendus vers l'anus, ou plus ordinairement transversalement, à plat, le bord radial dirigé vers la fourchette, le pouce relevé dans le pli génito-crural droit et les doigts du côté opposé, de façon à embrasser complètement la saillie de la tête recouverte par le périnée, et à exercer, pendant la contraction, une pression d'abord légère, puis plus forte quand la tête va franchir la vulve dans le but de s'opposer à sa sortie brusque; d'augmenter la résistance du périnée en le doublant de la main, pour qu'il ne soit pas seul à supporter la pression de la tête ; de maintenir la courbure du périnée dans la continuation de celle du sacrum et du coccyx. Mais le soutien du périnée ainsi pratiqué ne manque que trop souvent son triple but : la tête peut s'échapper subitement au-dessus de la main et être en quelque sorte énucléée comme un noyau de cerise ; — le périnée peut éclater sur la main qui le double, et enfin la pression que la main exerce sur le périnée de bas en haut contrarie le retrait de celui-ci, par conséquent s'op-

 GUIDE D'ACCOUCHEMENT.

pose à l'accomplissement du mécanisme normal et favorise la déchirure, en empêchant le périnée de se soustraire à la pression de plus en plus énergique qu'exerce sur lui la tête fœtale. »

Tarnier et Chantreuil, pour prévenir la déchirure du périnée, signalent quatre indications à remplir : l'empêchement de la sortie brusque de la tête, la direction de la partie fœtale expulsée suivant l'axe de l'orifice vulvaire, la manœuvre pour favoriser l'extension de la tête et enfin le soutien du périnée. Pour obtenir ce résultat, « nous passons la main gauche par dessus la racine de la cuisse droite de la femme et nous l'appliquons sur toute la portion de la tête accessible à la vue, de manière à la coiffer exactement et de telle sorte que l'extrémité des doigts vienne toucher la commissure antérieure du périnée. Cette main doit ralentir la progression de la tête et favoriser son mouvement d'extension, quand le front commence à se dégager.

«Nous obtenons ce double résultat en appuyant d'abord sur la tête avec la paume de la main, jusqu'à ce que le front apparaisse, et, à partir de ce moment, en pressant surtout avec l'extrémité des doigts sur les parties fœtales qui se dégagent, ce qui soulage la fourchette et force la tête à se relever vers le pubis en exécutant son mouvement d'extension.

« En même temps, la main droite, après avoir passé sous la cuisse, est placée transversalement à plat sur le pont de parties molles qui s'étend de la vulve à l'anus, son bord radial dirigé vers la fourchette, le pouce relevé dans le pli génito-crural droit et les doigts dirigés du côté opposé. De cette façon, la paume de la main embrasse complètement la saillie que forme la tête recouverte par le périnée ; un linge fin peut être interposé entre l'anus et la main qu'il protège du contact des matières fécales. On exerce pendant la contraction une pression, modérée d'abord et que l'on augmente au moment où la tête va franchir la vulve. On cesse toute pression quand la contraction n'existe plus, en se tenant prêt à recommencer dès qu'une nouvelle douleur se manifestera. Le périnée ainsi doublé de la main forme un plan résistant qui continue pour ainsi dire le plan courbe formé par la partie inférieure du sacrum et le coccyx ; de cette façon il n'est pas seul à supporter la pression de la tête, et par conséquent les chances de rupture sont moins grandes. » (Tarnier et Chantreuil.)

En somme l'accoucheur doit à tout instant de la période finale du dégagement rester maître de la tête ; il doit conseiller à la parturiente de pousser le moins possible, et faire lui-même tous ses efforts pour que la partie fœtale ne se dégage pas au moment d'une contraction. De la sorte il aura beaucoup de chances pour éviter les déchirures sérieuses. Cette utilité du dégagement sous le simple effort des mains de l'accoucheur s'explique bien d'ailleurs par les résultats obtenus dans les opérations (forceps, céphalotribe, etc.) : on sait en effet que les accoucheurs absolument maîtres avec leurs instruments du dégagement à volonté évitent presque toujours les ruptures : lorsqu'elles existent, ne sont-elles pas dues le plus souvent à une trop grande hâte dans l'opération ?

La tête dégagée, l'accoucheur devra la soutenir, puis glisser un doigt dans le sillon du cou, pour rechercher s'il n'y a pas de circulaires du cordon. « Un circulaire reconnu, l'accoucheur glissera son doigt entre ce circulaire et le cou du fœtus, il accrochera ainsi le cordon et l'entraînera en le faisant glisser d'arrière en avant, au-dessus, puis au-dessous de la tête du fœtus ; il faudrait bien se garder, les épaules ne sortant pas, d'exercer des tractions qui, resserrant le circulaire, pourraient asphyxier l'enfant, décoller le placenta, inverser l'utérus ou déterminer une rupture du cordon lui-même; il faudrait alors couper le cordon sur place après l'avoir écarté du cou avec le doigt en prenant bien soin de n'intéresser dans sa section ni les parties fœtales, ni les parties maternelles. On peut faire cette section sans autres précautions que celle d'exercer immédiatement des tractions méthodiques pour extraire le fœtus. Comme l'extraction de l'enfant peut être retardée, on pourrait faire deux ligatures ou placer deux petites pinces à forcipressure, entre lesquelles ou sectionnerait le cordon. Quand on a déroulé un circulaire, il faut s'assurer qu'il n'y en a pas un deuxième, et après qu'il n'y en a pas encore d'autres. » (Loviot.)

Pour le passage des épaules, l'accoucheur devra aussi être très attentif, car un périnée qui a résisté à la sortie de la tête peut être rompu par le dégagement du tronc. A cet effet, on entrecroise les doigts autour du cou du fœtus, saisi dans l'un de leurs intervalles, sans comprimer le cou, en prenant un point d'appui sur la base du crâne, la paume d'une main en rapport avec le menton et l'autre avec l'occiput. Lorsque la rotation est faite il faut abaisser fortement la tête, en même temps que la femme pousse légèrement, jusqu'à ce que l'épaule antérieure se dégage un peu sous la symphyse; alors seulement il faut relever très doucement jusqu'à ce que l'épaule postérieure arrive à la commissure, et terminer le dégagement en opérant très lentement et dirigeant chaque mouvement sans rien abandonner au hasard d'une contraction plus ou moins énergique. Si, en effet, une déchirure même très minime s'est produite au moment du dégagement de la tête, elle pourra se transformer en rupture complète au moment du passage des épaules.

Dans certains cas, malgré des tractions convenables, les épaules restent dans l'excavation et ne se dégagent pas; il faut alors introduire deux doigts ou la main pour agir directement. Il ne faut jamais oublier que l'on doit toujours, à ce niveau, dégager d'abord l'épaule antérieure.

Les médecins anglais prétendent qu'on soutient moins efficacement le périnée lorsque la femme est dans le décubitus dorsal que lorsqu'elle est placée dans le décubitus latéral. Leur procédé permet de mieux voir le périnée, et les jambes peu écartées l'une de l'autre tendent moins le plancher du bassin. Au moment du dégagement, la main droite empaume le périnée ; l'autre contournant la cuisse droite ou supérieure vient s'appliquer sur la tête.

Quelques accoucheurs emploient des procédés différents. C'est ainsi que Playfair veut qu'on supprime l'expression « soutenir le périnée » pour la remplacer par « relâcher le périnée » et formule les préceptes suivants :

« Si, lorsque la tête distend énormément le périnée, le pouce et l'index de la main droite sont allongés sur ses bords, on peut le repousser doucement en avant par dessus la tête pendant l'acmé de la douleur, tandis que les extrémités des doigts s'appuieront en même temps sur le vertex qui s'avance, et en retarderont la marche, au besoin. »

Le D. Goodell a cherché à remplir la même indication par un autre procédé, mais toujours ayant pour but de relâcher le périnée. Un ou deux doigts de la main gauche sont introduits dans le rectum, afin de remonter le périnée et de le tirer en avant, au-dessus de la tête, vers le pubis, tandis qu'avec le pouce appliqué sur la tête on repousse la partie fœtale en haut, sous l'arcade pubienne, et on modère au besoin les progrès de son dégagement.

Ritgen, Olshausen et Ahlfeld conseillent d'introduire l'index et le médius dans l'anus jusqu'à la reconnaissance de la bouche et du menton du fœtus à travers la paroi recto-vaginale; au moment des contractions, ils poussent la tête en haut et en avant sous la symphyse pour faciliter son extension.

Ces derniers procédés, à part celui de Playfair qui est inoffensif, doivent être proscrits, parce qu'ils sont pénibles pour la femme, et ne donnent que des résultats inférieurs à ceux obtenus par le premier que j'ai signalé. Beaucoup d'autres modifications de détails ont été apportées, et souvent sous la recommandation de noms étrangers plus ou moins connus; mais je ne veux pas même les rappeler, parce qu'elles ne contiennent pas une idée originale et sont absolument inutiles.

Le corset périnéal de Chassagny est une nouveauté à ficelle complètement sans valeur.

Dans certains cas, malgré toutes les plus grandes précautions, le volume de la tête fœtale est considérable, sa position est défavorable, le périnée lui-même est constitué par une étoffe défectueuse, et la tension est si grande que la déchirure est imminente. Pour éviter les déchirures étendues et surtout celles qui atteignent le rectum, on a conseillé de faire des incisions vulvaires, de manière à agrandir la porte de sortie du fœtus. Ritgen a préconisé une série d'incisions rayonnantes, Eichelberg une ou deux grandes incisions latéro-inférieures (blesse souvent le conduit des glandes de Bartholin), Michaëlis une incision médiane. Cette opération désignée sous le nom d'*épisiotomie* se fait à l'aide de ciseaux ou d'un bistouri boutonné.

Les incisions latérales n'empêchent pas toujours le périnée d'être déchiré; de plus elles laissent après elles une cicatrice douloureuse et disgracieuse parce que le poids de la partie inférieure de la région sectionnée fait bâiller la petite plaie et les lèvres se cicatrisent sans se réunir. Aussi, Tarnier et Chantreuil préfèrent l'incision médiane dirigée obliquement sur l'un ou les deux côtés, en dehors de l'anus, incision en L ou en Y renversé.

On suppose qu'une plaie par incision est préférable à une plaie par déchirure. On dit qu'avec l'épisiotomie, la cicatrisation est plus facile ; mais ce fait n'est pas prouvé. D'ailleurs le désir d'éviter l'extension à l'anus ne saurait excuser l'intervention, car à moins de maladresse, dans les conditions normales, on est certain d'empêcher les déchirures de l'anus et du rectum. J'ajoute que ces incisions constituent après l'accouchement des portes ouvertes à l'infection et on les voit quelquefois se couvrir d'eschares.

Le professeur Tarnier jeune conseillait assez volontiers ce mode d'intervention ; aujourd'hui il en est excessivement sobre ; pour mon compte je n'y ai jamais recours : je le trouve inutile et dangereux.

Lorsque des déchirures ont été produites pendant l'accouchement, il faut immédiatement les examiner avec soin et les traiter comme il convient. De ces plaies, les unes intéressent les régions latéro-supérieures de la vulve et sont marginales ou centrales, intéressant à des degrés divers l'orifice vulvo-vaginal et les petites lèvres ; je ne m'en occuperai pas particulièrement et je conseillerai de se borner à des soins antiseptiques méticuleux. Les autres intéressent la partie inférieure ou postérieure de la vulve, c'est-à-dire constituent les véritables déchirures du périnée. Elles sont *marginales*, c'est-à-dire partent de l'orifice de la vulve pour s'enfoncer plus ou moins loin dans la masse périnéale ; ou *centrales* (très rares), constituées par une boutonnière périnéale, la circonférence vulvaire restant intacte (ces dernières sont primitives, ou secondaires, c'est-à-dire consécutives à la chute d'une eschare). Les déchirures marginales présentent trois degrés.

Dans un premier degré la commissure naviculaire postérieure est seule atteinte; la fosse naviculaire est plus ou moins entamée : cette plaie est pour ainsi dire constante chez les primipares.

Dans le second degré, la plaie s'étend plus ou moins vers l'anus sans atteindre le sphincter.

Dans le troisième degré, l'anus et parfois même le rectum sont ouverts et communiquent avec le vagin. Le cloaque de la vie intra-utérine est reconstitué.

Si les déchirures des premiers degrés ont peu d'importance au point de vue de la statique utérine, il n'en est pas de même des plaies profondes : sans parler de l'infirmité dégoûtante constituée par la communication du rectum et du vagin, la seule disparition du corps périnéal dans sa plus grande partie, et surtout la déchirure du releveur de l'anus, exposent la femme à des prolapsus variés rectaux, vésicaux, utérins : c'est dire que l'accoucheur après avoir reconnu l'étendue de la déchirure doit intervenir immédiatement.

Lorsque les plaies ont peu de dimensions et ne dépassent pas la moitié de l'étendue de la vulve à l'anus, elles se cicatrisent le plus souvent par première intention : il suffit pour cela de maintenir les membres inférieurs liés au niveau des genoux pendant quatre ou cinq jours, en ayant soin, pendant les toilettes et les injections, de ne pas tirailler maladroitement les bords de la plaie.

Ce procédé est quelquefois complété par l'addition de serres-fines, petites pinces à mors aigus qui sont laissées en place de 24 à 36 heures.

Pour que ces pinces soient favorables, il est nécessaire que les plaies soient exactement adossées ; il faut que la peau renversée d'un côté ou de l'autre ne soit pas rapprochée de la plaie de l'autre côté : dans ce cas, on aurait tous les petits ennuis des tiraillements douloureux sans les avantages d'une bonne coaptation et d'une cicatrisation facile.

Lorsque la déchirure périnéale est assez étendue, et surtout lorsqu'elle a intéressé le sphincter et plus ou moins l'anus et le rectum, la périnéorrhaphie est indispensable, et doit être faite immédiatement après la délivrance, avec le catgut, la soie, les fils d'argent, ou mieux les crins de Florence rendus aseptiques. Lorsque la rupture du périnée est consécutive à une expulsion longue et laborieuse, les tissus sont contusionnés, infiltrés et la mortification partielle est à redouter : même dans ce cas, il est encore préférable de faire la suture, car elle peut réussir sinon complètement du moins partiellement, et permettre d'attendre la fin de la période puerpérale pour tenter alors une cure radicale. Si la déchirure est simple, il suffit de passer une série de sutures transversalement superposées à 1 centimètre les unes des autres, et pénétrant ou sortant à un centimètre du bord de la plaie.

Quand la déchirure est compliquée et atteint la cloison recto-vaginale, on applique des sutures perdues au catgut sur la cloison, et les sutures postérieures, voisines de l'anus, sont dirigées obliquement d'avant en arrière, pénètrent dans la cloison, ayant soin de ne pas atteindre le canal ano-rectal. Quand on rapproche les fils et que la ligature est faite, le pont musculaire est constitué et l'anus disparaît en arrière, protégé par la masse périnéale.

On termine, en ajoutant une ou deux sutures profondes partant à trois centimètres du bord déchiré, allant rejoindre la cloison recto-vaginale et maintenant les tissus accolés en masse.

Les précautions antiseptiques doivent précéder, accompagner et suivre cette opération. Il sera bon de faire seulement une ou deux toilettes vulvaires et une seule injection vaginale par jour : la garde devra éviter d'appuyer la canule de l'injection sur la fourchette restaurée et bien s'assurer que le liquide de l'injection s'écoule facilement : j'ai vu la négligence sur ce point déterminer de petits accidents; je signale spécialement l'accumulation du liquide qui presse fortement sur la cloison nouvelle et peut tirailler les fils.

Autrefois (et encore aujourd'hui bon nombre de chirurgiens suivent la méthode ancienne), on constipait intentionnellement les opérées et on ne permettait les garde-robes qu'après six, huit, dix jours. On ménage momentanément la plaie; mais au moment de la défécation, les matières abondantes et dures constituent un véritable danger et leur passage s'accompagne trop souvent de l'écartement partiel ou total de la déchirure. Mieux vaut, dans ces périnéorrhaphies immédiates, comme dans les anciennes, faciliter les garde-robes et les rendre claires dès le premier jour, en ayant soin, autant que possible, de les désinfecter : à cet effet, on fait prendre à l'accouchée trois fois par jour, avant le repas, un cachet contenant : 60 centigrammes de magnésie et 15 centigrammes de naphtol.

Un dernier point de la technique opératoire que je tiens à signaler est relatif à l'enlèvement des fils de sutures. Les auteurs conseillent de retirer les fils de bonne heure, vers le huitième jour en moyenne. A moins de phénomènes d'irritation des tissus, qui ne se manifesteront jamais avec l'antisepsie complète, il vaut mieux retirer les fils le plus tard possible, du quinzième au vingtième jour par exemple : il ne peut résulter aucun inconvénient de leur séjour prolongé, et tant qu'ils subsistent, ils fortifient la résistance périnéale.

Dans les cas très rares où les déchirures du périnée sont centrales il faut aussi appliquer des sutures immédiates : un ou deux fils suffisent généralement pour assurer une restauration complète.

Si la réunion des bords déchirés n'est pas obtenue par l'intervention rapide, il serait imprudent de tenter une nouvelle opération dix jours ou même trente jours après l'accouchement, comme l'ont conseillé quelques chirurgiens : il est nécessaire d'attendre trois ou quatre mois que l'appareil génital soit revenu complètement à son état normal : une opération plus hâtive risquerait de produire un nouvel insuccès et pourrait faire courir à la malade un danger plus ou moins sérieux.

Lorsque le fœtus a été expulsé, l'accoucheur doit se préparer à faire la ligature du cordon et la délivrance.

Ligature et section du cordon ombilical. — Est-il urgent de pratiquer la ligature du cordon? Les animaux, les chats par exemple, mâchent les cordons de leurs petits et il n'y a pas d'hémorrhagie ; certains d'entre eux piétinent le cordon après la mise-bas. Dubois et Depaul ont fait des expériences sur ce point ; un grand nombre de fois ils ont sectionné le cordon sans le lier ; deux ou trois petits jets de sang se manifestent, mais ils n'ont jamais vu survenir d'hémorrhagie. La condition indispensable pour qu'il ne se produise pas d'hémorrhagie ombilicale quand on coupe le cordon sans le lier, c'est que la respiration du nouveau-né soit bien établie : la respiration fait refluer le sang vers les poumons et il n'y a pas d'écoulement par la veine ombilicale. De plus, il ne peut facilement jaillir par les artères ombilicales sectionnées, car leurs parois rétractées constituent un cordon rigide de 2 millimètres, en moyenne, de diamètre extérieur : la force de cette rétraction est très considérable et de beaucoup supérieure à la tension du sang (Ribemont).

Toutefois cette hémostase n'existe pas toujours, et toutes les causes qui entravent la respiration de l'enfant peuvent produire une hémorrhagie plus ou moins considérable : ainsi un maillot trop serré, l'obstruction momentanée des voies aériennes par des mucosités dans la trachée ou les bronches, la faiblesse congénitale, etc. On compte beaucoup d'enfants qui sont morts d'hémorrhagie, parce que la ligature avait été mal faite : P. Dubois par exemple, trois heures après l'accouchement, constata chez une de ses clientes la mort d'un enfant qui était né bien vivant : un vaste caillot dont l'origine était au cordon couvrait tout l'abdomen. Il suit que, dans la pratique, la ligature est d'une absolue nécessité.

A quel moment faut-il lier le cordon? Parmi les accoucheurs, les uns (Capuron, Cazeaux, Joulin) conseillent de lier et de couper le cordon immédiatement après la naissance ; d'autres avec Stoltz recommandent la section seulement quand l'enfant a bien crié ; d'autres enfin conseillent d'attendre la cessation complète des battements vasculaires de la tige funiculaire. Il y a bientôt quinze ans, un grand tournois scientifique eut lieu sur ce sujet, et des mémoires importants dus aux plumes autorisées de Budin et de Ribemont alors unis dans leurs revendications contre Porak dans ses considérations sur l'ictère des nouveau-nés, parurent établir l'utilité de lier très tardivement le cordon ; les deux premiers préféraient attendre la cessation de tout battement, pour ne pas priver le nouveau-né d'une certaine quantité de sang. Leur contradicteur objectait au contraire que l'ic-

tère de l'enfant pourrait suivre la réplétion trop grande
de son système vasculaire.

En somme, ce fut beaucoup de bruit pour ne pas modifier sensiblement la conduite classique. Si l'on devait attendre la cessation du pouls funiculaire, il faudrait quelquefois différer la section pendant quinze, vingt minutes et même davantage ; et c'est impossible, à cause des refroidissements, des impatiences de tous, etc. D'ailleurs, après une ou deux minutes, la plus grande quantité du sang a été appelée par la respiration pulmonaire, et différer davantage procurerait une très légère augmentation (4 à 6 gram.). Mieux vaut donc s'en tenir à la sage conduite formulée par le professeur Stoltz : le cordon doit être sectionné quand l'enfant a bien crié, c'est-à-dire deux ou trois minutes après la naissance.

Où faut-il lier le cordon ? à deux travers de doigt de l'ombilic; et la section doit être faite à un centimètre au-dessus. Suë (le grand-père d'Eugène Suë) conseillait de le laisser long aux garçons et court aux filles! Une ligature trop éloignée aurait l'inconvénient de laisser une longueur inutile de la tige funiculaire destinée à se putréfier. Une ligature trop rapprochée pourrait comprendre sous le fil le petit prolongement qui s'avance au-dessus de l'ombilic, et encore une hernie ombilicale plus ou moins volumineuse : lorsque cette malformation congénitale existe, on réduit avec un léger taxis, on lie et on applique un petit bandage compressif.

Comment faut-il lier le cordon? avec un gros fil de lin ou de chanvre, jamais de coton qui s'allonge et se relâche. On fait d'abord un premier nœud doucement, progressivement, pour faire refluer en avant et en arrière la gélatine de Wharton. Le fil est ensuite ramené en sens inverse et une deuxième ligature est faite au même point. Anciennement, on faisait deux ligatures, et on sectionnait entre les deux : c'était avantageux dans le cas de grossesse gémellaire non reconnue, car la ligature du bout placentaire empêchait le second enfant de succomber à une hémorrhagie : un médecin instruit aura su faire son diagnostic, et par conséquent cette précaution est inutile. Un autre avantage de cette ligature serait d'éviter de salir le lit avec le sang qui sort de l'arrière-faix; et enfin le placenta restant gorgé ne serait pas flétri, ratatiné, et par conséquent se décollerait plus facilement.

« Que le placenta se décolle plus facilement quand les vaisseaux sont gorgés de sang que lorsqu'ils sont vides, c'est une question discutable; mais qu'il soit expulsé plus rapidement, voilà qui nous paraît peu conforme à la vérité : en effet, nous faisions autrefois deux ligatures et nous avions assurément, à cette époque, des difficultés de délivrance en plus grand nombre qu'aujourd'hui où nous ne faisons qu'une ligature... Aussi sommes-nous partisans d'une seule ligature, à moins qu'il n'y ait soupçon de grossesse gémellaire, et cela parce que nous croyons rendre ainsi la délivrance plus facile. » (Tarnier et Chantreuil.)

Le docteur Auvard conseille de lier le bout maternel du placenta « non pour l'hémostase, mais pour avoir dans la ligature, faite au niveau de la vulve, un indice du décollement et de la descente des annexes. »

La ligature convenable du cordon est quelquefois difficile à obtenir : dans certains cas de cordons gras, la gélatine est très abondante, se déplace, et le fil se relâche : des hémorrhagies graves pourraient survenir dans ces conditions si l'on n'avait soin de surveiller le cordon et de renouveler les ligatures plusieurs fois, si c'est nécessaire.

On a cherché à remédier à cet accident en faisant des

mouchetures, des scarifications sur le cordon pour faire écouler la gélatine. On a sectionné très loin, et fait trois ou quatre ligatures. Tous ces procédés n'ont pu, dans quelques cas, éviter les hémorrhagies par la tige funiculaire. En 1876, le professeur Tarnier pensa à ajouter à la ligature du fil ordinaire, une ligature avec un fil de caoutchouc qui suit le mouvement régressif du cordon quand celui-ci diminue d'épaisseur. Mais le fil élastique glisse et s'échappe facilement. Pour obvier à cet inconvénient, M. Tarnier a imaginé le procédé dit de l'allumette. Voici en quoi il consiste : « Au point où l'on veut faire une ligature, on applique sur le cordon et parallèlement à sa longueur le bois d'une allumette. On comprend alors dans la ligature le cordon et l'allumette ; cette dernière maintient le cordon rigide et, de plus, sa surface n'étant point glissante, le fil élastique reste fixé sur elle et n'a aucune tendance à s'échapper. Lorsque le nœud a été fait, on prend entre le pouce et l'index les deux bouts de l'allumette ; en exerçant une pression sur le centre avec les pouces, on la brise en son milieu ; il suffit alors de tirer doucement pour dégager chacun des deux morceaux de bois de dessous le caoutchouc et la ligature élastique est déf'inivement fixée sur le cordon. » (Budin, 1880.)

DÉLIVRANCE NORMALE.

La délivrance désigne l'expulsion ou l'extraction du placenta, des annexes (membranes et cordon ombilical) et des caillots. Elle est dite *normale* lorsqu'elle se fait sans intervention manuelle profonde. C'est un acte fonctionnel, absolument physiologique, pendant lequel le médecin inquiet intervient trop souvent et produit alors des complications qui auraient pu être évitées. Pendant la délivrance, il faut surveiller et aider la nature sans la troubler par des pratiques intempestives ou maladroites.

Que se passe-t-il après la sortie du fœtus ?

L'utérus revient sur lui-même en vertu de sa rétractilité ; le placenta se fronce et se plisse en divers sens ; les liens qui l'unissent à la matrice sont tiraillés et finalement déchirés : il est bientôt entièrement libéré. Les vaisseaux inter-utéro-placentaires ont été rompus et un léger écoulement de sang apparaît à l'extérieur. Le premier temps de la délivrance, ou décollement du placenta, est terminé. Quoi qu'en ait dit M. Duncan, une légère perte de sang est constante : c'est à tort que l'illustre accoucheur a dit que la délivrance a toujours lieu sans que les organes génitaux soient barbouillés de sang quand on ne tire pas sur le placenta.

Le décollement se fait-il en forme de parapluie renversé en commençant par le centre, ou en cornet par décollement primitif du bord ?

Peu importe pour la pratique. Il est beaucoup plus important de savoir comment le placenta glissé vient se présenter sur l'orifice utérin. Des recherches du professeur Pinard consignées dans la thèse de concours de Ribemont, il semble résulter que l'arrière-faix se présente le plus souvent par la face fœtale (60 fois sur 70); par un de ses bords (1 fois sur 10), et enfin par sa face utérine (1 fois sur 50).

Combien de temps dure le décollement du placenta? Rien de plus variable ; et il est impossible de fixer une limite de quinze à trente minutes par exemple, comme le faisait P. Dubois. Parfois ce premier temps se fait prématurément, au bout de quelques minutes; dans d'autres cas il se fera attendre deux heures et même davantage, sans qu'il y ait le moindre accident : ces faits doivent être bien fixés dans l'esprit de l'accoucheur pour lui permettre d'agir toujours avec prudence. Ce que l'on peut dire de mieux, c'est que le plus souvent le premier temps de la délivrance est terminé en vingt-cinq à trente minutes.

Lorsque la rétractilité utérine a décollé le placenta, les contractions le chassent vers l'orifice interne qui s'ouvre peu à peu et finissent par le pousser dans le vagin. C'est le second stade de la délivrance.

Combien de temps dure cette période du moulage de l'arrière-faix? c'est encore très variable et tout dépend de la rétractilité et de la contractilité utérines, de la présentation placentaire, de la quantité de sang accumulée dans les membranes, du volume d'un délivre, etc. En moyenne, c'est entre la première et la seconde demi-heure que le placenta arrive dans le vagin. Le doigt de l'accoucheur doit en suivre la progression ; et à ce moment l'orifice interne qui, seul par son anneau dur, tranche sur la mollesse des parties environnantes, est un point de repère extrêmement précieux.

L'expulsion hors des voies génitales constitue le troisième temps. Le placenta apparaît d'abord, puis les membranes retournées, enroulées, sortent en ruisselant à la vulve. Si l'on abandonne la délivrance aux seuls efforts de la nature, le plus souvent tout est terminé après une heure ou une heure et demie ; mais les contractions utérines n'ayant plus d'action et le vagin surdistendu par le passage de la tête ne produisant plus que de légères contractions, l'arrière-faix pourrait séjourner longtemps.

Lorsque la délivrance est complètement livrée aux seules contractions de l'appareil musculaire génital, elle est dite *spontanée*. Elle est *artificielle*, au contraire, quand le médecin intervient avant le décollement placentaire. On désigne sous le nom de délivrance *naturelle* celle dans laquelle l'intervention n'a lieu qu'après le premier temps du décollement et quand celui du moulage est déjà plus ou moins accompli.

Quelle sera la conduite de l'accoucheur? Quand devra-t-il compléter l'œuvre de la nature et diriger cet acte si essentiel?

Les Anciens qui redoutaient la rétention du délivre dans l'utérus intervenaient immédiatement après l'expulsion de l'enfant, et on a vu agir encore de la sorte des maîtres comme Deventer et Mauriceau. Peu le premier réagit contre ces procédés trop hâtifs; mais c'est surtout Puzos qui établit sur ce sujet des règles très judicieuses. Depuis cette époque, tous les accoucheurs surent temporiser plus ou moins : les procédés d'intervention seuls varièrent, les uns vantant la *Traction*, d'autres l'*Expression*, d'autres enfin un *procédé mixte*.

Dans ces derniers temps il semble que la méthode dite *de Crédé* tombe dans le discrédit et on a vu au congrès de Halle en 1888, Dohrn, Winckel, Schultze, etc., revenir aux *opinions* françaises.

Nous considérerons d'abord la *grossesse simple*, puis nous dirons quelques mots de la délivrance dans la *grossesse multiple*.

Avant de chercher à extraire le placenta, l'accoucheur devra toujours s'assurer que cet organe est complètement décollé.

Devra-t-il compter sur le signe donné par Caillaut? Cet auteur a entendu, pendant les contractions utérines qui décollent l'arrière-faix des petits craquements sonores qu'il attribue à la rupture des connexions vasculaires qui unissent le placenta à l'utérus. C'est un signe absolument insuffisant et infidèle.

Il ne faudra pas non plus se fier complètement aux

contractions utérines, à la perte de sang plus ou moins abondante qui aura pu se produire.

Chercher tout simplement à voir si, en tirant, le placenta va descendre, constitue une pratique dangereuse et absolument indigne d'un médecin instruit.

Le seul guide certain, c'est l'indicateur qui, glissé sur le cordon, rencontre ou non au niveau de l'orifice utérin ou au-dessous la masse placentaire.

Tant que le doigt n'a rien perçu, il faut bien se garder d'exercer la plus légère traction. De temps en temps, la main appliquée sur la paroi abdominale suit les mouvements de la matrice, l'œil doit toujours être fixé sur la vulve pour contrôler la quantité de sang qui s'écoule. Aussi longtemps que le décollement n'est pas opéré et qu'il n'y a pas d'accidents, l'accoucheur doit s'abstenir.

Non seulement il ne faut pas faire de tractions qui peuvent produire des hémorrhagies, des ruptures du cordon, etc., mais je ne saurais trop blâmer la conduite de ces médecins inexpérimentés et troublés qui, à chaque instant pour ainsi dire, presque sans motif, vont pratiquer le toucher dans la région de l'orifice interne, excitent d'une façon anormale la contractilité utérine, et exposent à des enchatonnements placentaires très dangereux. Aussi coupable est la pratique de ceux qui passent tout leur temps à malaxer l'utérus sous prétexte d'activer la contractilité et un décollement placentaire si ardemment désiré : ils peuvent déterminer des contractures partielles avec des paralysies de régions musculaires qui laissent largement ouverts les sinus utérins : d'où des accidents d'hémorrhagie presque foudroyante.

Je le répète, *tant que l'état général de la femme est bon et que l'on n'observe aucun accident, il faut savoir attendre.*

Lorsque le placenta est décollé et que cette masse a

été reconnue et est plus ou moins descendue, que faut-il faire ? On ne doit plus attendre : l'expectation poussée au delà de cette limite serait dangereuse : lorsque le placenta atteint la partie supérieure du vagin, il peut s'accumuler une quantité de sang parfois considérable dans les membranes retournées ; l'utérus ne peut plus revenir sur lui-même et une hémorrhagie interne est souvent la conséquence de cet état. D'ailleurs, lorsque le délivre est décollé, il peut être pour la femme une source d'infection. Il est donc utile de l'extraire. J'ajoute enfin que cette opération est nécessaire pour calmer les angoisses de la parturiente et de sa famille.

L'intervention décidée, faudra-t-il recourir à la *traction sur le cordon* ? à l'*expression utérine* ?

A l'étranger, on préfère en général l'expression placentaire (appelée improprement utérine). C'est surtout Crédé de Leipzig qui l'a vulgarisée dans une série de mémoires dont le premier a paru en 1853 et le dernier en 1881. Cet auteur vante ce procédé pour exciter la rétractilité d'abord, puis la contractilité de l'utérus. Voici l'exposé de la méthode :

Immédiatement après l'expulsion de l'enfant, on place la main sur le fond de la matrice ; et, jusqu'à ce qu'une contraction apparaisse, on se contente de faire sur cet organe de légères frictions. A ce moment seulement on embrasse le fond de l'utérus avec la paume de la main droite placée transversalement. Cette main exerce de haut en bas et d'avant en arrière une pression graduée et persistante ; elle est soutenue par la main gauche qui vient appuyer sur sa face dorsale tant que dure la contraction. Celle-ci passée, on cesse toute pression ; on recommence à faire des frictions douces sur toute la face antérieure et le fond de l'utérus ; lorsque la deuxième contraction se manifeste on répète la même manœuvre, et ainsi de suite jusqu'à ce qu'on sente que, sous cette étreinte, l'arrière-faix s'engage à travers l'orifice utérin.

D'après Crédé, avec cette méthode, il n'y aurait plus d'hémorrhagies *post partum*, plus de rupture du cordon, plus d'inversion utérine, etc., autant d'accidents qu'il impute aux tractions; mais bien à tort, car les tractions faites en temps opportun ne sont accompagnées d'aucune complication de ce genre.

Or, même en Allemagne, où la méthode trouve sa plus fréquente application, on s'est aperçu de la rétention fréquente des membranes; et Hecker a démontré qu'en cas d'adhérences anormales l'expression placentaire était inefficace et dangereuse. Chantreuil lui-même qui était favorable au procédé allemand, dans 500 délivrances faites à Cochin par expression, a constaté que si l'expulsion placentaire n'avait pas lieu dans les quinze minutes après l'accouchement, l'expression n'avait plus d'effet et était plutôt nuisible qu'utile.

Le professeur Tarnier a démontré que cette méthode exposait à la rétention du chorion. D'ailleurs elle est très douloureuse et les parturientes *françaises* ne sauraient supporter, comme les *germaines*, des manœuvres brutales qui ne sont que nuisibles.

Dans deux cas seulement, l'Expression placentaire pourrait être employée, mais encore je préférerais introduire la main dans l'utérus et faire la délivrance artificielle, c'est: 1° lorsque le placenta se présente par sa face utérine, car les tractions faites alors sur le cordon produiraient un effort mal dirigé, et exposeraient à des déchirures et à des hémorrhagies; 2° lorsque l'on rencontre une insertion vélamenteuse du cordon. La gracilité extrême de la tige funiculaire par suite de la dissociation de ses éléments ne fournit pas un point d'appui assez résistant pour que des tractions soient faites d'une façon efficace.

Dans la grande généralité des cas, pour pratiquer la délivrance, l'accoucheur doit préférer la méthode des tractions sur le cordon. Il est d'ailleurs favorable avec la main gauche de bien limiter l'utérus en mettant la main sur la paroi abdominale, de la presser légèrement en excitant ainsi les contractions musculaires : c'est la première partie de la méthode de Crédé, le seul temps qui soit favorable, et il n'est pas de l'auteur allemand : Mauriceau avait déjà formulé ces mêmes conseils.

Le moment propice pour l'intervention est souvent indiqué par des contractions perçues par la main de l'accoucheur ; souvent la femme elle-même sent quelque chose « qui pousse par en bas », elle croit qu'elle va accoucher de nouveau. D'une main on tend le cordon, et de l'autre on constate par le toucher vaginal que le moulage du placenta sur le col est commencé. C'est le moment d'agir.

Il faut d'abord défendre à la femme de pousser ; puis, une main appliquée sur l'utérus, l'autre garnie d'un linge pour éviter les glissements, saisit le cordon, très près de la vulve. Il faut tirer lentement et d'une façon soutenue, sans faire de mouvements pendulaires. Tendre et attendre est la formule du professeur Pajot. Les tractions doivent être dirigées d'abord très en arrière, et le drap de siège qui a soulevé le bassin au-dessus du plan du lit trouve encore ici une très favorable application. Si les efforts ne sont pas dirigés assez en arrière, la masse placentaire vient s'aplatir sur la face postérieure du pubis : c'est même cet accident qui avait fait conseiller de former avec deux doigts de la main gauche derrière le pubis une sorte de poulie de renvoi, et Mauriceau déjà l'avait décrite tout au long : c'est une manœuvre inutile, et le placenta sort très bien si l'accoucheur sait tirer suffisamment en arrière. Dès que le placenta a franchi l'orifice utérin les tractions doivent être à peu près horizontales ; elles seront dirigées en haut et en avant, quand le placenta sera descendu à l'extrémité inferieure du vagin. Lorsque le délivre franchit la vulve, les membranes viennent ensuite très facilement : l'accoucheur fera bien de saisir le placenta dans ses deux mains, puis de rouler plusieurs fois les membranes pour en faire un cordon résistant : c'est un bon moyen pour faciliter le décollement des dernières parties des enveloppes de l'œuf et éviter leur déchirure en ayant soin de tirer sur cette corde très doucement et toujours le plus près possible de la vulve.

Après l'extraction de l'arrière-faix, il faut songer aux caillots plus ou moins volumineux qui ont pu s'accumuler dans l'utérus : leur présence pourrait causer de l'inertie et provoquer une hémorrhagie sérieuse. Avec ses deux mains, l'accoucheur appuie sur la matrice à travers la paroi abdominale, et le contenu utérin est facilement expulsé ; dans certains cas, si l'orifice interne est assez fermé pour ne pas permettre le passage de ces corps étrangers, il faut introduire la main pour agir directement, et c'est d'une bonne pratique dans ces circonstances de laver l'utérus avec une solution très chaude antiseptique.

Autrefois, immédiatement après la délivrance, on donnait volontiers un ou deux grammes de seigle ergoté pour exciter la contraction utérine, et mettre à l'abri de toute chance d'hémorrhagie. Sous l'inspiration de mon maître, à Cochin, j'avais fait sur ce sujet une étude assez longue et j'avais conclu d'une façon non douteuse à l'utilité de l'ergot après la délivrance. Mais ce procédé augmente les tranchées surtout chez les multipares, enferme dans la cavité utérine des caillots qui s'altèrent, donnent de l'odeur et peuvent causer de l'infection. Les accoucheurs, nos maîtres, après avoir recommandé cette méthode, y ont renoncé. De sorte que la formule du professeur Pajot, « ne jamais donner de seigle tant que l'utérus n'est pas débarrassé du délivre » s'applique également aux caillots qui font pratiquement partie importante de la délivrance.

Lorsque cette dernière partie de l'accouchement est terminée, il faut toujours s'assurer qu'il ne manque aucun cotylédon placentaire, aucune portion des trois membranes ovulaires. Dans certains cas, très rares d'ailleurs, on peut voir sur les membranes des vaisseaux volumineux qui serpentent pour se rendre à une masse supplémentaire, qui n'a pas suivi le gros gâteau placentaire et est restée dans la cavité utérine.

Si l'un de ces incidents est reconnu, il faut intervenir immédiatement, introduire la main pour tâcher de les extraire, car ils pourraient produire une hémorrhagie ou de l'infection. S'il s'agit seulement d'une portion plus ou moins considérable des membranes, ou même de leur totalité qui séjournent dans l'utérus, il faut faire des tentatives modérées et prudentes pour les extraire ; mais, si ce n'est pas possible, l'accoucheur ne devra pas trop s'inquiéter : il lui suffira de faire une bonne antisepsie vaginale ou même utérine au besoin, pour avoir chance d'éviter les accidents : après quelques jours les membranes s'élimineront en entier ou par débris : on les trouvera enroulées dans un caillot plus ou moins volumineux.

Délivrance dans les grossesses multiples. — Pendant la grossesse ou le travail, l'accoucheur aura dû toujours reconnaître l'existence de la grossesse multiple, le plus souvent grossesse gémellaire. Alors, la double ligature du ou des cordons s'impose, car il y a le plus souvent des communications vasculaires entre les placentas des fœtus, et si cette précaution n'était pas prise, on pourrait causer la mort, par hémorrhagie, de l'enfant.

Lorsque les placentas sont complètement séparés et que le premier, décollé complètement, franchit en grande partie l'orifice utérin, il est bon d'extraire immédiatement ce délivre qui pourrait gêner la sortie du second enfant.

Si, au contraire, les placentas ont des connexions vasculaires ou membraneuses, ou diffère jusqu'à la naissance du second enfant pour procéder à la délivrance. A ce moment, on attend que le décollement soit opéré en surveillant de la main, à travers la paroi abdominale, les contractions utérines : il peut être favorable d'exercer quelques douces pressions extérieures sur la face antérieure et le fond de l'utérus, mais il faut toujours être très prudent à cet égard et ne pas s'exposer à troubler l'action physiologique de l'organe gestateur par des manœuvres exagérées.

Lorsqu'une masse placentaire est reconnue par l'indicateur au fond du vagin, sur quel cordon faut-il exercer des tractions? P. Dubois et Depaul conseillent de tirer sur celui qui ne porte pas de ligature et qui provient du second enfant, car c'est le plus souvent son placenta qui s'engage le premier dans le vagin. Si on trouve quelque résistance en tirant sur ce cordon, on peut essayer les tractions sur le cordon du premier né : c'est le plus souvent ainsi, par tâtonnements prudents, que l'on arrive à pratiquer une heureuse délivrance, après avoir facilité le moulage sans efforts intempestifs. Dans certaines circonstances, un toucher vaginal profond, même manuel, fait sentir nettement l'insertion d'un cordon sur la masse placentaire bien engagée : c'est sur celui-là qu'il faut exercer les tractions.

Une manœuvre à défendre absolument est celle qui consisterait à réunir les deux cordons par un mouvement de torsion et à exercer des tractions d'ensemble sur la masse de l'arrière-faix : les deux placentas se gêneraient réciproquement et leur dégagement serait difficile ou même impossible.

Dans la grossesse multiple, il faut insister pour débarrasser l'utérus des caillots qu'il renferme : cet organe qui a été surdistendu par les produits de la fécondation est très prédisposé à l'inertie, et les caillots favoriseraient encore cette tendance fâcheuse.

Après la délivrance, dans tous les cas, l'accoucheur ne doit jamais quitter l'accouchée sans s'être assuré que l'utérus est petit, dur, globuleux, et forme au-dessus du pubis cette tumeur résistante qui éloigne toute crainte d'hémorrhagie : c'est seulement une heure ou deux après l'accouchement que le médecin peut s'éloigner et encore doit-il toujours laisser des instructions précises à une garde intelligente et dévouée. Toutes les fois que l'utérus n'est pas suffisamment dur, que sa forme est irrégulière et ses limites difficiles à bien affirmer, il faut rester là. Dans ces cas même, il faut avoir le courage d'introduire les doigts pour extraire des caillots ; la femme se trouve soulagée, et le globe de sûreté se révèle dans toute sa netteté.

2. — De la conduite à tenir dans chacune des présentations du fœtus.

1° Présentation du sommet.

La conduite générale à tenir dans l'accouchement normal a été signalée très complètement. Je me contenterai de rappeler que l'accoucheur doit toujours avoir soin de faire le diagnostic de la présentation et de la position.

Il doit de plus surveiller l'état de santé ou de souffrance, de vie ou mort de l'enfant, soit par la perception des mouvements actifs, soit par l'examen du méconium expulsé dans certains cas, soit plutôt par l'auscultation fréquemment renouvelée dans l'intervalle des contractions utérines.

On sait que le fœtus pour traverser la filière pelvienne est forcé de s'accommoder aux dimensions du bassin : cette nécessité de l'accommodation rend compte des différents mouvements que subit le pôle fœtal, et qui ont été décrits comme *temps de l'accouchement :* en les énumérant dans l'ordre suivant lequel ils se font généralement, ils sont : 1° flexion; 2° engagement; 3° rotation; 4° extension ou dégagement; 5° la rotation des épaules ou restitution; 6° l'expulsion du tronc.

Quelle que soit la variété de position du sommet, le mécanisme de l'accouchement est soumis aux mêmes lois générales; et dans les cas réguliers, l'accoucheur doit se borner à suivre les grands principes de conduite étudiés plus haut.

Parfois, sous l'influence de causes maternelles ou fœtales, il survient dans le mécanisme des irrégularités de divers ordres, qui sont très bien exposées dans les auteurs et qui ont besoin d'être connues pour que l'accoucheur puisse s'expliquer certaines lenteurs du travail : presque toutes, elles se modifient spontanément et alors l'accouchement se termine comme dans les cas normaux. Je ne ferai exception que pour les irrégularités du troisième temps : elles nécessitent souvent une intervention que je vais signaler.

Quand l'engagement est effectué avec la flexion, la tête appuie sur le périnée et alors se produit la rotation qui détermine dans les rapports de la tête et du bassin, des changements très favorables à l'expulsion de l'enfant : le diamètre antéro-postérieur, le grand diamètre de l'extrémité céphalique, est placé dans le sens du diamètre coccy-pubien, et comme celui-ci s'allonge par la rétropulsion du coccyx, le sommet peut franchir le détroit inférieur du bassin.

Les irrégularités de la rotation existent dans les positions antérieures et les positions postérieures.

1° Dans les *positions antérieures*, la rotation pèche par défaut ou par excès. S'il y a défaut du mouvement, deux faits peuvent se produire : ou bien les contractions sont insuffisantes, et alors le travail s'arrête, la femme s'épuise ; le médecin, après avoir attendu une heure ou deux, terminera l'accouchement par une application de forceps ; ou bien au contraire, les douleurs sont puissantes, reviennent à intervalles peu éloignés, durent un temps normal ; dans ce cas l'accouchement peut se terminer par les seules forces de la nature sans rotation ; l'occiput se dégage sous la branche ischio-pubienne.

Dans les cas de rotation exagérée, il n'y a rien à faire qu'à attendre les contractions utérines ; bientôt l'occiput vient se placer de nouveau sous la symphyse et le dégagement a lieu par les diamètres sous-occipitaux.

2° Si le sommet occupe une *position postérieure* droite ou gauche, les phénomènes de l'accouchement sont les mêmes dans les deux cas : Le travail a une physionomie toute particulière, de lenteur, dès le début de la dilatation, puis lorsqu'elle est complète et quand l'expulsion doit commencer : moins long chez les multipares, on peut voir l'accouchement chez les primipares durer vingt-quatre heures, deux jours, cinq jours même.

Le toucher fait reconnaître que la tête est presque toujours incomplètement fléchie; la fontanelle antérieure est très facilement accessible vers le centre ou sur l'un des côtés de l'excavation bien que la tête appuie déjà fortement sur le périnée : tant que la tête ne sera pas fléchie, la rotation ne se fera pas.

Le mécanisme du travail peut présenter quatre sortes d'irrégularités : 1° défaut simple de rotation : 2° perversion de la rotation ; 3° exagération ; 4° transformation en face. J'insisterai surtout sur la première, car les autres sont rares et n'ont besoin que d'être signalées.

Dans certains cas, la rotation se fait en sens inverse, l'occiput allant se loger dans la concavité du sacrum ; l'accouchement peut encore se terminer spontanément, si les contractions sont énergiques, le bassin large, l'enfant de volume moyen, et si la femme est multipare. Le plus souvent pourtant il faut appliquer le forceps en essayant de faire la rotation.

Quant à la transformation en face, c'est une véritable exception : on peut même dire que c'est un fait impossible à constater avec un bassin normal et une tête d'enfant normale puisque le diamètre occipito-mentonnier a 13 centimètres et demi tandis que tous les diamètres de l'excavation n'ont que 12 centimètres. Charrier a observé ce mode de terminaison dans un accouchement où il y eut déchirure centrale du périnée, et par conséquent raccourcissement artificiel du diamètre occipito-mentonnier, puisque l'une de ses extrémités faisait saillie en dehors de l'aire pelvienne.

Défaut simple de rotation. — Malgré des contractions utérines énergiques, la tête reste immobile et la femme s'épuise en vains efforts. Cette complication à ce degré est rare : très souvent les postérieures se réduisent spontanément et l'accouchement se termine sans intervention active. Mais il faut bien savoir que dans un certain nombre de cas, la rotation ne se fait pas.

Les causes sont multiples. Elles peuvent être maternelles (inertie utérine très fréquente, tumeurs utérines

ou voisines, saillies osseuses dans l'axe du bassin, rétrécissement général ou partiel, etc.), ou fœtales (tête trop

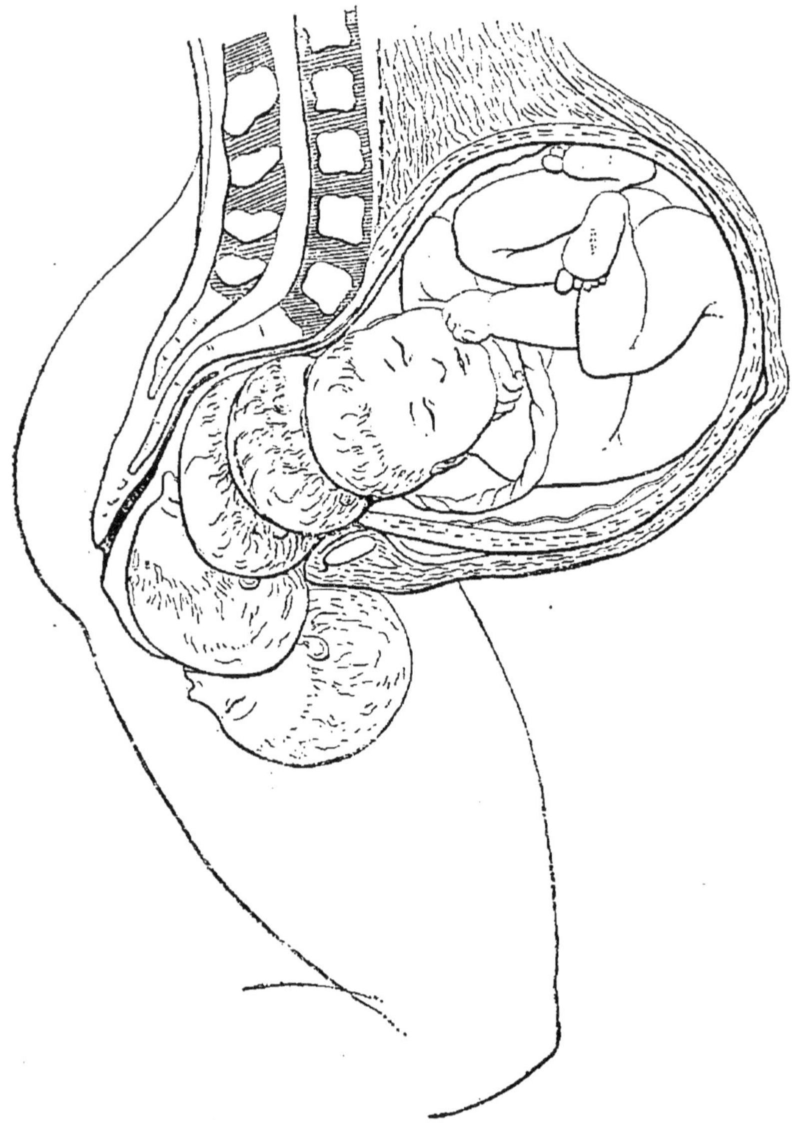

Fig. 2. — OIGT, puis OIGA. Engagement et dégagement normal
en OP (d'après Schultze).

ossifiée, trop volumineuse, ou par opposition, tête
d'anencéphale, tête d'hydrocéphale, sommet compliqué

de procidences, etc.). Exceptionnellement, le dos n'est pas mobile et empêche la tête de tourner.

On doit alors aider la nature pour faciliter le dégagement. Velpeau conseillait de faire exécuter à la tête son mouvement ; et pour y parvenir, il glissait deux doigts au-devant du sacrum pour repousser l'occiput en avant, ou derrière le pubis sur le côté du front pour refouler celui-ci en arrière. Matteï agissait à la fois sur la tête et le tronc : avec une main il exécutait la manœuvre de Velpeau, et avec l'autre à travers la paroi abdominale il ramenait le siège dans une position concordante. Mais dix-neuf fois sur vingt, la tête ne tourne pas avec ces procédés : les doigts glissent sur les plans convexes et lisses. Les Anglais prennent leur point d'appui sur les bords des fontanelles ou des sutures pour diriger le mouvement de rotation, ou bien appuient fortement de bas en haut sur la fontanelle antérieure pour déterminer le mouvement de flexion. Toutes ces différentes manœuvres ne réussissent jamais que lorsque la tête aurait tourné spontanément.

Le professeur Tarnier a produit cette rotation un grand nombre de fois dans les occipito-postérieures, par le procédé qu'il a décrit en 1875 dans les *Annales de gynécologie* :

« Quand la dilatation est complète ou à peu près complète, jamais avant, j'introduis profondément le doigt indicateur, le *gauche*, pour la position occipito-iliaque droite postérieure, et je l'applique sur le côté de la tête ; puis je le fais glisser en avant et en haut, jusqu'à ce qu'il sente le rebord postérieur de l'oreille gauche, *sur toute sa hauteur* ; j'attends alors une contraction utérine et, dès qu'elle commence ou, pour mieux dire, dès que je la sens venir, j'appuie fortement le doigt sur la tête, en le portant en même temps et avec force, mais sans vio-

lence, du côté du pubis, puis derrière la symphyse, et
enfin jusque sur le côté gauche du bassin. Pendant tout

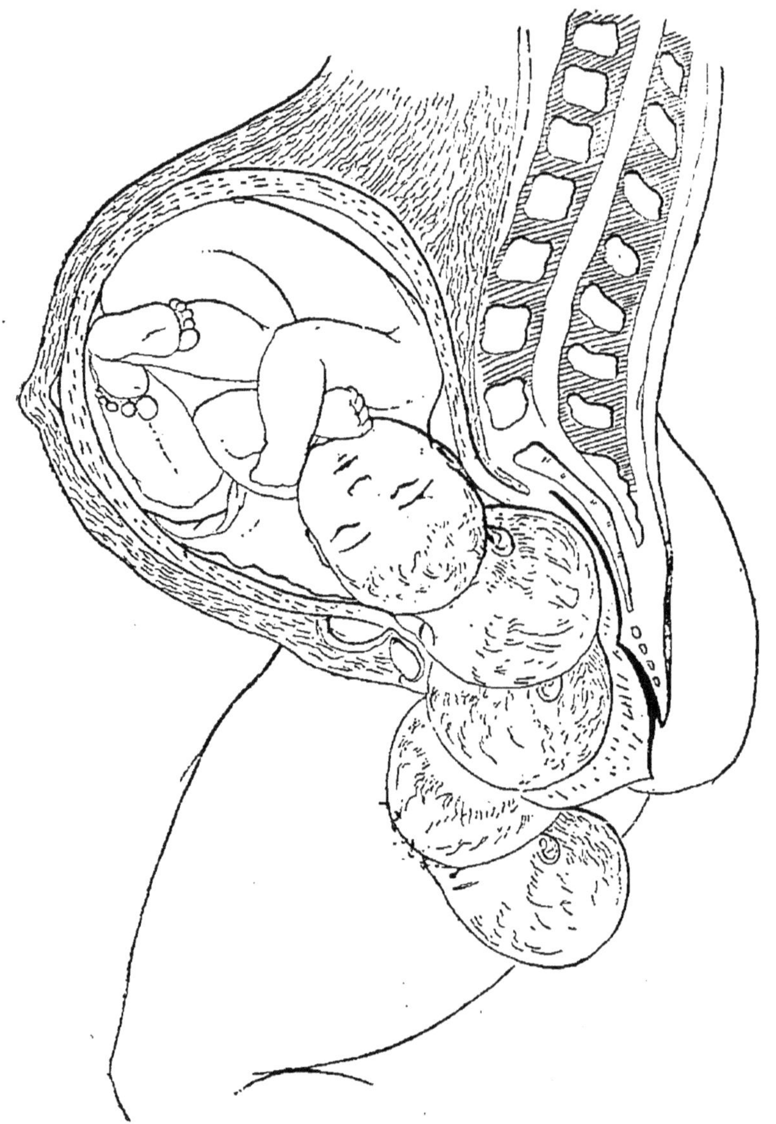

Fig. 3. — OIDT, puis OIDP. Sortie anormale de la tête en OS
(d'après Schultze).

ce trajet, le doigt reste appliqué sur la tête qu'il
presse sans glisser, car il est retenu par le rebord de

l'oreille, et il fait tourner la tête avec lui. L'occiput est ainsi ramené en avant. La rotation artificielle ne doit provoquer aucune souffrance quand elle est bien faite. Dans certains cas, la manœuvre est incomplète, et l'occiput s'arrête à moitié chemin ; on achève alors le mouvement au moment de la contraction utérine suivante ; mais pour ne pas perdre le terrain qu'on a gagné, il est nécessaire de maintenir le doigt en place, jusqu'à ce que cette contraction se produise. Dans les occipito-iliaques gauches postérieures, toujours après la dilatation complète de l'orifice, il faut se servir de l'index *droit*, et l'appliquer derrière l'oreille droite, qui répond à l'éminence ilio-pectinée gauche.

« Quand une contraction commence, on fait exécuter à la tête un mouvement de rotation analogue à celui que j'ai décrit précédemment, mais en sens inverse, c'est-à-dire de la gauche vers la droite de la femme. Après trois ou quatre essais, si j'échoue, je n'insiste pas davantage de peur de fatiguer les malades ; mais, nombre de fois, la tête a obéi à une première tentative de rotation artificielle... » (Tarnier.)

Le procédé du professeur Tarnier est passible des mêmes reproches que ceux déjà signalés ; le doigt a une force très limitée ; l'oreille a une résistance peu considérable ; les surfaces sont très glissantes : la rotation se produit certainement quatre fois sur cinq avec cette méthode ; mais il est probable qu'elle se serait faite toute seule sous l'influence des contractions utérines. Si la méthode n'est pas plus efficace, c'est qu'elle permet d'agir seulement dans le sens de la rotation et ne favorise en aucune façon la flexion si nécessaire et qui est dans ces cas presque toujours incomplète.

La main introduite tout entière, glissée en arrière à l'union de l'occiput et du pariétal postérieur, donne certainement des résultats supérieurs : elle agit alors comme un véritable levier. Cet instrument lui-même, trop délaissé peut-être par les accoucheurs, est bien capable d'accentuer la flexion et d'amener la rotation, grâce à la pression qu'il permet d'exercer d'arrière en avant.

Lorsque tous ces moyens ont échoué, et qu'il n'y a plus d'espoir de voir l'accouchement se terminer spontanément, dans l'intérêt de la mère et de l'enfant, il faut appliquer le forceps pour faire d'abord la rotation et ensuite achever le dégagement. Nous en exposerons la technique à l'article forceps.

2° Présentation de la face.

Les présentations de la face que l'on constate une fois environ sur 250 accouchements peuvent être considérées comme des présentations du sommet défléchi. Le point de repère fœtal pour désigner les positions est le menton, tandis que c'était l'occiput pour le sommet ; on compte le même nombre : mento-iliaques gauche, droite, antérieure, transversale, postérieure. Il n'est pas douteux que l'on rencontre des présentations de la face pendant la grossesse ; mais en pratique on peut ne les considérer que pendant le travail, car c'est là ordinairement que l'accoucheur doit intervenir.

Les anciens redoutaient beaucoup l'accouchement par la face, et Paul Portal lui-même disait qu'il « était éminemment dangereux pour l'enfant et contre nature » ; aussi, s'évertuaient-ils à changer avec la main la position de la face en sommet : ils réussissaient quelquefois, mais le plus souvent leurs efforts étaient inutiles et dangereux : Mme Lachapelle ayant établi que l'accouchement par la face était un accouchement heureux, on laissa de côté l'usage de la transformation quand même.

J'oserai même dire que la réaction a été trop considérable : car, si l'accouchement par la face n'est pas toujours contre nature, il est souvent accompagné d'accidents qui rendent quand même sa présence assez redoutable. Aussi, dans certains cas, lorsque la tête est encore mobile (rétrécissement du bassin), et quand la poche des eaux vient de se rompre, beaucoup d'accoucheurs recourent à la version pour éviter les lenteurs et les dangers d'une expulsion par la face. D'autres encore emploient différentes manœuvres pour transformer la face en sommet. Schatz soulève les épaules pendant qu'un aide fléchit l'occiput. Le professeur Tarnier d'un doigt dans le vagin essaie la flexion, tandis que la main sur l'abdomen appuie sur l'occiput pour le faire descendre. Il me semble beaucoup plus facile d'abaisser l'occiput que d'élever le front : en pareille occurrence, si l'on voulait obtenir une transformation en sommet (tête très peu engagée) il serait préférable d'introduire la main derrière et au-dessus de l'occiput et de l'abaisser fortement.

C'est principalement pendant que la face engagée effectue sa descente et son dégagement que le médecin doit donner des soins intelligents et efficaces. Aussi, il me paraît indispensable, puisque l'accoucheur devra corriger quelquefois les écarts de la nature, de rappeler brièvement les phénomènes mécaniques de l'accouchement par la face.

Le mécanisme de l'accouchement par la face comprend six temps qui sont : l'extension, l'engagement, la rotation, la flexion, puis rotation intérieure des épaules et dégagement du tronc comme dans le sommet.

1° *Extension*. — Dans ce temps, le menton s'éloigne du sternum sous l'influence des contractions utérines, et l'ovoïde céphalique engage le premier son petit pôle, le menton, tandis que la flexion dans l'accouchement par le sommet avait pour but d'engager le gros pôle, l'occiput.

2° *Engagement*. — Trois choses s'engagent successivement : d'abord la face, le museau proprement dit qui

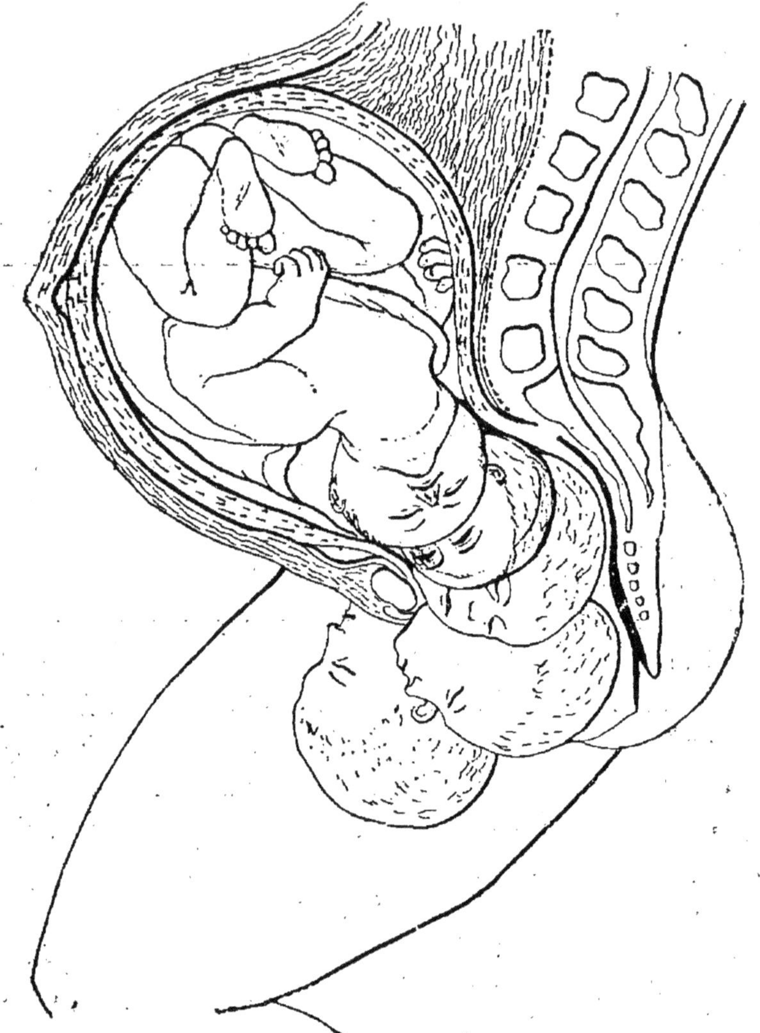

Fig. 4. — MIGT, puis MIGA. Dégagement normal en MP
(d'après Schultze).

descend sans difficulté; en second lieu, la face avec le cou et le milieu de la nuque qui constituent un volume considérable, dont la progression vers la partie inférieure du bassin est difficile; enfin, la face avec le cou et la partie supérieure de la poitrine qui forment une masse extrêmement épaisse dont la descente complète est impossible si le menton reste en arrière, car alors la paroi postérieure du bassin à parcourir est extrêmement longue, et le cou est trop court pour en mesurer l'étendue. La partie antérieure au contraire, la paroi pubienne ne mesure que quelques centimètres; d'où la nécessité de la rotation qui constitue le

3° *Rotation*. — La tête tourne pour mettre ses grands diamètres en rapport avec le grand diamètre du détroit inférieur. La rotation doit se faire de telle sorte que le menton vienne en avant, le front reculant en arrière.

Quand le menton est dirigé vers le pubis, l'engagement est alors facile, car le cou suit la face postérieure de la symphyse, il peut s'allonger de manière à permettre la sortie de la tête : puis, les épaules restant seules s'engagent dans le bassin. Ce mouvement est facile à suivre par le toucher : si longue que soit la durée du travail, si tuméfiées que soient les diverses régions de la face, le nez seul reste sans altération ; sa position et sa direction indiquent toujours celle du menton. Ce mouvement de rotation est toujours exécuté par le chemin le plus court. Il est absolument nécessaire pour que l'accouchement soit possible : c'est donc un temps beaucoup plus important encore que la rotation dans les positions postérieures du sommet, puisque dans ces dernières le dégagement en occipito-sacrée, quoique long, pénible et moins favorable, peut encore se terminer.

4° *Flexion*. — La tête se dégage par flexion : c'est le menton qui sort le premier ; la région sous-mentale s'arc-boute sous le ligament triangulaire, et l'on voit apparaître successivement les différentes régions de la face.

5° et 6° *Rotation intérieure des épaules et dégagement du tronc*. — Rien de particulier.

On peut rencontrer des irrégularités dans les différents temps du mécanisme de l'accouchement. Je les
rappellerai brièvement pour permettre d'en suivre les
diverses phases et j'insisterai particulièrement sur deux
d'entre elles qui exigent absolument des soins spéciaux.

Au premier temps, l'extension peut être incomplète et
alors c'est le front qui descend le premier au centre de
l'excavation ; cette irrégularité peut se corriger sous
l'influence des contractions utérines ; ou bien elle peut
persister et le front se dégage le premier, constituant
ainsi la variété frontale de la face, qui a été très étudiée
dans ces dernières années, et dont je m'occuperai spécialement à la fin de ce chapitre.

Dans d'autres cas, l'extension est exagérée ; c'est le
menton qui descend au centre de l'excavation ; cette
variété *mentale* de la face rend l'accouchement plus long
et plus difficile.

Dans le deuxième temps, l'engagement peut être
accompagné d'un asynclitisme exagéré de la face : une
joue est beaucoup engagée, l'autre au contraire remontée :
cette variété *malaire* se corrige spontanément et n'exige
pas de manœuvres particulières.

Dans le troisième temps, on peut rencontrer plusieurs
sortes d'irrégularités :

1° La rotation peut être incomplète : le menton tourne
mais s'arrête dans la position transversale, ou dans la
position oblique antérieure. Si le fœtus est petit et le
bassin large, l'accouchement peut encore se terminer
spontanément. Mais si les contractions utérines s'épuisent, si l'état général de la mère ou de l'enfant l'exige,
il ne faut pas hésiter à terminer avec le forceps le mouvement de rotation nécessaire et le dégagement.

2° La présentation de la face se convertit en présentation du sommet. Pour que ce phénomène exceptionnel

se produise, il faut que la nature use d'un véritable arti-
fice, puisque le grand diamètre de la tête, qui a 13 centimètres 5, doit basculer dans un bassin dont les diamètres ont seulement 12 centimètres. Cette conversion
n'est possible qu'avec les conditions suivantes : il faut
d'abord que le menton soit en arrière, qu'il se trouve
dans la grande échancrure sciatique qu'il déprime, ou
bien au-dessous du grand ligament sacro-sciatique, ou
bien enfin au niveau du coccyx qu'il repousse en se
creusant une loge dans les tissus mous de la partie postérieure du périnée. En un mot il faut que le menton
sorte pour ainsi dire du bassin afin de permettre le mouvement de flexion nécessaire à la transformation en
sommet.

3° La rotation peut manquer complètement : c'est
l'irrégularité la plus fréquente et la plus grave de toutes :
le menton reste dans une position oblique postérieure ou
tourne dans la concavité sacrée. L'accouchement est
impossible si l'art n'intervient pas : les observations
citées dans lesquelles le menton s'est dégagé en arrière
ne sont vraies que lorsqu'il s'agit d'enfants nés avant
terme ou macérés ; alors « le mécanisme n'est plus nécessaire ». Il ne faut donc jamais essayer de dégager en
maintenant le menton en arrière, car on produirait ainsi
un enclavement dont rien ne pourrait triompher (cas
d'Hergott où l'on dut scier le bassin).

Lorsque la dilatation est complète, si la rotation ne se
fait pas, il faut se tenir prêt à intervenir en surveillant
avec la plus grande attention l'état de l'enfant par une
auscultation fréquente. Tant que les battements du cœur
sont normaux, tant que l'utérus a des contractions régulières en durée, intensité et fréquence, il faut user de
patience, et ne pas trop se hâter, dans la crainte de
troubler par une manœuvre intempestive la marche

d'un accouchement qui pourrait encore se terminer heureusement. Quand l'opération est devenue nécessaire, la temporisation serait coupable.

On peut essayer d'abord de la rotation digitale : le doigt est introduit en arrière du menton, et quand survient une contraction utérine, on essaie en appuyant fortement d'arrière en avant de faire exécuter le mouvément de translation vers le pubis. La main introduite tout entière sera plus puissante et donnera plus de chances de succès.

Après plusieurs tentatives répétées plus ou moins souvent suivant l'état de l'enfant, on devra recourir à l'emploi du forceps. Avec l'instrument, en même temps qu'on abaisse la face, on fait pivoter pour ramener le menton en avant : les deux mouvements doivent forcément être connexes. Nous indiquerons plus tard le mode d'application de l'instrument ; mais dès maintenant je dois signaler la difficulté spéciale dans cette situation : d'une part il faut que les branches soient appliquées assez près du menton pour favoriser la déflexion ; mais d'autre part, les deux plans faciaux se dirigent à angle aigu pour constituer le menton ; les branches du forceps peuvent glisser dans le sens de ces plans assez facilement, et il faut éviter le dérâpement que j'ai vu un certain nombre de fois quand l'instrument du professeur Tarnier était manié par des accoucheurs d'une habileté pourtant bien reconnue. L'écueil doit donc être évité avec soin et le mouvement de déflexion qui est nécessaire ne doit pas être exagéré.

Si l'opération réussit, le menton apparaît bientôt sous la symphyse, et alors le périnée offre un degré de distension très considérable : on peut lui voir mesurer 10, 13 et même 18 centimètres de longueur. La tête pour se dégager doit se fléchir : il est extrêmement difficile de favoriser la flexion : le périnée est menacé d'une rupture complète ; le forceps ne rend plus alors de service utile : il faut le tenir de la main droite sans tirer et avec la main gauche appuyer sur la partie postérieure qui se dégage pour éviter le dégagement trop brusque.

Dans certains cas, lorsque la tête du fœtus est excessivement grosse, quand le bassin est trop petit en totalité ou partiellement, quand il existe une procidence, etc., si le forceps échoue, il faut recourir aux instruments de réduction.

Si l'enfant est vivant, ce n'est qu'après plusieurs tentatives bien faites que cette cruelle nécessité s'imposera. Si au contraire l'enfant est mort, on pourra dans l'intérêt de la mère agir plus vite, et employer la céphalotripsie ou la cranioclasie.

Présentation du front. — L'irrégularité signalée dans le mécanisme de l'accouchement par la face au premier temps, et caractérisée par un défaut de déflexion, donne lieu à la variété frontale de la face, qui peut être fugace ou persistante. Dans ces dernières années, l'accouchement dans ces conditions a été très bien étudié ; il a des caractères absolument tranchés, une individualité spéciale, et réclame une thérapeutique particulière. Aussi de nos jours cette ancienne variété de présentation de la face est-elle étudiée comme présentation à part : c'est la présentation du front.

On entend par là cette présentation de la tête où le front est au centre de l'aire pelvienne, et le milieu de la suture frontale dans l'axe du bassin. Les présentations du front sont les plus rares de toutes et comportent dans leur ensemble un pronostic grave. « Les accouchements par le front ont beaucoup d'analogie avec les accouchements dans les cas de bassin rétréci ; dans les deux cas la nature s'efforce de faciliter l'accouchement par l'accommodation de la tête du fœtus. Plus la discordance entre la tête et le bassin est grande, plus le pronostic est défavorable et pour la mère et pour l'enfant » (Heinricius). Blanc a réuni un certain nombre de faits qui donnent une mortalité de 1/10 pour la mère,

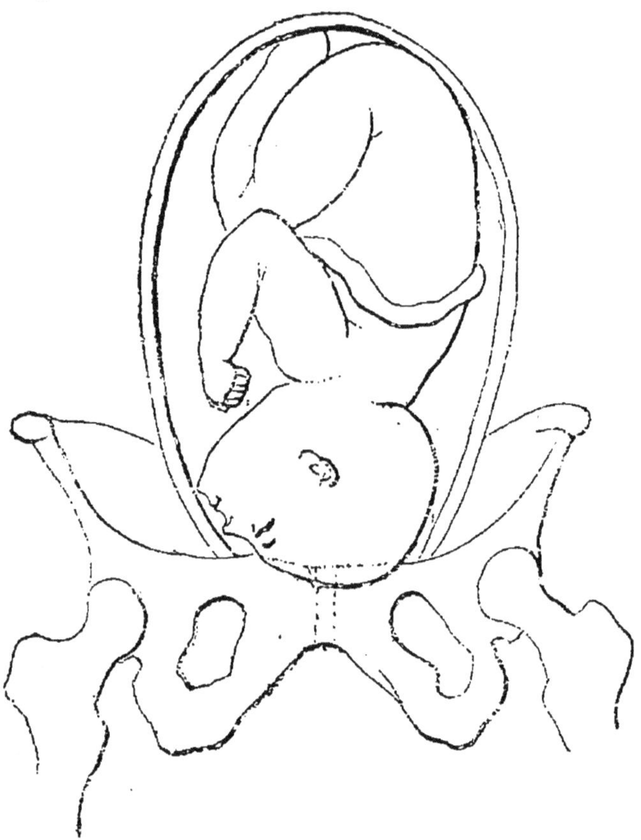

Fig. 5. — Présentation du front en MIDT.

et 1/3 à 1/5 pour l'enfant. Schroder donne même comme moyenne 1/2.

Les positions sont les mêmes que dans les faces, on les désigne avec le même point de repère, le menton, ou bien en choisissant le nez ou le maxillaire autour duquel se fait le dégagement et alors on a des naso ou maxillo-il. droite, gauche, etc.

Lorsque la tête en présentation du front est fixée au détroit supérieur du bassin, si l'orifice est dilaté et la poche des eaux peu volumineuse ou rompue, on trouve en touchant le front la fontanelle antérieure d'un côté, et de l'autre la racine du nez avec les arcades orbitaires. Malgré des contractions utérines normales, la tête reste ordinairement un assez long temps au détroit supérieur. La présentation, à cette période du travail, peut encore se corriger et se transformer en face ou en sommet. Mais bientôt la région fœtale si elle n'est pas modifiée dans sa situation s'engage légèrement et dès lors on peut dire que la présentation du front est pratiquement à peu près irréductible.

Comment se fait l'engagement? Mangiagalli pense que le menton s'abaisse plus que le lambda, et de cette façon le diamètre occipito-mentonnier s'incline pour traverser la filière pelvienne. Pour Marchionneschi et Blanc, il y a de même inclinaison du grand diamètre de la tête fœtale, mais ils disent que c'est le lambda qui s'incline avant le menton. A mesure que la tête s'engage, elle exécute un mouvement de rotation qui amène le front derrière la paroi antérieure du bassin, et l'occiput dans la concavité du sacrum. Ce mouvement est nécessaire pour que la tête puisse placer son plus grand diamètre en rapport avec le plus grand diamètre du détroit inférieur.

Le front, la racine du nez et les yeux apparaissent à la vulve et, autour de la mâchoire supérieure appuyée au bord inférieur de la symphyse, comme charnière, se dessine un mouvement de flexion de la tête qui amène la sortie du lambda et de l'occiput; puis la tête s'abaisse et la bouche et le maxillaire inférieur qui étaient restés derrière la symphyse se dégagent en dernier lieu. La racine du nez peut, de même, au lieu du maxillaire supérieur, être le point autour duquel se fait le dégagement.

Très exceptionnellement, la rotation se fait en arrière, on a une mento ou naso-sacrée. Le dégagement peut se faire. « La tête, après avoir franchi le détroit moyen, continue sa descente... L'occiput vient buter derrière la symphyse pubienne; il se produit alors un mouvement de bascule, qui entraîne le menton le premier au dehors. L'occiput ne sort qu'après lui et en dernier lieu. » (Auvard.)

La lenteur dans l'évolution de cet accouchement, lenteur qui se fait sentir dès la première période du travail et persiste en s'accentuant davantage jusqu'à l'expulsion complète dans les divers temps, est une indication pour la thérapeutique ; le mode de dégagement lui-même, lorsqu'il est spontané, doit être bien connu de l'accoucheur pour lui permettre une intervention vraiment scientifique et utile.

La conduite à tenir varie suivant que la tête est au détroit supérieur, ou bien est plus ou moins engagée dans la filière pelvienne.

A. *La tête est au détroit supérieur*. — Faut-il abandonner l'accouchement aux forces naturelles, dans l'espoir de voir se substituer un sommet ou une face à la présentation du front? Heinricius donne pour cette transformation la proportion moyenne de 13 0/0. Mais les statistiques donnent une très grande mortalité pour les enfants (1/2 pour certains auteurs), et les femmes courent aussi de grands dangers. Il est donc préférable d'intervenir. Les moyens diffèrent suivant que la dilatation est incomplète ou complète :

1° La dilatation n'est pas complète. La *correction* de la présentation peut rendre de très grands services. L'utilité de cette manœuvre ressort de la comparaison de la mortalité fœtale dans les conversions artificielles ou spontanées de ces présentations avec celle qui suit la terminaison spontanée de l'accouchement. Lusk, par exemple, sur dix cas d'accouchements spontanés en présentation frontale, indique quatre enfants morts, tandis que dix cas de conversion spontanée donnent un seul mort, et cinq cas de correction artificielle ne fournissent aucun décès. Marchionneschi, avec une statistique de quatre-vingt-dix cas, donne des résultats analogues. Si d'autre part on tient compte de la mortalité fœtale beaucoup plus considérable dans les présentations de la face (1/7, Mme Lachapelle), il est tout indiqué d'essayer d'abord d'abaisser l'occiput pour avoir un sommet ; mais on se contentera d'une face si on a échoué dans la première tentative.

La réduction peut être manuelle ou instrumentale. La première se fait par manœuvres internes, externes, ou combinées.

Baudelocque le premier a conseillé, dans ces cas, d'entourer l'occiput avec un ou plusieurs doigts et de favoriser ainsi son abaissement. Madame Lachapelle allait accrocher le menton et défléchissait la tête. Voici les préceptes de la célèbre sage-femme : « Quand une fois la tête a commencé à se renverser sur le dos, vous aurez beau la retenir, vous ne l'empêcherez pas de se renverser davantage...... C'est donc un avantage réel que de favoriser son extension complète afin de produire l'horizontalité de la face..... on favorisera ce mécanisme de deux manières différentes : 1° en soutenant à chaque douleur d'abord le haut du front, puis le front lui-même, et permettant au menton de s'abaisser de plus en plus, jusqu'à ce que la face soit tout à fait parallèle au plan du détroit supérieur ; 2° en tirant sur le menton avec deux doigts recourbés en crochets..... Quand le front se présente, je trouverai toujours plus de facilité à faire descendre la face, j'atteindrai le menton bien plus aisément que l'occiput ; je favoriserai la pente naturelle de la tête et je n'aurai pas besoin de la repousser hors de l'excavation. » Ces deux procédés, abaissement de l'occiput ou du menton, résument l'ensemble des moyens qu'on peut employer, avec quelques petites différences suivant les auteurs. Le docteur Blanc, dans un excellent mémoire sur les présentations du front, formule ainsi les préceptes de la conduite suivie généralement :

« Lorsqu'on assiste à la production d'une présentation frontale, que la tête non fixée ou non engagée jouit encore d'une certaine mobilité, il est indiqué, avec deux ou trois doigts appliqués sur le front, d'essayer de repousser celui-ci vers la face si on veut faire descendre l'occiput, ou vers ce dernier si l'on désire amener une face. La femme sera couchée du côté vers lequel on veut repousser la partie qui se présente. Cette manœuvre échouant, il faudra aussitôt, après anesthésie de la parturiente, aller accrocher l'occiput (procédé de Baudelocque). La main à introduire sera celle dont la paume s'applique le mieux sur la partie à saisir : main droite si l'occiput est à gauche, main gauche si l'occiput est à droite. On agira le plus possible dans l'intervalle des contractions, de façon à pouvoir soulever légèrement la tête, et à permettre à la main de passer. Nous croyons, une fois la transformation produite, qu'il est nécessaire de maintenir quelque temps la main sur l'occiput, et d'attendre ainsi que la contraction utérine ait fixé la nouvelle présentation. »

Il est souvent utile pour l'opérateur de combiner ces manœuvres internes avec des manœuvres externes. Pendant qu'une main introduite dans les organes génitaux repousse le menton ou l'occiput, l'autre restée libre est placée sur l'hypogastre et presse directement sur l'occiput pour en faciliter l'abaissement.

Les manœuvres externes seules se résument dans la méthode de Schatz déjà indiquée pour la face ; mais je doute qu'elle puisse être de quelque secours, à cause de la difficulté de sa bonne exécution, surtout quand déjà la poche des eaux n'est plus intacte.

Je rappelle qu'elle consiste à soulever le fœtus, en le saisissant, à travers la paroi abdominale, au niveau des épaules, à repousser ces parties du côté du dos, pendant qu'un aide presse vigoureusement dans la direction de l'occiput pour fléchir la tête.

Si la version n'a pas été tentée, si la transformation en sommet ou en face a échoué, lorsqu'on s'est assuré que les contractions utérines les plus énergiques ne réussissent pas à faire engager la tête, il faut intervenir par le forceps, en appliquant les cuillers tantôt d'une bosse pariétale à l'autre, tantôt du menton à l'occiput, tantôt obliquement d'une bosse pariétale à la tubérosité malaire d'un autre côté. On pourrait se servir de la méthode de Braxton-Hicks (version combinée par manœuvres internes et externes) : une main agit alors à travers le col sur le front ou la face du fœtus, tandis que l'autre repousse en sens inverse la masse fœtale et l'utérus.

La correction manuelle des présentations du front en face ou sommet peut être effectuée, la poche des eaux étant intacte. Il faut seulement avoir soin, dès que la réduction est produite, de rompre les membranes pour fixer la présentation acquise.

Si toutes les manœuvres que je viens d'exposer n'ont pas réussi, on peut recourir à la correction instrumentale, à l'aide du levier. On l'utilise comme moyen de flexion. La cuiller de l'instrument est appliquée sur l'occiput du fœtus, et l'abaisse en fléchissant la tête, à l'aide de tractions combinées avec un mouvement de bascule.

2° **La dilatation est complète.** — On peut essayer

les moyens de réduction de la présentation comme dans la première hypothèse. Mais dans cette circonstance, beaucoup d'accoucheurs font la version par manœuvres internes et amènent ainsi une présentation du siège qu'ils terminent par une extraction immédiate. Lorsque la tête est encore mobile, que l'accoucheur assiste à la rupture de la poche des eaux, ou la rompt lui-même, si le bassin n'est pas rétréci, c'est une manœuvre très recommandable.

« L'introduction du forceps est très difficile, car la tête en présentation du front remplit tellement le bassin que l'on a de grandes difficultés à introduire la main assez haut pour pouvoir appliquer le forceps sans employer la force. La surface inégale du menton rendra également difficile l'introduction du forceps jusqu'au dèlà du menton..., l'écartement des branches du forceps sera très considérable, l'articulation difficile... La compression peut amener des luxations, des fractures et des dépressions sur la tête du fœtus, le pronostic est très grave pour la mère et l'enfant » (Heinricius).

Lorsque tous ces moyens ont échoué, il ne reste plus que la ressource de l'embryotomie céphalique. Il faut réduire le volume de la tête fœtale pour lui permettre de franchir la filière pelvienne.

B. *La tête est engagée.* — A cette période de l'accouchement, il serait inutile et dangereux de tenter les manœuvres de transformation en sommet ou en face, ou encore de vouloir faire la version. On peut favoriser le mouvement de rotation avec le levier. L'instrument placé sur les côtés de l'occiput, ou au niveau des apophyses mastoïdes, facilitera la rotation en repoussant l'occiput en arrière vers la concavité du sacrum.

Le forceps est la ressource la plus précieuse et souvent suffisante. Si l'accouchement n'avance pas, soit que les contractions s'affaiblissent ou disparaissent, soit qu'elles ne puissent, malgré leur énergie, faire passer la tête, soit qu'un danger quelconque menace la mère ou l'enfant, toute temporisation serait coupable.

« Cette application devra se faire sur les côtés de la tête, ou du moins très obliquement si la tête est transversale, de façon à favoriser la descente... Après l'engagement de la tête, à la fin du second temps, si la présentation du front persiste, deux cas peuvent avoir lieu : ou la face regarde en avant, ou elle regarde en arrière. Dans le premier cas on agira avec le forceps directement en bas, jusqu'à ce que le dos du nez apparaisse au-dessous de la symphyse pubienne ; on devra ensuite relever les manches de l'instrument, de façon à dégager la tête, d'après les lois du mécanisme normal de ce genre d'accouchement. Dans le second cas, avec une naso-postérieure du front, il faut se rappeler que la nature résout le problème, en ramenant la face en avant, sa partie moyenne en rapport avec le ligament sous-pubien, par un mouvement de rotation analogue à celui des positions occipito-postérieures de la face et du sommet... ; il est indiqué de favoriser ce mouvement... Quant à dégager la tête directement en naso-postérieure, les différentes parties de la face apparaissant successivement à la commissure postérieure, le menton sortant le premier au-devant du périnée, on ne peut y songer, à moins de conditions exceptionnellement favorables, dans le volume de la tête fœtale ou les dimensions du bassin » (Blanc).

Si le fœtus est mort ou si toutes les méthodes employées n'ont pas amené l'expulsion de l'enfant, il faut recourir à l'embryotomie, soit à la céphalotripsie, soit à la crânioclasie qui trouve dans la demi-déflexion de la tête certaines indications favorables.

Lorsque la tête profondément engagée et ayant subi son mouvement de rotation n'a plus qu'à traverser le bassin musculaire, l'application de forceps se fera sans difficultés et comme dans le sommet d'une oreille à l'autre. On termine d'après le mécanisme de l'accouchement normal ; mais il faut faire des tractions très lentes pour ménager le périnée qui court grand risque d'être rompu.

3° Présentation du siège.

Sous le nom de présentations du siège, on comprend toutes celles dans lesquelles il se présente une partie quelconque des extrémités inférieures de l'enfant. On en distingue deux variétés principales : 1° le siège complet (les jambes sont croisées au-devant de l'abdomen); 2° le siège décomplété (mode des fesses le plus fréquent où les membres inférieurs sont relevés droits au-devant du fœtus, mode des pieds, mode des genoux).

Les différentes positions se distinguent par la situation qu'occupe le sacrum du fœtus par rapport aux divers points du bassin de la mère, on a donc des sacro-iliaques gauche, droite, etc.

Les présentations du siège sont loin d'être rares. Dubois et Mme Lachapelle ont donné 1/25 comme fréquence; mais si l'on ne tient compte que des enfants nés à terme, la proportion, d'après le professeur Pinard, est de 1/62.

Pour bien comprendre dans quelle mesure le médecin doit pouvoir, dans ces accouchements, aider ou corriger les efforts naturels, je rappellerai en quelques mots le mécanisme du dégagement.

Le 1er temps, ou temps d'amoindrissement, se fait par pelotonnement que l'on peut comparer au tassement de la présentation du sommet.

Le 2e temps, ou temps d'engagement, ne s'exécute ordinairement que pendant le travail, surtout si le siège est complet ; les deux fesses, qui sont synclitiques au détroit supérieur, se placent l'antérieure en avant pendant l'engagement.

Le 3ᵉ temps, ou temps de rotation, est caractérisé par ce fait que le diamètre bitrochantérien, qui est toujours oblique depuis le détroit supérieur, se place dans le sens

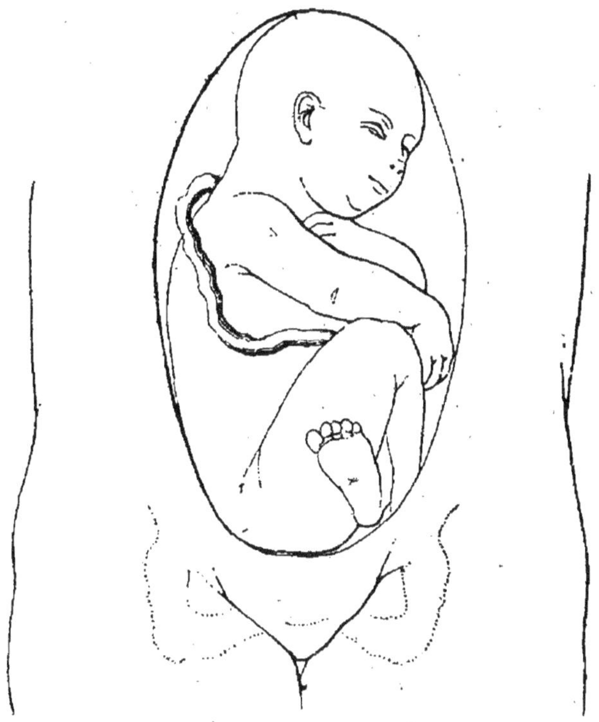

Fig. 6. — Siège complet.

des diamètres antéro-postérieurs ; c'est le trochanter le plus rapproché du pubis qui tourne en avant.

Le 4ᵉ temps, ou temps de dégagement, est caractérisé d'abord par une inflexion latérale du tronc ; puis la fesse *antérieure* apparaît à la vulve, la postérieure sortant la dernière ; les épaules, placées dans le sens du diamètre antéro-postérieur, sortent aussi, l'*antérieure* la première.

5° La rotation interne de la tête est destinée à placer ses plus grands diamètres en rapport avec les plus grands du détroit inférieur, l'occiput venant sous le pubis ;

6° Le dégagement de la tête se fait par un mouvement de bascule autour de la symphyse ; le menton, la bouche, le nez, le front se dégagent d'abord ; l'occiput sort le dernier.

Ce mécanisme peut présenter plusieurs irrégularités dans chacun de ces temps, irrégularités qui n'empêchent pas ordinairement l'accouchement, et le rendent seulement plus lent dans sa marche. La rotation qui amène l'occiput sous le pubis peut se produire en sens contraire. L'expulsion spontanée peut encore être obtenue de deux façons : 1° si la tête est très fléchie, la nuque appuie fortement sur la commissure postérieure de la vulve, et on voit apparaître successivement sous le pubis : menton, bouche, front, occiput en dernier lieu ; 2° si la tête est défléchie, en relevant le tronc du fœtus, on voit se dégager, à la commissure postérieure, occiput, vertex, front, menton le dernier.

Dans la présentation du siège, mode des fesses, les particularités à signaler sont que l'engagement est plus prématuré et plus rapide que dans le siège complet ; mais, en revanche, le dégagement est très difficile, car les membres inférieurs forment attelles au tronc, et empêchent son inflexion latérale.

Le pronostic de l'accouchement dans les diverses présentations du siège est moins favorable que dans les présentations du sommet.

On dit que le pronostic est moins bon pour la mère parce que l'accouchement est en général plus long : le siège décomplété et la primiparité sont les plus puissants facteurs de la lenteur et des difficultés d'expulsion.

Quant à l'enfant, il est plus exposé aux procidences

du cordon, parce que l'ombilic est plus rapproché de la présentation et aussi parce que le siège étant plus irrégulier que le sommet, ne permet pas aux parois utérines de s'appliquer aussi exactement sur lui. Cette procidence du cordon expose l'enfant à l'asphyxie, parce que la tige funiculaire peut être comprimée entre les organes maternels et le tronc du fœtus, ou bien entre le bassin et la tête fœtale qui remplit complètement l'excavation. Dans l'excavation même, si le cordon n'est pas comprimé dangereusement par la tête fœtale, l'enfant peut encore succomber par suite du décollement placentaire. Les dangers sont à leur maximum pour l'enfant chez les primipares, quand la tête est très volumineuse, et surtout dans la variété de présentation appelée mode des fesses. Le pronostic comparatif du sommet et du siège est le suivant : Pour le professeur Tarnier, il meurt 1 enfant sur 100, dans la présentation du sommet, 1 sur 50 d'après P. Dubois. Dans la présentation du siège, Mme Lachapelle donne comme mortalité fœtale 1/7 et P. Dubois 1/11.

Le Dr Mantel dans sa thèse de 1889, sur un relevé de 110 cas, donne comme mortalité fœtale chez les primipares, 5,55 p. 100 ; chez les multipares 10,71 p. 100.

Le professeur Pinard, sur un chiffre de 298 présentations du siège, donne comme mortalité fœtale, chez les primipares 10,09 p. 100 ; chez les multipares 15,76 p. 100.

Les statistiques sont éloquentes et assombrissent, prises dans leur sens absolu, le pronostic des présentations du siège pour l'enfant. Je tiens compte de ce résultat mathématique et je me laisse un peu diriger dans ma pratique par cette considération d'ensemble. Pourtant, des accoucheurs du plus grand mérite ont émis sur ce point des opinions différentes. D'après M. Charpentier,

« l'accouchement par le siège ne présente pas plus de difficultés, chez les multipares, que l'accouchement par le sommet. »

« La présentation pelvienne, dit M. Guéniot, conduite par un accoucheur éclairé, ne fait pas courir de risques, même aux enfants. » Cette opinion de l'habile chirurgien en chef de la Maternité contient certainement une très grande part de vérité; et si dans ces accouchements, la mortalité des enfants est tellement considérable, il faut souvent l'attribuer à l'intervention intempestive ou maladroite du médecin ou de la sage-femme.

L'accoucheur doit-il donc toujours, pendant la grossesse, faire tous ses efforts pour éviter la présentation du siège? Et dans ce cas, à quel moment doit-il intervenir?

Cette transformation de la présentation du siège en présentation du sommet s'obtient à l'aide de la version par manœuvres externes. Un certain nombre d'accoucheurs la proscrivent, parce qu'ils la croient difficile, dangereuse même (rupture de l'utérus, décollement du placenta, substitution possible d'une épaule) chez les primipares, ou bien inutile chez les multipares (Pajot, Guéniot, Charpentier). D'autres la recommandent dans tous les cas, chez les primipares et les multipares, sauf dans la grossesse multiple et les malformations utérines (Tarnier, Pinard, Olivier, etc.).

Il est favorable de tenter toujours la version par manœuvres externes, dès le huitième mois de la grossesse, car le sommet est toujours plus désirable que le siège; mais il faut le faire avec méthode, douceur et patience, et ne pas insister avec violence pour obtenir quand même l'évolution fœtale.

Chez les multipares, la version est plus facile, mais assurément moins nécessaire. Chez les primipares où elle serait très désirable, elle s'obtient assez souvent avec difficulté : c'est ainsi que le docteur Olivier, qui est extrêmement habile, a échoué trois fois sur sept cas.

Ces réserves faites, je suis partisan de la version par manœuvres externes dans ces cas, et aussitôt que possible. Quant à la ceinture entocique du professeur Pinard, destinée à maintenir la présentation du sommet, elle est très difficilement supportée ailleurs qu'à l'hôpital.

Mieux vaut, suivant le précepte du professeur Tarnier, recommencer si c'est nécessaire la version, car en général, après un certain nombre de manœuvres, le sommet se fixe définitivement.

Le docteur Loviot, dans les cas même où le siège est engagé, a réussi au moyen de manœuvres vagino-abdominales, sous le chloroforme, à remonter le siège et à faire évoluer le fœtus sans qu'il en soit résulté rien de fâcheux pour la mère. C'est une manœuvre hardie qui a réussi grâce à l'habileté et à la grande prudence de son inventeur. Mais je ne la crois pas appelée à passer dans la pratique et je n'oserais pas la recommander aux médecins.

On peut encore tenter la version par manœuvres externes au début du travail, surtout quand la poche des eaux est encore intacte.

Lorsque l'accouchement par le siège n'a pu être évité quelle sera la conduite à tenir ?

Il faudra d'abord préparer avec plus de soins encore que dans la présentation du sommet tout ce qui pourra être nécessaire pour ranimer l'enfant ; la femme devra être mise dans la position obstétricale quand le travail est bien avancé : on devra surveiller l'état de la mère et de l'enfant, et après avoir pratiqué une bonne antisepsie générale aider au dégagement.

L'intervention variera suivant les cas qui peuvent

se présenter : 1° siège complet ; 2° siège décomplété.

1° *Le siège est complet.*

a. L'accouchement se fait tout naturellement, sans incident.

Il faut s'abstenir de toute intervention, même lorsqu'il y a déjà un pied à la vulve, si l'accouchement se fait lentement, mais régulièrement ; il faut bien se garder de toute traction, car on pourrait ainsi produire le relèvement des bras et la déflexion de la tête. Il ne faut pas s'effrayer de la sortie du méconium, qui est ici un phénomène tout mécanique de compression abdominale, et pratiquer souvent l'auscultation des bruits du cœur du fœtus. Lorsque les pieds et le siège sont sortis, il faut les soutenir pour les empêcher d'appuyer sur la commissure postérieure de la vulve et leur faire suivre la direction qui facilite l'inflexion latérale physiologique.

Le tronc devra être dirigé tangent à la branche ischio-pubienne, et ce serait une faute de placer le dos en avant : de cette façon, en effet, les grands diamètres du tronc seraient en rapport avec les petits diamètres du détroit inférieur, et au détroit supérieur la tête ne pouvant s'engager se défléchirait.

Lorsque l'ombilic apparaît à la vulve, il est quelquefois indispensable de faire une anse au cordon, de manière à éviter les tiraillements que cette tige pourrait exercer à ses insertions fœtale et placentaire. Dans des cas rares, le fœtus est à cheval sur son cordon, on le dégage en faisant passer une jambe par-dessus : si cette manœuvre ne réussit pas, il faut sectionner, lier le cordon et dégager promptement.

Lorsque le tronc est sorti et que la tête reste encore dans les organes génitaux, le cordon est comprimé, et la circulation funiculaire risque d'être interrompue : la contraction utérine n'a plus d'action sur la région fœtale à expulser. Si l'occiput est en avant, il faut relever le tronc fortement pour favoriser la sortie du menton en dirigeant le dos du fœtus vers le ventre de la mère. Dans certains cas, cette expulsion est trop lente et l'enfant court des dangers d'asphyxie ; dans d'autres cas, le dégagement est trop rapide, il faut s'opposer à la sortie trop brusque de la tête, qui pourrait produire la déchirure du périnée.

b. Des difficultés surviennent pendant l'expulsion. Lorsque le dégagement ne se faisait pas assez vite, Depaul donnait une dose de seigle ergoté : c'est une mauvaise pratique, parce que l'on produit ainsi une rétraction de l'orifice utérin qui entrave la marche de l'accouchement.

Il faut aider au dégagement. Pour cela, on saisit les pieds enveloppés d'un linge et on tire doucement, pendant les contractions utérines, en faisant exécuter au fœtus les mouvements qu'il aurait exécutés s'il avait été expulsé spontanément. Si les bras sont relevés, il faut les abaisser en commençant par le bras postérieur et suivant un procédé que nous décrirons dans le troisième temps de la version par manœuvres internes.

Quant à la tête, elle peut être retenue par le détroit supérieur du bassin, par le col utérin rétracté ou par le périnée. Dans tous ces cas, on use de méthodes particulières qui seront étudiées plus tard. Mais il faut toujours recourir à la manœuvre de Mauriceau :

Deux doigts dans la bouche, l'autre main à cheval sur le cou du fœtus, le menton est ramené en arrière. On tire sur les épaules et les doigts font exécuter à la tête le mouvement de bascule physiologique nécessaire au dégagement. Lorsqu'aucune de ces manœuvres n'a réussi, il faut faire une application de forceps sur la tête restée dernière : c'est une intervention exceptionnelle, et que Mme Lachapelle disait réservée aux maladroits.

2° *Le siège est décomplété.* — **Mode des fesses.** —
Deux cas se présentent : siège non engagé ; siège engagé.

a. Le siège n'est pas engagé. — Les anciens accoucheurs, Peu, Mauriceau, Baudelocque, dès que la dilata-

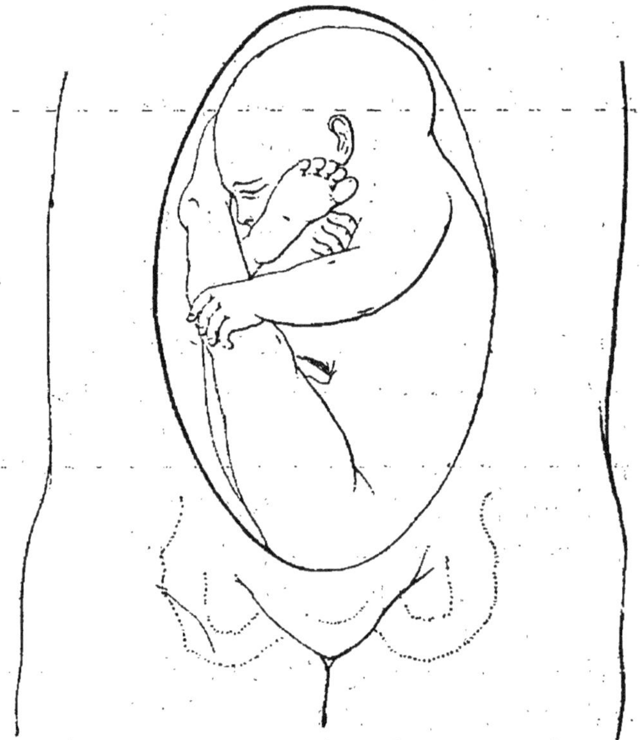

Fig. 7. — Siège décomplété, mode des fesses.

tion était suffisante, introduisaient la main dans l'utérus
pour dégager les pieds et les abaisser.

Ahlfeld (1872) conseille d'abaisser un pied et d'attendre. Ce dernier procédé, laissant un membre inférieur
accolé au siège, permet la dilatation du vagin et de la
vulve, plus facilement que celui de Mauriceau, où la tête,
qui est alors le pôle le plus volumineux, est chargée de
faire toute seule le travail, faisant courir ainsi plus de

dangers à la mère et à l'enfant. Il faut saisir le membre antérieur; si au contraire les tractions s'exerçaient sur le membre postérieur, la hanche antérieure serait arrêtée par le pubis. Ce sont des manœuvres difficiles quand la poche des eaux est rompue depuis un certain temps, l'utérus étant fortement rétracté sur le fœtus : il est très pénible dans ces cas de glisser la main entre l'utérus et le fœtus pour aller saisir le pied relevé jusqu'au menton ; et les difficultés sont plus grandes encore lorsqu'il s'agit d'abaisser le membre et de l'engager. Si pourtant cette opération préliminaire a pu réussir, au lieu d'attendre, il est préférable, quand la dilatation est complète, de faire l'extraction immédiate.

Pour opérer, on choisit de préférence la main gauche dans les positions gauches, la main droite dans les positions droites, et on pénètre directement jusqu'au fond de l'utérus, en suivant le plan antérieur du fœtus : le pied antérieur est saisi; puis, plaçant l'index en crochet sur le cou-de-pied et saisissant la cheville avec le pouce, on tire de façon à fléchir la jambe sur la cuisse et on achève la déflexion du membre.

Le professeur Pinard a pratiqué une autre manœuvre décrite dans la thèse de son élève Paul Mantel, de la façon suivante :

« 1ᵉʳ *Temps*. — Introduction de la main dans l'utérus et refoulement ou déplacement du siège.

2ᵉ *Temps*. — Choix de la cuisse. Flexion de la cuisse sur le bassin.

La main étendue s'applique sur la cuisse antérieure sur laquelle il est préférable d'agir et glisse sur la face postérieure de cette cuisse, en la déprimant et en la fléchissant sur le bassin jusqu'à ce que l'extrémité des doigts ait atteint le creux poplité. A ce moment les doigts se fléchissent sur la main et on obtient le maximum de flexion de la cuisse sur le bassin.

3e *Temps.* — Chute de la jambe. Saisie du pied et abaissement.

A la suite de ce mouvement de flexion de la cuisse, la jambe du fœtus se fléchit spontanément et le pied tombe pour ainsi dire, non pas dans la main, mais sur la main de l'accoucheur. Il suffit alors de retirer la main un peu en bas et de la retourner légèrement pour saisir le pied qu'on amène ensuite à la vulve. »

Cette méthode est très ingénieuse, et cette chute absolument providentielle du pied du fœtus sur le dos de la main de l'accoucheur trancherait immédiatement toutes les difficultés. Mais, si dans quelques cas exceptionnellement faciles, la poche des eaux étant intacte ou rompue depuis peu, un opérateur habile a pu réussir, on conçoit que le plus souvent les mêmes difficultés existent que dans le procédé que j'ai décrit plus haut. C'est donc une manœuvre d'exception et sur le succès de laquelle il ne faut pas compter.

Lorsque l'accoucheur aura essayé sans résultat de 'abaissement d'un pied, si l'état général de la mère ou de l'enfant l'exige, il faudra recourir au lacs ou au forceps.

Le docteur Ad. Olivier, dans sa thèse qui est peut-être la meilleure de toutes celles produites par les élèves de la Maternité, a discuté très complètement tout ce qui a trait à ce sujet. Il repousse les tractions sur l'aine avec le doigt comme insuffisantes, celles par un crochet comme dangereuses, et donne la préférence au lacs. Dans certaines circonstances, lorsque tous ces moyens ont échoué, Olivier conseille de recourir au forceps.

b. Le siège est engagé. — Cet engagement, qui ne se produit ordinairement que pendant le travail, peut être quelquefois rencontré pendant la grossesse. Tant que l'accouchement se poursuit normalement, sans danger pour la mère et l'enfant, il faut attendre patiemment: souvent l'expulsion abandonnée aux forces de la nature se termine spontanément.

Si un accident quelconque l'exige, il ne faut pas hésiter à intervenir pour terminer promptement.

Devra-t-on recourir au doigt recourbé en crochet pour exercer des tractions? On introduit le doigt de dehors en dedans de l'épine iliaque vers les organes génitaux et sur le pli de l'aine antérieure. Quand c'est une manœuvre facile, c'est que le bassin est grand, le fœtus petit et que l'accouchement se serait fait tout seul. Le plus souvent, le siège est tellement comprimé par les parties maternelles que l'on ne peut insinuer dans l'aine l'épaisseur du doigt; d'ailleurs, après des essais nombreux, les doigts sont très vite fatigués et restent impuissants; enfin même lorsque le doigt est glissé sur la cuisse, les tractions sont souvent exercées trop en avant, et le fémur est brisé.

Les crochets métalliques rendront-ils plus de services?

Il y a des crochets qui terminent certains forceps; les meilleurs sont les crochets spéciaux. On peut les introduire facilement, et ils permettent les tractions : mais ce sont des instruments aveugles qui blessent les tissus, fracturent le fémur, font avec la pointe des lésions plus ou moins profondes dans la masse musculaire de la cuisse.

Les lacs sont préférables : ils sont plus souples, blessent un peu moins les parties maternelles; mais ils sont plus difficiles à introduire. On prend comme tels un cordon de tablier, un ruban de laine, une ficelle entourée d'un tube de caoutchouc (Olivier), une mèche à briquet (Tarnier). L'introduction est rendue plus facile par l'emploi du crochet d'Olivier qui est construit sur le principe de la sonde de Belloc. Mais leurs inconvénients sont encore la déchirure de la peau et la fracture du fémur.

Lorsque les lacs sont insuffisants ou impossibles à appliquer, ou si l'on préfère immédiatement renoncer à ces moyens, on peut recourir à l'application du forceps.

Conseillé par Levret, critiqué et blâmé par Baudelocque qui disait que le forceps avait une courbure pour s'adapter à la tête et non au siège, et qu'il brisait les os du bassin, ou blessait les parois abdominales et le foie, cet instrument fut oublié dans les accouchements en présentation du siège. P. Dubois le remit en honneur. Un certain nombre d'accoucheurs s'en servaient quand l'enfant était mort ; très peu osaient l'employer si l'enfant était vivant. Le professeur Tarnier recourut quelquefois avec avantage à l'application du forceps. Son élève, le docteur Olivier fit de ce sujet sa thèse et conclut à l'utilité du forceps dans les positions antérieures et les positions postérieures, le lacs étant réservé pour les transversales. Il se basait sur des expériences et sur des considérations géométriques pour établir la nécessité de l'application des branches de l'instrument sur les membres inférieurs. Si en effet, dit-il, le forceps est appliqué audessous du diamètre bi-trochantérien, sur les régions fessières, l'ensemble de ces surfaces a la forme d'un cône à sommet inférieur, d'où glissement facile du forceps. Si au contraire on opère sur les membres inférieurs, le cône a son sommet supérieur, sa base aux trochanters et l'instrument ne dérapera pas.

Par des considérations de même ordre, le lacs, d'après cet auteur, est préférable dans les transversales.

Dans un récent mémoire, le D\u1d63 Olivier conseille aussi le lacs dans les variétés antérieures, c'est d'ailleurs l'opinion émise aussi par le Dr Charpentier dans la seconde édition de son *Traité d'accouchements*.

Si l'on veut bien réfléchir aux difficultés de toutes sortes rencontrées pour l'introduction du lacs, et aux dangers de ce tracteur qui fracture encore souvent malgré toute l'habilité de l'opérateur. Si, d'autre part, on considère que le forceps est toujours facile à appliquer, qu'il ne détermine jamais de lésions lorsqu'il est manié avec prudence, la conclusion s'impose : le forceps doit être employé dans toutes les positions du siège et est toujours préférable aux autres procédés. C'est la conduite que j'ai suivie dans neuf accouchements par le siège où l'intervention était nécessaire et c'est celle que j'ai défendue depuis sept ans dans des cours particuliers et dans des conférences.

On m'objectera que le forceps glisse et qu'il suffit de regarder les figures géométriques de la thèse Olivier pour croire à la réalité de cet accident.

Mais les considérations théoriques les plus convaincantes ne sont pas toujours confirmées par la pratique. Il en est de ce point comme de la supériorité théorique de la version sur le forceps dans les bassins rétrécis. Tout semble, en effet, favorable à la version ; mais pratiquement c'est le forceps qui a tous les avantages. Or, j'ai fait de nombreuses expériences sur le mannequin et jamais je n'ai vu mon instrument déraper, pas plus que dans mes accouchements. Peut-être le forceps Tarnier qui est serré d'une façon immobile est-il sur ce point moins bon que l'ancien ? avec le Levret et surtout avec le forceps élastique de Trélat, les mains ont toujours la sensation que l'objet est bien saisi, et les manœuvres de traction et de constriction sont voulues par l'accoucheur à chaque moment dans un rapport nécessaire au double but poursuivi, une prise solide et l'extraction sans lésions. J'ai toujours appliqué le forceps de Trélat; il s'adapte bien sur les surfaces inégales à saisir, s'y moule mieux que tout autre, et par suite les pressions qu'il détermine sont inoffensives.

Lorsque le siège est à la vulve, les membres inférieurs relevés peuvent gêner l'inflexion latérale du tronc. Dans ces cas on a conseillé d'introduire le doigt dans le rectum, d'accrocher la hanche postérieure à travers la paroi rectale et en faciliter ainsi le dégagement au moment d'une contraction utérine. On peut réussir quelquefois; mais on ne saurait user d'une trop grande prudence dans cette manœuvre, car elle peut être suivie d'une déchirure de la cloison ou de fistules vésico-vaginales.

On a même pratiqué sous le nom de méthode birectale la manœuvre suivante : au moyen de l'index d'une main introduit dans le rectum de l'enfant vivant ou mort, on attire la fesse antérieure en haut, pendant que de l'autre main on soulève la fesse postérieure à travers la paroi antérieure du rectum.

Dans les cas où l'enfant est mort, si le forceps ne fournit pas un moyen d'extraction suffisamment certain, il ne faut pas hésiter à recourir aux instruments de réduction, tels que le céphalotribe ou le crânioclaste.

4° Présentation de l'épaule.

Dans toutes les présentations que nous venons d'étudier, le grand diamètre fœtal correspondait au grand diamètre de l'utérus, et les forces naturelles pouvaient amener spontanément la terminaison de l'accouchement. Dans les présentations transversales, au contraire, il n'y a plus concordance entre les deux diamètres, et dans la généralité des cas, l'accouchement sera impossible si l'art n'intervient pas. Ces présentations se rencontrent en moyenne dans la proportion de 1/125.

On divise ces présentations en deux grandes variétés. Dans l'une le dos de l'enfant regarde en avant; dans l'autre, il est tourné en arrière. Chacune d'elles se subdivise en deux variétés secondaires, selon que la tête du fœtus est placée dans la fosse iliaque droite ou dans la fosse iliaque gauche. Ainsi dans les dorso-antérieures, on a présentation de l'épaule droite ou de l'épaule gauche selon que la tête est dans la fosse iliaque gauche ou dans la fosse iliaque droite, etc.

Les dorso-antérieures sont les plus fréquentes, car la surface convexe et lisse de la région dorsale s'accommode bien à la concavité régulière de la face antérieure de l'utérus. Mais les dorso-postérieures ne sont pas rares. L'accouchement ne pouvant se terminer spontanément, la vie de la mère et de l'enfant dépendent d'un diagnostic précoce de la position du fœtus; en effet, le traitement, relativement facile et peu dangereux au commencement du travail, devient beaucoup plus difficile si l'on a différé trop longtemps.

On a calculé qu'il meurt en moyenne trois enfants sur sept. La mère court aussi de grands dangers parce que le travail est très lent, puis quelquefois l'enfant succombant, se putréfie et l'intoxique ; enfin les ruptures utérines sont fréquentes soit spontanément, soit dans des interventions trop tardives ou maladroites, etc.

Il est donc très favorable de faire tout le possible pour éviter les présentations du plan latéral du fœtus.

Grâce au palper, on peut les reconnaître pendant la grossesse. A cette période, le tronc est oblique ou transversal. S'il est oblique on trouve la tête dans la fosse iliaque, le dos est courbé et allongé, le siège est plus haut que la tête et situé dans l'hypochondre du côté opposé. La présentation n'existe pas d'une façon définitive, et au moment du travail, la tête ou le siège peut se présenter au détroit supérieur, mais il ne faut pas compter sur cette heureuse transformation. Il est indispensable, dans le dernier mois, de faire la version par manœuvres externes et de l'y maintenir par une ceinture, ou mieux de surveiller la femme et de s'assurer que la tête se maintient bien à la partie inférieure de la tige fœtale. Quelquefois le fœtus est dans une situation nettement transversale; il faut encore agir de même, soit chez les multipares, soit chez les primipares, et par des manœuvres externes amener la tête en rapport avec l'aire du détroit supérieur. Il ne faut pas compter sur le fait si rare de la version spontanée céphalique ou pelvienne, et moins encore sur l'évolution spontanée qui ne peut se produire qu'avec un petit fœtus et un grand bassin, et toujours en faisant courir les plus grands dangers.

Pendant la grossesse, on ne constate guère que les positions transverses; le dos se trouve ordinairement en avant, de sorte que pour l'épaule gauche, présentation la plus fréquente, c'est l'acromio-iliaque droite transversale qu'on observe le plus souvent, et l'acromio-iliaque gauche transversale pour l'épaule droite (l'acromion est le point de repère fœtal).

Lorsque la femme est en travail, les renseignements fournis très nettement par le palper pendant la grossesse sont ordinairement plus obscurs; mais le toucher donne des indications précises, variables suivant que la poche des eaux est intacte ou rompue, que la dilatation est incomplète ou complète, etc.

La poche des eaux, lorsqu'elle existe, est souvent très volumineuse et quelquefois dans cette poche le doigt rencontre une petite partie fœtale qui le frôle doucement; plus tard l'épaule s'engage, et l'accoucheur reconnaît la main, le tronc, l'abdomen, l'épaule ou le coude du fœtus. La perception du gril costal est très importante et la direction du creux de l'aisselle en faisant connaître la situation de la tête facilite la désignation du nom de l'épaule.

Pour se diriger, l'accoucheur doit connaître le nom du plan latéral qui se présente, la situation de la tête et du dos du fœtus : la connaissance de deux de ces trois facteurs impose la situation du troisième. Il faut toucher longuement, largement et profondément pour ne pas confondre avec une épaule un sommet et une procidence, ou un siège qui présente quelquefois des parties multiples constituées par les membres du fœtus. L'accoucheur devra d'ailleurs s'enquérir aussi avec soin de l'état de vie ou de mort de l'enfant et se renseigner sur la conformation du bassin.

Toutes ces précautions prises, si le travail débute, si la poche des eaux est intacte, le médecin devra encore essayer de pratiquer la version céphalique par manœuvres externes.

Si la poche des eaux est rompue, la dilatation n'étant pas suffisante, il est indiqué de pratiquer la version céphalique ou pelvienne par des manœuvres combinées, internes ou externes.

Quand la dilatation est complète, il faut faire la version par manœuvres internes, à moins que l'on ne soit en présence des contre-indications que j'exposerai en étudiant la version. Dans ces cas, il faut sans tarder recourir à l'embryotomie, car la femme s'épuise en vains efforts et la rupture utérine est imminente.

5° Accouchement multiple.

Il y a grossesse multiple lorsque plusieurs produits de conception se développent en même temps dans la cavité utérine (j'omets à dessein les grossesses ectopiques). On a des grossesses doubles, triples, quadruples, même quintuples. Les accouchements sont souvent prématurés et présentent des caractères un peu spéciaux. Je ne m'occuperai ici que des accouchements dans les grossesses gémellaires, car ils sont assez fréquents (1/90), et la conduite dans ces cas inspirera les moyens à employer dans les grossesses où les fœtus sont plus nombreux.

Sur cent grossesses doubles, on trouve en France soixante-cinq couples du même sexe et trente-cinq couples de sexes différents. Dans un certain nombre de cas, les fœtus sont contenus dans des poches distinctes; dans d'autres au contraire, plus rares, ils sont renfermés dans les mêmes enveloppes.

Dans l'utérus, les deux fœtus sont soumis à la loi de l'accommodation; mais de plus ils doivent s'accommoder l'un par rapport à l'autre et à leurs enveloppes. Le plus souvent, on trouve les enfants ayant tous les deux la tête en bas, ou bien l'un ayant la tête en bas, l'autre la tête en haut. Quelquefois les deux têtes sont en haut. D'après le docteur Budin, « lorsqu'il y a deux œufs ou tout au moins deux poches amniotiques, on doit distinguer trois variétés dans la situation relative des œufs et des fœtus. Dans la première, les deux fœtus sont placés l'un à côté de l'autre, l'un occupe la moitié droite, l'autre la moitié gauche de l'utérus.

« Dans la seconde variété, les fœtus sont placés l'un au-dessus de l'autre. Ils sont superposés, l'un occupe le fond de l'utérus, l'autre son segment inférieur.

« Dans la troisième, ils sont placées l'un au-devant de l'autre, l'un d'entre eux occupe la moitié antérieure de la cavité utérine, l'autre la moitié postérieure. »

La conduite de l'accoucheur varie suivant que le travail suit son évolution normale, ou que des difficultés surgissent pendant son cours.

1° L'accouchement est normal. — Appelé auprès

d'une femme en travail, l'accoucheur qui déjà, dans les derniers temps de la grossesse, avait fait son diagnostic, s'assure de nouveau de la gémellité de la grossesse, de l'attitude des fœtus, de l'état des enveloppes. S'il est possible, par la constatation du flot perçu sur toute la surface du ventre, de s'assurer que l'œuf est unique, ce sera un renseignement très précieux pour permettre de surveiller utilement le travail. La connaissance parfaite de tous les détails intéressant la vie des fœtus, l'état général de la femme, la conformation des parties molles et des parties dures maternelles est absolument nécessaire.

Toutes les présentations peuvent se rencontrer : le plus souvent, on a deux sommets, puis un sommet et un siège, deux sièges, etc.

Le plus grand nombre des accouchements gémellaires a lieu de huit mois à huit mois et demi.

Le travail peut être considéré comme se composant de deux accouchements simples, se succédant le plus souvent à intervalle peu éloigné : il présente une physionomie particulière, une allure spéciale qui doit être bien connue pour permettre une assistance judicieuse.

La durée du travail, exceptionnellement aussi courte que dans l'accouchement unipare, est généralement plus longue. L'utérus surdistendu présente en effet, d'ordinaire, des contractions irrégulières : les douleurs sont altérées dans leur durée, leur fréquence et leur intensité. L'effacement et la dilatation du col se terminent moins promptement, d'une part parce que le muscle utérin se contracte moins bien, et d'autre part parce que, l'accouchement se faisant avant le terme, les modifications physiologiques du col sont incomplètes et le rendent plus résistant.

L'expulsion est aussi un peu retardée bien que chacun des fœtus soit plus petit que dans les grossesses simples. Mais le premier fœtus, pour franchir la filière pelvienne, doit s'accommoder, non seulement au bassin et aux parties molles, mais encore au second enfant : c'est une cause de déperdition des forces contractiles utiles, et par conséquent de lenteur du travail. Le plus souvent, il faut le dire, à moins de difficultés spéciales, le premier enfant est expulsé un peu lentement, mais de la même façon que s'il s'agissait d'une grossesse unipare : nous n'avons donc rien de particulier à signaler dans la conduite à tenir.

Pour le deuxième accouchement, deux cas se présentent : la poche amniotique est unique, ou bien les deux poches sont séparées.

Dans le premier cas, l'expulsion du second fœtus suit immédiatement celle du premier, et elle varie d'aspect suivant la présentation et la position. Il faut se comporter pour son dégagement comme dans l'accouchement unipare.

Lorsque les poches qui renferment les deux fœtus sont distinctes, l'utérus présente souvent un temps de repos plus ou moins long entre l'expulsion du premier enfant et celle du second. Faut-il attendre? Pendant combien de temps? Doit-on même s'exposer à laisser le col se reformer pour assister plus tard à un nouveau travail? Dans les cas où un danger survient, hémorrhagies, convulsions, souffrance de l'enfant constatée par l'auscultation, etc., tout le monde est d'accord ; il faut immédiatement rompre la poche des eaux, exciter la contraction utérine et terminer l'accouchement.

Lorsqu'il ne survient pas d'incidents, un certain nombre d'accoucheurs recommandent d'attendre, une demi-heure, une heure et même davantage, jusqu'à ce que, spontanément, l'utérus entre de nouveau en contraction.

Je ne partage pas du tout cette opinion, et dans tous les cas, craignant de voir se fermer la porte qui a livré passage au premier fœtus, je trouve préférable, après quelques minutes, de rompre la poche des eaux, et de surveiller avec le plus grand soin l'engagement et l'expulsion du second enfant, en se tenant prêt à corriger la présentation si elle est vicieuse, et à combattre toute manifestation de procidence du cordon ou des membres.

Lorsque les enfants sont encore trop peu développés pour qu'ils aient chance d'être bien viables, si, ce qui est extrêmement rare, le premier enfant est expulsé avec son placenta, je suis encore d'avis que dans l'intérêt de la mère, et aussi pour calmer les angoisses de la famille, il vaut mieux suivre la même conduite. Pourtant, à cet égard, les avis sont partagés, et Depaul dans ses leçons de clinique obstétricale s'exprime ainsi :
« Si, après la naissance d'un premier enfant suivi bientôt de son délivre, le travail se suspendait et que la nature ne semblât pas disposée à entreprendre l'accouchement du second enfant, je crois qu'il serait logique d'attendre. Il est bien entendu toutefois qu'il n'y a ni hémorrhagie, ni convulsions, ni accidents de quelque nature que ce soit qui puissent vous imposer une autre ligne de conduite. Il faut pour agir de la sorte que vous ayez sous les yeux une femme bien constituée, qui n'aura pas encore été affaiblie par le premier accouchement ou pendant la grossesse ; il faut en outre que vous entendiez parfaitement les battements du cœur du second enfant encore enfermé dans la matrice. Cette décision vous la prendrez surtout si le premier enfant est relativement petit ; si, d'après son volume et les renseignements que vous aurez recueillis, la grossesse n'est pas arrivée à son terme normal, vous pourrez espérer alors... que le fœtus resté dans la matrice continuera à

se développer et pourra atteindre le terme régulier de la gestation. »

Les fœtus expulsés, il faut surveiller la délivrance de la façon que nous avons indiquée à ce chapitre. Je rappelle seulement que nous ne sommes plus au temps de Capuron qui, comme moyen de diagnostic de la grossesse gémellaire, ne connaissait que la présentation d'un second enfant après la sortie du premier. Pendant la grossesse et pendant le travail, par l'auscultation et surtout par le palper, l'accoucheur s'est assuré d'une façon positive de la présence de deux fœtus dans la cavité utérine. Aussi dès que le premier enfant a été expulsé, il doit faire une ligature placentaire sur son cordon, car il sait que les deux fœtus ont souvent des territoires placentaires communs.

2° **L'accouchement est accompagné de difficultés.** — Ces difficultés qui peuvent mettre en péril la vie de la mère ou celle des enfants, sont d'ordre général, ou d'ordre spécial.

a. *Difficultés d'ordre général.* — Le phénomène le plus grave qui puisse se manifester, c'est la perversion des contractions utérines, et dans deux circonstances distinctes :

α. *Pendant l'expulsion du premier fœtus.* — Les contractions utérines qui sont presque toujours un peu languissantes dans l'accouchement gémellaire, peuvent l'être à des degrés différents ; dans certains cas, il y a presque une véritable inertie. Tant que la mère et les enfants ne courent aucun danger, il faut prendre patience et savoir attendre. Si pourtant, la dilatation est trop lente à se produire, des injections vaginales antiseptiques à 48° répétées deux ou trois fois en une heure suffisent quelquefois à accélérer le travail.

Dans certaines circonstances, lorsque les enfants sont

volumineux, lorsque surtout l'un des œufs est atteint d'hydramnios, l'utérus est extraordinairement distendu, et on peut rencontrer une véritable tétanie qui entrave la marche de l'accouchement. Lorsque l'enfant a une bonne présentation il peut être favorable de rompre prématurément la poche des eaux : à la suite, les contractions utérines prennent souvent une allure régulière.

D'autres fois, au contraire, la poche amniotique se rompt spontanément et prématurément. C'est une cause de ralentissement du travail, mais tant qu'il ne survient pas de complications graves, il faut attendre et ne pas intervenir.

Exceptionnellement, c'est la poche du second fœtus qui se rompt la première; il faut s'en assurer par un examen méthodique, au moment et dans l'intervalle des douleurs, car cet accident léger par lui-même pourrait être suivi d'une procidence.

β. *Pendant la délivrance.* — Le grand danger dans ce cas, c'est l'inertie utérine avec sa conséquence fatale, l'hémorrhagie.

L'utérus qui a été fatigué par une distension excessive, et par un travail longtemps prolongé, reste comme paralysé ; sa rétractilité et sa contractilité sont pour ainsi dire épuisées, les fibres musculaires ne fonctionnent plus comme ligatures vivantes des vaisseaux, et le sang s'écoule en quantité souvent considérable. Dans ces cas, il faut introduire la main pour pratiquer la délivrance artificielle, et exciter la réaction utérine par des manipulations, des injections d'eau à 48°, etc. On peut certainement rencontrer après l'accouchement gémellaire toutes les difficultés de la délivrance en général ; mais comme elles n'ont rien de spécial, je les renvoie à ce chapitre. Je voulais seulement appeler l'attention sur ce caractère particulier de fréquence et de gravité de l'inertie après un certain nombre de ces accouchements.

b. *Difficultés d'ordre spécial.* — Les difficultés qui pourront se manifester varieront avec la situation relative occupée par les deux fœtus au moment du travail, et d'une façon générale, elles seront plus à redouter si l'œuf est unique. De plus les fœtus peuvent être distincts ou adhérents ; le bassin peut être normal ou rétréci : Toutes ces particularités influent sur la marche et le pronostic de l'accouchement. Il est difficile de formuler des règles positives : on doit se conformer surtout aux exigences de chaque cas particulier.

I. — Les fœtus sont distincts.

a. Quelquefois les deux têtes se présentent ensemble au détroit supérieur et ni l'une ni l'autre ne peut pénétrer dans l'excavation ; ou bien la première tête est descendue dans l'excavation pendant que la seconde s'amorce sur le détroit supérieur et se trouve comprimée contre le thorax du premier enfant. Dans ces cas, il faut essayer de repousser la seconde tête à l'aide d'une main introduite dans le vagin pendant que l'autre agit à l'extérieur, puis on extrait par le forceps le premier engagé. Si cette manœuvre est impossible, on devra sacrifier le premier enfant par l'embryotomie, puis extraire le second.

b. C'est un sommet et un siège qui veulent s'engager en même temps.

Si le premier enfant se présente par le sommet, il est exceptionnel que l'accouchement offre quelque difficulté. Il faut seulement veiller à ce que les membres inférieurs défléchis du second enfant ne viennent pas troubler l'évolution du sommet engagé, et si le cas se présente, les repousser, ou extraire, dès que c'est possible, le premier fœtus par le forceps.

Lorsque le premier enfant se présente par le siège, tout va bien d'abord, les difficultés surgissent au moment du passage de la tête, qui se trouve arrêtée par celle du second, de différentes façons (accrochement de l'occiput de l'un sur le menton de l'autre et inversement, accrochement des deux occiputs, accrochement latéral). Le travail s'arrête, quelle conduite devra-t-on tenir ?

Repousser la tête du second fœtus pour permettre l'extraction du premier? C'est une manœuvre très difficile et qui échouera le plus souvent.

Une application de forceps sur la tête du second fœtus?

Procédé déplorable, qui sacrifie les deux enfants et ne réussira que très exceptionnellement si les fœtus sont petits et le bassin très grand.

Si le second enfant est supposé vivant, comme l'existence du premier est très compromise par la situation dans laquelle il est déjà depuis un certain temps, il faut le sacrifier, faire la détroncation du premier, extraire le second enfant et enfin aller chercher la tête du premier.

c. On a deux sièges. Dans ces cas, on peut rencontrer de multiples parties fœtales. Il faut bien se garder de tirer sur l'ensemble de toutes ces parties. On fera le toucher manuel pour bien saisir une partie quelconque du siège le plus engagé et on essayera en même temps de repousser les différentes parties du second. Si le dégagement ne peut se faire, s'il y a un obstacle absolu analogue aux accrochements décrits, il faut sacrifier celui qui obstrue le passage, le premier engagé, puis extraire le second.

d. C'est une épaule avec un sommet ou un siège. Si le premier enfant obstrue complètement l'accès du détroit supérieur, il faut faire la version par manœuvres internes, ou même recourir au besoin à l'embryotomie pour rendre libre l'entrée de la filière pelvienne, puis

10.

extraire le second enfant. Dans certains cas, le second s'engage un peu et se fraye un étroit passage entre les parois utérines et le premier. S'il s'engage par le sommet, il peut être arrêté par le cou du premier enfant, mais cet enclavement se produit surtout quand la tête est déjà très engagée : c'est alors l'épaule qui rencontre un obstacle absolu à la descente dans le cou du fœtus transversalement placé.

Quelle conduite devra tenir l'accoucheur? Devra-t-il tenter de libérer l'épaule en introduisant la main? Ce sera une manœuvre très laborieuse, dangereuse pour la mère et le plus souvent impossible.

Faudra-t-il extraire par le forceps l'enfant dont la tête est engagée? C'est une mauvaise opération et qui échouera presque toujours.

On devra, suivant la facilité plus grande de l'une ou de l'autre opération, faire la crâniotomie sur la tête qui se présente, ou pratiquer la décollation de l'autre enfant.

Si le second enfant s'est engagé par le siège, la tête de cet enfant peut encore s'accrocher au cou du premier fœtus.

Que devra faire l'accoucheur? Après avoir essayé, presque toujours vainement, de libérer avec la main la tête du fœtus engagé, il devra recourir à la décollation de celui qui est déjà à moitié sorti : cette opération sera plus facile, et d'ailleurs l'existence de cet enfant est très rapidement compromise.

II. — Les fœtus sont adhérents.

Au point de vue obstétrical, on peut comprendre dans quatre variétés principales les monstruosités doubles les plus fréquentes : 1° deux corps presque distincts, unis en avant dans une étendue variable, par la poitrine ou l'abdomen ; 2° deux corps presque distincts, unis dos à dos par le sacrum ; 3° les monstres bicéphales, avec un seul corps et deux têtes partiellement unies et les corps séparés en bas.

« Le premier fait qui nous frappe, dit Playfair, dans l'histoire de ces accouchements, c'est la fréquence avec laquelle ils se sont terminés par les forces naturelles seules, sans aucune assistance de la part de l'accoucheur. Ainsi, sur 31 cas, il n'y en a pas moins de 20 dans lesquels l'accouchement fut naturel et sans aucune difficulté apparente. Les auteurs sont à peu près d'accord pour dire que les enfants sont nécessairement prématurés et par conséquent d'un petit volume, et que la délivrance avant terme est plutôt la règle que l'exception. »

Dans cette variété d'accouchement gémellaire, lorsque le travail ne se termine point spontanément, les fœtus sont absolument à négliger, et l'embryotomie doit prendre la plus large part du traitement pour ménager la mère.

Pour résumer en quelques mots ce qu'il faut penser de l'accouchement gémellaire, je dirai que si l'on considère le cas le plus ordinaire où les fœtus sont distincts, avec un bassin normal, le pronostic sera le plus souvent assez favorable si la parturiente est assistée par un accoucheur instruit. Le diagnostic aura été bien établi pendant la grossesse ; il sera vérifié pendant le travail dont chacun des temps sera suivi avec la plus scrupuleuse attention. De cette façon, les accidents d'enclavement qui sont si terribles dans leur énumération, seront presque à coup sûr évités; et j'ose dire que la science et l'habileté du médecin réduiront presque à zéro ce chapitre effrayant de la dystocie gémellaire.

CHAPITRE III

Conduite à tenir dans les cas de dystocie.

« L'accouchement peut dévier de son cours normal
et devenir pathologique de deux manières différentes :
tantôt le travail est long outre mesure, difficile ou impossible parce qu'il est entravé par des causes qui rendent
les efforts de la nature insuffisants ou tout à fait vains ;
tantôt toutes les conditions d'un travail facile et spontané étant réunies, il survient des accidents qui exigent
l'intervention de l'art parce qu'ils pourraient nuire à la
santé ou compromettre l'existence de la femme ou de
l'enfant, ou des deux à la fois.

« Il y a donc un accouchement *difficile* ou *impossible*,
et un accouchement *dangereux*... Aussi admettons-
nous deux espèces de dystocie : 1° la *dystocie essentielle;*
2° la *dystocie accidentelle.*

« Considérées sous le rapport de leur étiologie, la
dystocie essentielle comprend deux espèces de causes
bien distinctes : celles qui consistent dans un vice de
la puissance expultrice du produit de la conception,
et celles qui opposent au passage de ce dernier un obstacle mécanique.

« La dystocie accidentelle a pour cause les accidents
qui peuvent survenir du côté de la parturiente et troubler la marche du travail ou la rendre dangereuse, et
ceux qui peuvent mettre en danger la vie du fœtus,

abstraction faite de la marche régulière ou spontanée du travail de l'enfantement » (Stoltz, *Dict.*, p. 105).

Si l'on considère les deux facteurs de l'accouchement, la mère et le fœtus, on divise encore la dystocie en *maternelle* et *fœtale* suivant que les difficultés ont rapport à l'un ou à l'autre.

ARTICLE Ier. — DYSTOCIE MATERNELLE.

§ 1. — *Anomalies des contractions utérines.*

Les contractions utérines peuvent être exagérées, diminuées ou perverties.

a. L'exagération de la contraction de la matrice porte en général à la fois sur l'intensité, la durée, la fréquence et le phénomène *douleur*. On la voit surtout survenir à la fin de la période de dilatation et elle ne laisse à la femme aucun repos, faisant à peu près disparaître l'intervalle de calme qui sépare généralement les contractions régulières.

L'expulsion trop rapide du fœtus cause souvent chez la mère des ruptures du périnée, du vagin, et même de l'utérus, ou encore une inertie utérine consécutive. « Enfin en dehors des hémorrhagies, des syncopes et même la mort peuvent être la suite immédiate de la congestion qui se fait vers les vaisseaux du bas-ventre trop brusquement débarrassé de son contenu, et qui enlève au cerveau et à la moelle la quantité de sang nécessaire pour en entretenir les fonctions. » (Nœgelé et Grenser.)

Il sera donc utile de combattre cet excès des contractions utérines. La rupture des membranes, qui a été conseillée dans ce but, produira l'effet absolument contraire, c'est donc une manœuvre qu'il faut proscrire.

Le mieux sera de faire coucher la femme dès le début

du travail, et de la maintenir dans le repos le plus complet. En même temps on donnera 2 ou 3 grammes de chloral ou 20 gouttes de laudanum en lavement.

b. La faiblesse des contractions est bien plus fréquente que leur exagération. Elle peut se manifester à des degrés divers et à toutes les périodes du travail. Si cet accident survient au début de la dilatation, cette première partie se fait avec une excessive lenteur; le plus souvent avec de la patience pourtant tout se termine spontanément; mais dans certains cas, après plusieurs jours de souffrances inutiles, les douleurs se suspendent et si le fœtus est engagé dans l'excavation il y reste immobilisé. Alors la femme est dans un abattement extrême, son pouls devient petit, irrégulier, et elle présente tous les signes du surmenage. Lorsque la faiblesse des contractions s'accuse dans le cours du travail, elle succède souvent à des contractions régulières et se reconnaît aux mêmes caractères. C'est alors surtout qu'il y a danger pour la mère et l'enfant quand l'œuf est rompu : l'enfant peut succomber asphyxié et les pressions longtemps continuées déterminent des eschares dans les organes maternels. Si l'utérus entre en inertie au moment de la délivrance, on assiste à l'un des accidents les plus graves de cette partie importante de la parturition et nous l'étudierons plus tard.

Quelle sera la conduite de l'accoucheur?

Dans la première période du travail, il ne faut pas se presser, et il est sage d'attendre avec patience en surveillant l'état de santé de la mère et de l'enfant en maintenant toujours vide la vessie et le rectum, etc.; même lorsque les conditions favorables existent, c'est-à-dire un bassin normal et une présentation du sommet, je ne conseillerais jamais dans ces cas la rupture prématurée des membranes.

Dans la seconde période, on a conseillé l'usage de la pulsatille, de la pilocarpine, du sulfate de quinine, etc. Kristeller et mon ami Suchard ont même vanté l'*expression utérine !* M. de Saint-Germain nous a fait exécuter dans son service à la maternité de Cochin un grand nombre d'expériences sur l'influence de l'électricité. Tous ces moyens sont infidèles ou sont absolument inefficaces. La douche vaginale à 48° portée jusqu'au niveau du col constitue le procédé de choix dans ces circonstances : on la répète deux ou trois fois à demi-heure d'intervalle et on la prolonge pendant dix minutes.

c. La perversion des contractions utérines est caractérisée par l'irrégularité de leur marche, ou par leur permanence aboutissant au tétanos utérin. Dans ce dernier cas, constaté plutôt, d'après Pajot, chez des primipares âgées, après vingt-quatre heures de douleurs faibles, survient une véritable contracture de l'utérus, avant la dilatation complète et la rupture des membranes, sans obstacle d'aucune sorte sur le trajet de la filière pelvi-génitale.

Dans ces circonstances le fœtus court de sérieux dangers : il souffre non pas du trouble de sa circulation personnelle entravée par une compression quelconque, mais il souffre surtout en raison de la gêne apportée à la circulation génitale maternelle par la contracture du muscle utérin.

Quelle sera la conduite de l'accoucheur ?

Il ne faut jamais recourir aux applications d'extrait de belladone sur le col : on n'en obtient rien autre chose que des phénomènes d'intoxication. Quelquefois, lorsque les membranes restent constamment tendues, surtout s'il paraît exister un peu d'exagération du liquide amniotique, il sera favorable de rompre les membranes : j'ai vu dans deux cas bien nets ce procédé donner des résultats excellents, en permettant au muscle de revenir à sa contraction physiologique.

Ordinairement le chloral et le chloroforme réussissent à rétablir l'intermittence normale. Mais si la dilatation est suffisante, il faut sans tarder recourir à l'application du forceps.

L'intervention, dit Pajot, se justifie :

1° Par la cessation bien constatée des contractions ;

2° Par l'état de contracture du corps de l'utérus et la rétraction de l'orifice se produisant après une dilatation presque complète ;

3° Par la sortie du liquide amniotique teint de méconium et la modification perçue dans les bruits du cœur.

§ 2. — *Vices de conformation du bassin.*

Avant le dix-septième siècle, on soupçonnait à peine l'existence des bassins rétrécis, et on enseignait que le bassin s'ouvrait pendant l'accouchement pour livrer passage au fœtus. André Vésale et son élève Arantius avaient bien combattu cette théorie, mais ne connaissaient rien de l'angustie pelvienne. Ce fut Mauriceau qui, l'un des premiers, reconnut que les os du bassin peuvent empêcher l'engagement et la descente de l'enfant (son entrevue avec Chamberlen auprès d'une de ses parturientes est connue : l'accoucheur anglais ne put terminer l'accouchement avec son forceps). Mais Mauriceau parlait de ces rétrécissements sans les avoir jamais vus et étudiés sur le squelette ; c'est seulement en faisant la version qu'il en avait eu la notion. Après lui, de la Motte les signala et, dans son enthousiasme, compara l'importance de sa découverte à celle d'Americ Vespuce ; cet auteur n'en donna aussi lui-même aucune description. On attribue à Deventer l'honneur d'avoir classé les rétrécissements du bassin, et d'en avoir fait l'étude obstétricale. Si on lit ce que cet auteur a écrit sur ce sujet, on s'aperçoit bientôt qu'il y a dans son œuvre beaucoup de spéculatif, et rien de précis : à peine Deventer a-t-il bien vu qu'il y avait des bassins trop grands et des bassins trop petits. Baudelocque se couvrit de gloire, moins par sa connaissance anatomique exacte des bassins rétrécis que par ses efforts pour arriver à un diagnostic précis sur la femme vivante. Il enseigna à pratiquer la mensuration du conjugué externe, et celle du conjugué diagonal à l'aide du doigt. Depuis cette époque, de nombreux travaux ont été faits en France et à l'étranger sur les bassins rétrécis, par Nægelé, Michaëlis, Litzmann, Dubois, etc.

Le bassin est dit *vicié*, lorsqu'il s'éloigne assez des dimensions plans et axes du bassin idéal pour rendre l'accouchement difficile ou dangereux. De là, trois grandes divisions : 1° bassin trop grand; 2° bassin trop étroit; 3° inclinaison anormale du bassin. Le second vice est de beaucoup le plus important, et c'est de la conduite à tenir dans les bassins rétrécis que nous nous occuperons particulièrement.

Que penser en effet des bassins trop grands au point de vue de la dystocie? On décrit comme telles des pièces recueillies dans les amphithéâtres. On rencontre, il est vrai, des bassins mesurant jusqu'à 15 centimètres dans le diamètre antéro-postérieur, mais presque toujours les autres diamètres ne sont pas dans les mêmes rapports, et ce sont peut-être des bassins d'hommes! Ce bassin si grand est-il d'ailleurs vraiment un bassin vicié? On a dit qu'il pouvait être cause d'accidents pendant la grossesse et pendant l'accouchement; on a dit qu'il prédispose à la rétroversion utérine, au prolapsus utérin, à la compression des réservoirs de l'urine et des matières fécales pendant la grossesse. Au moment du travail, les parturientes avec un grand bassin seraient exposées plus que d'autres aux déchirures du périnée, aux hémorrhagies, etc.

Or, ces troubles pendant la grossesse, qui en a vu ? Dans tous les cas de rétroversion utérine on a constaté plutôt que les bassins étaient plus étroits. La compression des réservoirs doit être rangée dans la catégorie des accidents rêvés par un accoucheur théorique et répétés naïvement par ses successeurs.

De même, pendant l'accouchement, a-t-on jamais constaté un accouchement trop rapide par excès d'amplitude du bassin ? A-t-on jamais diagnostiqué, sur la femme vivante, un bassin trop grand ? Le peut-on ? Tout ce qui a été écrit sur ce sujet me paraît purement chimérique et la viciation du bassin par excès d'amplitude comme cause de dystocie doit être supprimée dans les traités d'accouchements.

2° Les bassins trop étroits se divisent en deux catégories d'inégale importance : Dans la première on trouve les bassins viciés par défaut d'amplitude avec perfection des formes (bassin de la naine et bassin avec perfection des formes chez des femmes de stature moyenne). Ici encore la soi-disant perfection des formes est purement théorique, et on constate toujours que le diamètre antéro-postérieur est le plus rétréci.

Dans la seconde, où se trouvent vraiment tous les cas pratiques des angusties pelviennes, les bassins sont rétrécis avec altération des formes, soit dans leur diamètre antéro-postérieur, soit dans le transverse ou le diamètre oblique. Les causes peuvent être multiples : on les trouve le plus souvent dans le rachitisme (90 fois sur 100), qui se traduit surtout par des incurvations de tout le squelette et des altérations de forme du bassin dont la dominante est le rétrécissement du diamètre antéro-postérieur.

Quant aux bassins viciés dans le diamètre oblique, c'est Nægelé qui le premier les a fait connaître en 1829; aussi dit-on bassin oblique-ovalaire ou de Nægelé. L'absence du point d'ossification du sacrum en est une cause rare ; les cas les plus fréquents sont dus à une inflammation de l'os qui a amené la destruction du cartilage et produit une synostose plus ou moins complète. Dans le bassin oblique ovalaire le rétrécissement augmente de haut en bas et un maximum existe au niveau des deux tubérosités sciatiques qui ne sont pas non plus dans le même plan.

A côté du bassin oblique-ovalaire de Nægelé, il en est un autre décret par Litzmann, puis par Lenoir: c'est celui qui résulte d'une luxation coxo-fémorale unilatérale congénitale ou datant d'une époque peu avancée de la vie; et aussi le bassin coxalgique. Mais dans le bassin de Nægelé le côté rétréci est le côté malade ; dans le second c'est le côté sain qui est le plus rétréci.

Les bassins rétrécis dans leur diamètre transverse comprennent deux variétés : Dans la première, on trouve le bassin, dit de Robert et qu'on a appelé à tort double-oblique ovalaire. C'est une curiosité scientifique dont on ne trouverait pas vingt spécimens dans toutes les collections de l'Europe. Dans ce bassin, il y a absence des deux parties latérales du sacrum. Le maximum du rétrécissement se trouve au niveau du diamètre transverse du détroit inférieur.

La seconde variété, beaucoup plus importante, comprend les bassins viciés par courbure anormale de la colonne vertébrale. Lorsque, pendant le jeune âge, par suite d'une affection osseuse localisée de la colonne vertébrale, il se produit une courbure et que c'est la cyphose, il en résulte dans le bassin une viciation particulière caractérisée par la forme en entonnoir. Il y a bien une diminution du diamètre coccy-sous-pubien; mais le maximum du rétrécissement siège au niveau du diamètre transverse inférieur.

La scoliose et la rectitude anormale de la colonne vertébrale produisent des viciations analogues, mais moins accentuées.

Les bassins peuvent être altérés dans leurs dimensions par *obstruction.* On en compte deux variétés. L'une, assez rare, où c'est une tumeur osseuse qui occupe une plus ou moins grande partie de l'aire pelvienne. L'autre comprend les bassins viciés par affaissement de la colonne vertébrale. Cette obstruction de l'aire du bassin a lieu par deux mécanismes : ou bien c'est un glissement des vertèbres lombaires sur le sacrum et alors les femmes ont une ensellure toute particulière; ou bien c'est un affaissement des vertèbres usées par un travail inflammatoire qui s'est terminé par la carie; dans ces cas, les femmes marchent pour ainsi dire à quatre pattes.

Ces viciations pelviennes sont rares; le professeur Hergott de Nancy les a très bien étudiées, et en France ses idées sur leur pathogénie sont admises sans conteste. Neugebaüer, qui voyage pour chercher partout les *pelvis objecta,* a émis des opinions différentes; mais ce n'est pas ici le lieu de les discuter.

Plusieurs causes de viciations peuvent agir simultanément sur le même bassin; quelquefois elles agissent dans le même sens, quelquefois en sens contraire et se neutralisent pour ainsi dire : la cyphose et le rachitisme, par exemple, se compensent souvent; mais il y a toujours à tenir compte de l'arrêt de développement des os et des courbures de compensation pour tâcher de se rendre compte de l'asymétrie du bassin.

3° Le bassin vicié par altération de ses plans et axes est représenté par le bassin à double luxation coxo-fémorale congénitale. Tous les diamètres sont en bon rapport pour l'expulsion facile et rapide du fœtus.

L'antéversion seule du bassin et par suite celle de l'utérus empêchent plus ou moins l'engagement.

Il est enfin une variété de bassins viciés, très rare en France, c'est l'*ostéomalacique*. Ce bassin, qui a toute l'étoffe d'un bassin normal, est tellement ramolli que les pressions et contre-pressions produisent des déformations considérables et quelquefois des rétrécissements extrêmes qui siègent partout et sont faciles à reconnaître.

Ces notions sommaires sur les diverses variétés de bassins rétrécis étaient indispensables pour me permettre d'exposer la conduite de l'accoucheur. Dans tous les cas, en effet, le médecin appelé à assister une parturiente doit s'occuper de l'état de son bassin : il est donc indispensable qu'il reconnaisse les viciations, leur degré, leur variété ; et, lorsque ces renseignements sont parfaitement établis, il peut seulement alors espérer appliquer une thérapeutique rationnelle.

Pour arriver à la connaissance des diverses viciations, l'accoucheur est guidé par des *signes de probabilité* et *des signes de certitude*.

Les *signes de probabilité* sont fournis par les antécédents pathologiques, l'indication de la marche, sa continuité régulière (les rachitiques ont marché tard, ou après avoir marché de bonne heure, ont été arrêtés pendant plusieurs mois ou années, etc.).

L'asymétrie constatée de la région frontale, la déviation conjuguée des yeux, la déformation des tibias, l'écartement des cuisses, le chapelet costal à la région thoracique, les déformations de la colonne vertébrale avec leur âge et leur cause, l'asymétrie des régions fessières, des plis fessiers et des trochanters, etc., sont autant de faits qui appellent l'attention du médecin et exigent de lui un examen approfondi qui transformera les probabilités de viciation en certitude. D'ailleurs, dans tous ces rétrécissements lorsqu'ils siègent au niveau du détroit supérieur, l'engagement de la tête chez les primipares ne se fait pas dans le dernier mois, comme c'est l'habitude : c'est encore une présomption de plus dont il faut tenir compte.

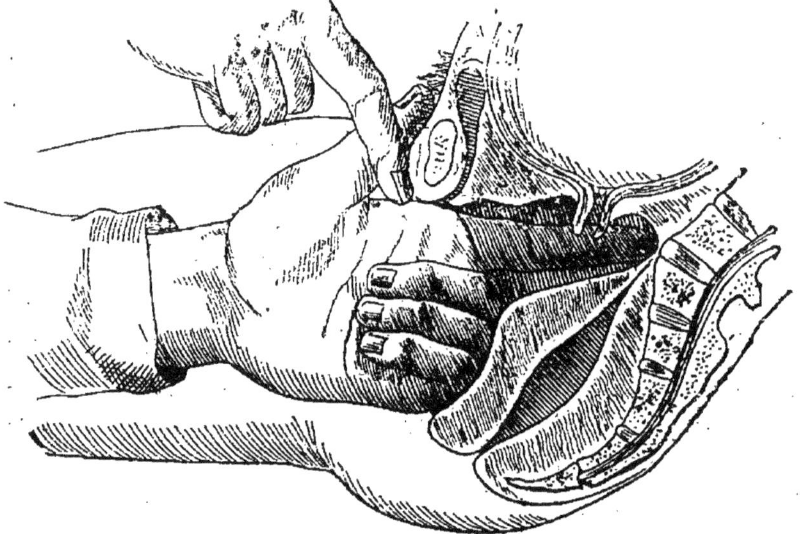

Fig. 8. — Pelvimétrie interne unidigitale.

Les signes de certitude sont fournis par la mensuration du bassin, instrumentale ou digitale. On a inventé à cet effet de nombreux instruments, des pelvimètres externes, internes, mixtes, universels. Je ne les décrirai pas, car tous, les anciens et les nouveaux, sont pénibles pour la femme et parfaitement inutiles. Le meilleur pelvimètre c'est le doigt.

Le doigt indicateur introduit dans le vagin est dirigé vers le promontoire. Quand l'index ne peut atteindre le promontoire le bassin est normal; quand au contraire il peut le toucher, il existe presque certainement une viciation (sur 10 rétrécissements du bassin, il y en a 9 dans le diamètre promonto-pubien). Le bord radial de la main est relevé sous la partie inférieure de la symphyse pubienne, et avec l'aide de l'autre main on marque, à l'aide de l'ongle, le point d'affleurement de la symphyse tout à fait à son extrémité inférieure : la face antérieure de la symphyse présente, en effet, une convexité qui pourrait, si on n'y prenait garde, entraîner une erreur de 5 ou 6 millimètres. De cette façon on obtient la longueur du diamètre promonto-sous-pubien. Or ce diamètre est en général supérieur de $1^{cm},5$ au promonto-pubien minimum. Il faut donc ordinairement retrancher $1^{cm},5$ de la longueur mesurée sur le doigt pour avoir la dimension du diamètre utile. La hauteur de la symphyse, son épaisseur et son inclinaison font modifier la quantité à retrancher, mais c'est toujours peu sensible. Dans quelques cas, il est bon de mesurer un faux promontoire lombaire et un faux promontoire sacré pour avoir des renseignements exacts sur l'étendue et la forme du rétrécissement.

La mensuration du détroit inférieur est toujours un peu difficile : les femmes à bassin cyphotique ont dans la région vulvaire, une sensibilité exceptionnelle. Pour l'exécuter, la femme étant placée dans la position génupectorale, les deux pouces dépriment les tissus mous, cherchent la face interne des ischions, et un aide mesure la distance qui les sépare. On ajoute 1 à 2 centimètres à la mesure trouvée, afin de tenir compte de l'épaisseur des parties molles.

Pour le bassin oblique-ovalaire, on tombe de suite par le toucher sur l'épine sciatique et on soupçonne l'asymétrie. Les points de repère donnés par Nœgelé ne signifient rien. Trois moyens pratiques restent à l'accoucheur : les fils à plomb pubien et vertébral qui ne sont pas dans le même plan sur la femme debout, le rapprochement de l'épine iliaque postérieure du côté malade de la crète épineuse et la situation dans des plans différents des deux tubérosités sciatiques. De plus, comme conséquence le toucher profond ne permet pas de loger deux doigts entre l'os iliaque et le sacrum du côté malade.

Le bassin ostéomalacique se reconnaît par l'exploration manuelle : on voit si on peut mettre à plat dans ce bassin un, deux, ou plusieurs doigts. Par ce moyen aussi on reconnaît si les os sont assez malléables pour permettre d'espérer ou non l'accouchement spontané. Si on examine l'urine des femmes qui ont un bassin atteint de ce genre de viciation, on y trouve une métalbumine spéciale qui, d'après certains auteurs, n'existerait que chez les ostéomalaciques.

Il faut toujours étudier avec soin l'état de la colonne vertébrale, et lorsqu'elle est déviée, tenir compte pour apprécier l'asymétrie, de ce fait qu'il peut y avoir compensation exacte, insuffisante ou exagérée.

De même pour les viciations pelviennes, suites de luxation coxo-fémorale, il est nécessaire de s'assurer toujours de la situation des têtes fémorales, et du fonctionnement de l'articulation. La lordose, qui disparaît quand la femme est couchée, permettra d'éliminer la possibilité de la spondilólisthésis, etc. Le diagnostic pour être complet devra être fait sur la femme d'abord couchée, puis debout et considérée de face et de dos pour bien voir la lordose, la situation de la pointe des pieds en dedans, la proéminence du ventre, la situation des plis fesssiers, la longueur du diamètre bitrochantérien, etc.

J'ai rappelé succinctement les moyens à l'aide desquels

l'accoucheur devait établir la conformation du bassin des femmes enceintes confiées à ses soins. Mais dans la grande majorité des cas, c'est l'étendue du diamètre promonto-pubien qui donne la mesure du bassin, bien que d'une façon absolue ce soit le diamètre quelconque le plus étroit qui fournisse cette indication.

Un bassin normal est un bassin de 10 centimètres, puisque le plus petit diamètre, le bisciatique, mesure 10 centimètres; au-dessous de ce chiffre, le bassin est vicié; on a des bassins de 9, 8, 7, 6 centimètres et rarement plus petits. Or le fœtus, pour franchir la filière pelvienne est forcé de s'accommoder aux dimensions rétrécies; par conséquent, les dangers de l'accouchement pour la mère et l'enfant seront proportionnels à la différence des dimensions réciproques de la tête fœtale et du bassin. Lorsque l'enfant est à terme, son diamètre bipariétal, qui s'accommode au plus petit diamètre du pelvis, est de 9 centimètres environ; à 8 mois, 8 centimètres; à 7 mois, 7 centimètres; à 6 mois, 6 centimètres. Ces dimensions de la tête fœtale, jointes à la malléabilité plus ou moins grande des os du crâne suivant l'âge de l'enfant, sont autant de facteurs importants dont l'accoucheur doit tenir compte dans la conduite à tenir, soit qu'il espère un accouchement spontané, soit qu'il doive se décider à une intervention obstétricale.

Pour mieux fixer les idées sur les principaux cas cliniques qui peuvent se présenter, P. Dubois a établi trois grandes catégories de bassins, et sa division est respectée à peu près par tous les auteurs.

Elle concerne spécialement les bassins rachitiques qui sont presque la règle, les autres variétés de rétrécissement étant absolument exceptionnelles.

1° Le bassin a au moins 9 centimètres dans son diamètre antéro-postérieur;

2° Le bassin a 9 centimètres au plus, 6 centimètres au moins ;

3° Le bassin a au plus 6 centimètres.

1° *Le bassin a au moins 9 centimètres dans son diamètre antéro-postérieur.*

Consulté pour une jeune fille à marier dont le bassin a ces dimensions, le médecin peut autoriser le mariage. Chez une femme mariée, il permet la grossesse, car l'accouchement pourra se terminer heureusement pour la mère et l'enfant soit spontanément, soit avec une application de forceps.

Si la femme est enceinte et primipare, on la laissera aller à terme en surveillant l'accommodation du fœtus, et on devra toujours préférer le sommet au siège. Si la parturiente est multipare, et a déjà présenté à ses accouchements antérieurs des difficultés graves pour l'expulsion, l'enfant étant très volumineux et en général d'autant plus développé que les grossesses sont plus fréquentes, il peut y avoir lieu de discuter la valeur de l'accouchement prématuré : on peut, en pareille circonstance, en interrompant la grossesse à huit mois, terminer spontanément l'accouchement, et d'une façon très heureuse pour la mère et l'enfant.

Si l'enfant se présente par la face, et si la présentation n'a pu être convertie en sommet, on essayera d'une application de forceps répétée au besoin, et si l'accouchement ne peut se terminer, on aura recours aux instruments de réduction.

2° *Le bassin a 9 centimètres au moins, 6 centimètres au plus.*

Le mariage est possible, mais il faudra prévenir de la nécessité probable de provoquer l'accouchement.

Si la femme est mariée, mais non enceinte, et consulte l'accoucheur sur le sort d'une grossesse possible, il faudra répondre que l'on pourra espérer un enfant viable en ayant recours à l'accouchement prématuré. Lorsque la femme est à terme et même en travail, deux cas peuvent se présenter : l'enfant est mort ou vivant.

Dans la première hypothèse, dès que la dilatation de l'orifice le permet, il faut faire, tête première ou tête derrière suivant la présentation, d'abord la crâniotomie, puis la céphalotripsie, si c'est nécessaire.

Dans la seconde, l'enfant étant vivant, il y a lieu d'établir une subdivision :

α. *Le bassin a 9 centimètres au plus, 7 centimètres et demi au moins.*

β. *Le bassin a 7 centimètres et demi au plus, 6 centimètres au moins.*

α. On peut jusqu'à un certain point conserver le légitime espoir d'obtenir un enfant vivant. Dans certains cas, l'enfant s'est engagé par la face, le siège ou l'épaule, il faut intervenir par la méthode d'extraction qui s'impose, en se réservant d'agir sur la tête dernière si elle ne se dégage pas facilement. Souvent, il n'y a pas d'engagement, et on peut se demander s'il est préférable d'avoir un sommet ou un siège, en un mot si l'intervention par le forceps est préférable à la version.

Sur ce sujet, je ne puis mieux faire que de reproduire ici, en partie, ce que j'écrivais en 1889, dans un mémoire lu à la Société médico-pratique de Paris, à propos d'un accouchement gémellaire dans un bassin de 8 centimètres et où j'employai successivement, à la même heure, le forceps et la version.

Au point de vue de la préférence accordée à tel ou tel mode d'intervention, on peut diviser les accoucheurs en trois catégories : les uns sont toujours pour la version ; les autres, toujours pour le forceps ; les troisièmes, les plus sages, se laissent guider, pour leur choix, par l'étude des phénomènes particuliers à chaque parturition. Ainsi lorsque l'utérus est fortement rétracté par le produit de conception, on ne doit pas recourir à la version, le forceps est imposé. Quand, au contraire, la tête est très mobile au-dessus du détroit supérieur, quand l'utérus lui-même est mal fixé, la version paraît devoir être la ressource de l'accoucheur.

Les auteurs qui ont traité cette question ont été guidés par des vues théoriques, des expériences d'amphithéâtre, ou par l'étude de faits statistiques basés sur des résultats obtenus chez la femme dans des accouchements successifs, ou sur des femmes différentes et non parfaitement comparables. Dans ce parallèle des résultats obtenus par le forceps et la version, tous ont pris pour point de départ l'étude du mécanisme de la sortie de la tête dans les bassins rétrécis...

..... Mme Lachapelle conseillait la version dans les bassins rétrécis : ce mode opératoire lui donnait 17 enfants vivants sur 25, tandis que, par le forceps, elle ne sauvait que 7 enfants sur 15. Simpson, après des considérations anatomiques et géométriques, concluait, en 1847 à la supériorité de la version sur le forceps.

En 1865, Joulin réfuta les assertions de Simpson en montrant que le vertex, relativement aux bosses pariétales, forme le sommet d'un cône. Dans le sommet, c'est le sous-occipito-bregmatique qui s'engage dans la filière pelvienne et non l'occipito-frontal comme dans la version. Dans la version, la prise sur le corps de l'enfant n'est pas meilleure ni plus solide que dans l'application du forceps.

Il fit enfin des expériences établissant que la somme de forces nécessitées pour engager le fœtus tête dernière est plus considérable. Il conclut absolument à la supériorité du forceps sur la version.

En 1864, M. Clintoc, se basant sur des résultats cliniques, donnait la préférence à la version.

Scharlau, lui aussi, est partisan de ce mode opératoire sur un enfant à terme, même dans un bassin de 7,5.

En 1868, Schrœder se range aussi parmi les défenseurs passionnés de la version.

En 1873, Barnes étudiant le mécanisme de l'accouchement signale l'influence de la courbe du faux promontoire et conclut à la supériorité de la version dans les bassins de 8 à 9 centimètres. Au-dessous de 76 millimètres, il préfère le forceps.

Otto de Haselberg, en 1873, étudie d'abord dans quelle position se place la tête fœtale venant la première dans un bassin rétréci : la suture sagittale est dirigée transversalement ; la région du diamètre transverse antérieur de la tête fœtale se place suivant le diamètre conjugué du bassin et obliquement par rapport au plan du détroit supérieur.

Dans le cas de tête dernière, au contraire, cette inclinaison n'existe pas ; cette disposition est, selon lui, beaucoup plus favorable à l'accouchement. D'où sa préférence pour la version.

Dans deux mémoires, en 1875 et 1876, Goodell conseille la version à terme dans les bassins rétrécis. Il dit : « la nature et la version moulent la tête à la forme du détroit, le forceps la moule à sa propre image. Les premières limitent la lésion cérébrale au point qui s'appuie sur le promontoire, le forceps rend la lésion plus étendue. La nature et la version ne produisent absolument que des lésions nécessaires, le forceps produit des lésions inutiles. »

Alexander Milne, dans les rétrécissements du pelvis, conseille la version combinée à l'accouchement prématuré et fournit des statistiques favorables.

Le Dr Budin a fait à ce sujet une étude des plus inté-
ressantes pour établir le plus ou moins de facilité dans
l'extraction des fœtus. Il a fait des expériences successives
sur des têtes de fœtus à terme et avant terme, et il conclut
que, à terme, au point de vue des phénomènes mécaniques
de la sortie de la tête, le forceps paraît préférable à la
version dans les rétrécissements de 7 à 8,5. Avant terme,
la version lui paraît un procédé qui donne de meilleurs
résultats.

En 1878, Mathews Duncan reprit les expériences de
Budin et les confirma :

En 1879, dans sa thèse, Champetier de Ribes mesure
la force employée pour faire franchir à la tête un détroit
supérieur de diamètre donné, en décrivant les lésions
produites. Il conclut également en faveur de la version.

En 1886 (*in Edimb. med. Journal*, janvier et février),
Samuel Sloan étudie aussi l'accouchement dans les bassins rétrécis. Il donne la préférence en général au forceps. Pourtant, dit-il, la version est bonne quand le
bassin mesure au moins 2 pouces et demi. Parmi les circonstances favorables à l'emploi de la version, il compte :
la situation de l'occiput du côté rétréci, les occipito-
postérieures, les procidences, la face, le placenta pævia,
une forte inclinaison du bassin, et une grande difficulté
dans l'application du forceps ou dans l'articulation de
l'instrument.

En somme, tous les auteurs qui ont étudié la question
expérimentalement ont surtout envisagé la longueur du
temps nécessaire à l'extraction de la tête, la compression
plus ou moins forte déterminée par son passage à
travers la filière pelvienne, les lésions plus ou moins
profondes ou étendues sur la surface crânienne. Sans
doute, toutes choses égales d'ailleurs, la vie du fœtus
est d'autant moins compromise que son expulsion a été

plus rapide et accompagnée de lésions plus légères. Mais il est possible que ces conditions de rapidité et de bénignité apparente, quand elles existent, ne soient pas suffisantes pour établir la supériorité de la version sur le forceps ou inversement. L'enfant court de grands dangers, surtout parce que, pendant le dégagement dans les bassins rétrécis, le cordon a des chances nombreuses de compression. Et ces dangers se trouvent à leur maximum dans le dégagement par la version. Quand même, par cette manœuvre, il serait prouvé que le dégagement est plus rapide, il n'en résulterait pas par cela même une innocuité moindre pour l'enfant : le résultat dépendra de la protection plus ou moins efficace de la tige funiculaire, autant que des phénomènes de compression cérébrale. D'ailleurs, le dégagement par le forceps n'est pas toujours plus lent et plus laborieux que par la version, ainsi que le témoignent de nombreuses observations. La grande objection contre le forceps appliqué transversalement de l'occiput au front, application qui augmente les diamètres de la tête en rapport avec le rétrécissement, est réduite à son minimum si l'on a soin de faire une application oblique; elle n'existe plus si, suivant le conseil et la pratique du professeur Pinard, on applique l'instrument d'une oreille à l'autre, une branche directement en avant et l'autre en arrière.

De ces considérations diverses je conclus que le forceps est supérieur à la version, d'une façon générale, dans les bassins rétrécis.

Il est cependant un instrument, tombé peut-être injustement dans un profond oubli, qui pourrait dans certaines circonstances rendre quelque service, je veux parler du levier. On sait que dans ce travail de l'engagement du fœtus, les premiers effets de la contraction utérine produisent d'abord une déflexion de la tête, et en même temps un asynclitisme antérieur ou postérieur. Or, cet asynclitisme, s'il est antérieur par exemple, exige, pour l'emploi du forceps, que la branche postérieure soit portée très haut, la branche antérieure pénètre très difficilement quelquefois et l'articulation est laborieusement obtenue. Lorsque ces phénomènes sont très accentués, ce qui empêche surtout l'accouchement de se faire, c'est que la tête ne descend pas d'aplomb. Vient-on à la redresser, on peut voir l'engagement se produire. Le levier peut remplir cette indication, d'autant mieux que le plus souvent il s'agit d'un asynclitisme postérieur. Cet instrument se compose d'un manche et d'une cuiller fenêtrée ou non, simple ou recouverte d'une enveloppe pour diminuer la dureté. On l'emploie seul ou bien on le complète d'un filet pour tirer comme Hubert. On applique la cuiller sur la partie à redresser et on prend point d'appui pour faire levier sur les os du bassin, le pubis généralement. Cet instrument réduit l'inclinaison, ne diminue pas la tête dans le diamètre le plus large comme le forceps, tient moins de place que lui; mais il blesse la mère, le fœtus et n'agit pas toujours efficacement. C'est une méthode qui mérite pourtant d'être étudiée de nouveau et que je tenais à signaler.

Dans cette catégorie de bassins rétrécis entre 9 et 7°,5, le forceps ne réussit pas toujours : le succès dépend encore du degré d'ossification de la tête, de son volume, etc. Aussi, lorsque, après des tractions méthodiques soutenues et répétées au besoin à intervalle d'une demi-heure ou 1 heure, on reconnaît, en touchant derrière la symphyse, que la tête ne descend pas, il faut, dans l'intérêt de la mère, ne pas hésiter à sacrifier l'enfant et à faire la céphalotripsie.

β. Le bassin a de 7,5 à 6.

Si l'on est consulté pour une femme ayant un de ces bassins, et qui n'est pas enceinte, on peut laisser espérer que, si une grossesse survient, elle pourra se terminer par la naissance d'un enfant viable, mais à la condition de pratiquer l'accouchement prématuré vers 6 mois, 6 mois et demi, 7 mois, en tenant compte, pour se décider, du degré du rétrécissement, de sa forme, du volume de la tête fœtale, etc. A terme, on ne peut compter sur un enfant vivant.

La femme qui consulte est-elle enceinte, il sera nécessaire de la faire accoucher entre 6 et 7 mois, car à ce moment le diamètre bipariétal mesurera de 6 à 7 centimètres et permettra l'engagement de l'extrémité céphalique.

Le médecin est-il appelé seulement au moment du travail, quand la parturiente est à terme? Si l'enfant est mort, il ne faut pas attendre et réduire immédiatement le volume de la tête. L'enfant, au contraire, est-il vivant? S'il se présente par le sommet, il est très probable que le forceps échouera, mais comme on a vu très exceptionnellement dans des cas analogues un accouchement spontané, il faut attendre la dilatation complète, appliquer le forceps, puis après avoir constaté son inefficacité, faire la céphalotripsie.

Dans ces variétés de rétrécissement, lorsque l'enfant est vivant, certains auteurs conseillent l'opération césarienne.

Si l'enfant se présente par la face, on essayera sans conviction l'application du forceps, puis on fera la crâniotomie.

Lorsque c'est un siège, on essaye la méthode de Champetier que nous étudierons plus tard, et si elle est impuissante, on sera forcé de faire la crâniotomie tête dernière.

De même pour l'épaule, après avoir fait la version.

3° *Le bassin a 6 centimètres au plus.*

S'agit-il d'une femme qui n'est pas enceinte, il faut déconseiller la grossesse, en exposant que, même avec l'accouchement prématuré, on ne peut avoir un enfant vivant, à moins de recourir à l'opération césarienne.

La femme est-elle enceinte? L'avortement et l'opération césarienne sont les deux modes de terminaison possible de la grossesse. La femme doit être mise à même d'apprécier la situation et l'accoucheur doit tenir le plus grand compte des désirs qu'elle aura exprimés. D'ailleurs, les statistiques récentes de l'opération césarienne sont bien capables d'encourager les médecins à rejeter l'avortement et surtout l'embryotomie. Dans des bassins au-dessous de 6 centimètres, les instruments passent difficilement, et outre le sacrifice de l'enfant, la mère court d'assez grands dangers. Avec les progrès de l'antisepsie appliquée à la chirurgie abdominale le champ de l'opération césarienne s'élargit tous les jours, et en même temps celui de l'embryotomie diminue proportionnellement.

La statistique de Léopold a donné 4 p. 100 de mortalité pour les mères sur 23 cas d'opération césarienne ; 21 enfants ont été sauvés sur 23.

La parturiente est-elle à terme? Si l'enfant est mort, on peut essayer de réduire l'enfant tant que les instruments passent.

Lorsque l'enfant est vivant, il faut recourir à l'opération césarienne, et ne pas oublier que les résultats sont d'autant plus favorables que l'intervention a été plus rapide, avant que le muscle utérin ait été surmené par un travail prolongé.

Lorsque le bassin est rétréci au détroit inférieur, on peut suivre les mêmes règles de conduite que nous venons d'indiquer. Les interventions sont en général plus faciles.

Certaines viciations pelviennes réclament une intervention spéciale. Ainsi par exemple, dans les bassins ostéomalaciques, le traitement est subordonné, non seulement au degré du rétrécissement, mais surtout à l'état intime de ce bassin. Sous l'influence des contractions utérines, les os peuvent se laisser distendre, et quand on craignait d'être forcé de recourir à l'opération césarienne, on a pu quelquefois terminer l'accouchement par une version.

Dans le bassin oblique ovalaire, si l'occiput est tourné du côté rétréci du bassin, il sera préférable pour terminer l'accouchement de faire la version par manœuvres internes.

Quant aux bassins viciés par obstruction, tout dépend de la nature de la tumeur. Si elle est liquide, la ponction suffira souvent à triompher de l'obstacle. Si elle est solide, l'intervention est encore subordonnée à la composition de cet obstacle. Les tumeurs fibreuses réclament une thérapeutique spéciale que nous étudierons plus loin. Quant aux tumeurs des os qui rétrécissent les diamètres du bassin, il faut en général considérer les rétrécissements comme irréductibles et agir en conséquence; dans certaines observations pourtant, il semble que pendant la grossesse et le travail ces tumeurs subissent jusqu'à un certain point des modifications d'assouplissement analogues à celles des fibromes : ce sont là des éléments d'appréciation très peu précis.

§ 3. — DYSTOCIE TENANT AUX PARTIES MOLLES.

1° *Étroitesse et rigidité de la vulve et du vagin.*
Cette cause de dystocie s'observe de préférence chez

les primipares âgées, et chez certaines femmes très fortement musclées. D'après Budin, ces résistances sont dues à l'orifice antérieur du vagin, bien plus qu'à l'orifice vulvaire. Si, dans ces cas, dit l'accoucheur de la Charité, on glisse un doigt entre l'orifice vulvaire et la tête, on sent les bords de cet orifice souples et extensibles, tandis que le doigt introduit entre la tête et l'orifice vaginal permet de constater la résistance de ce dernier dont les bords tendus forment une bride à bords tranchants. La conduite à tenir en pareille circonstance est la suivante : bain prolongé, et mieux forceps ou extraction manuelle. Les incisions vulvaires sont inutiles ou dangereuses et ne doivent jamais être employées.

On agirait de même dans les cas de vices de conformation vulvaire et de cicatrices.

Lorsque l'hymen qui a persisté après le coït fécondant gène le dégagement, il faut encore suivre les mêmes préceptes. Dans ces circonstances, il y a souvent du vaginisme et le chloroforme rend service en produisant un relâchement musculaire complet.

2° *Malformations utérines et vaginales.*

Il est vraisemblable que jusqu'à la quatrième semaine il n'y a aucune trace des organes génitaux. A ce moment, apparaissent les conduits de Müller qui s'unissent l'un à l'autre à la fin du deuxième mois. Quelques semaines plus tard, il ne forment plus qu'un canal qui constituera l'appareil utéro-vaginal avec les trompes : c'est le ligament rond qui, par son insertion, forme la limite entre ces deux organes.

Ces courtes notions d'embryogénie rendent compte des diverses malformations qui peuvent se présenter, et qui sont les suivantes. Je les rappelle seulement, voulant dire quelques mots de la conduite que l'accoucheur doit tenir lorsqu'il se trouve en face des principales :

1° Les canaux de Müller peuvent manquer, et alors on on a l'utérus déficiens ;

2° On peut rencontrer l'atrophie partielle, longitudinale ou transversale, symétrique ou asymétrique ;

3° Il peut y avoir défaut d'union des deux canaux ;

4° Ou bien défaut d'union avec atrophie partielle ;

5° Quelques légères altérations donnant naissance aux latéro-positions, aux flexions anormales, aux diaphragmes utérins, aux brides utérines.

Parmi les atrophies symétriques, celles qui portent sur le col et font que cet organe est petit, atrésié, sont les seules qui intéressent l'accoucheur. La fécondation et la grossesse sont normales ; le travail de dilatation est difficile quelquefois ; mais les tissus se ramollissent peu à peu, et il suffit de faire des injections à 48°, de donner du chloroforme à dose anesthésique au besoin, pour voir l'accouchement suivre une marche favorable. Il faut très exceptionnellement (j'oserais presque dire qu'il ne faut jamais) faire des incisions sur le col, si petites qu'elles soient.

Parmi les atrophies asymétriques, je signalerai l'*utérus unicorne*. D'une part les parois musculaires sont très amincies, et surdistendues pour ainsi dire par le produit de conception : il y a donc plus de chances de ruptures utérines, et si le diagnostic a été fait, il sera bon dès que la dilatation sera complète de terminer l'accouchement artificiellement. J'ajoute que ces atrophies asymétriques portent quelquefois davantage sur certains territoires du muscle utérin, et ce fait rend compte de l'enchatonnement du placenta, lorsque l'arrière-faix s'insère sur ces points mal formés. On a aussi rencontré l'inertie utérine fréquente pour la délivrance. Enfin, dans les cas d'utérus unicorne, le bassin a éprouvé pour ainsi dire, lui aussi, un véritable arrêt de développement ; il pré-

sente souvent le type oblique ovalaire, et par conséquent le médecin doit bien connaître ces faits pour savoir
appliquer une sage intervention.

Dans certaines circonstances, l'atrophie n'a pas atteint
complètement la seconde corne utérine, et alors on a
l'utérus *unicorne avec corne rudimentaire.*

C'est le type le plus curieux et le plus grave au point
de vue obstétrical. On a un utérus unicorne sur le côté
convexe duquel est une seconde corne rudimentaire. La
corne atrophiée peut avoir diverses formes : corps
arrondi, n'ayant aucune connexion avec la trompe et
l'ovaire de son côté ; cordon musculaire épaissi à son
extrémité ; cordon creux uni à la trompe et à l'ovaire. La
conception peut se faire dans la corne bien développée ;
la grossesse évolue normalement, et il est possible que
l'accouchement soit régulier. Mais parfois la corne
atrophiée s'hypertrophie, et au moment du travail vient
obstruer la filière pelvienne. Il faut agir ici comme dans
le cas de tumeur du bassin. Müller en cite un fait très
curieux qui lui est personnel et un autre de Barinski. La
grossesse peut aussi se produire dans la corne rudimentaire : soit que le sperme passant à travers la corne bien
développée et là trompe du même côté, arrive par la
cavité abdominale jusqu'à l'ovaire de l'autre côté et y
féconde un œuf saisi lui-même par sa trompe corres-
pondante et conduit ainsi jusqu'à l'intérieur de la corne
rudimentaire ; soit que le sperme féconde un œuf provenant de la corne normale, et que cet œuf fécondé
soit recueilli par la trompe du côté opposé.

La marche de la grossesse a la plus grande analogie
avec celle de la grossesse extra-utérine, et dès les premiers mois la rupture est fréquente. Müller en cite
seulement trois cas terminés à terme. L'accoucheur doit
se conduire absolument comme dans le cas de grossesse

extra-utérine. D'ailleurs, le plus souvent, même après la laparatomie ou sur la table d'autopsie, il est assez difficile de reconnaitre si l'on observe une grossesse extra-utérine, ou une grossesse dans une corne rudimentaire.

Dans les malformations par défaut de rapprochement on compte l'*utérus bicorne* avec plusieurs degrés. Dans ces cas on trouve allant de la vessie au rectum un ligament, le ligament vésico-rectal qui, au moment de l'accouchement, peut faire obstacle à la descente de la tête fœtale.

Le vagin est souvent double et l'une des moitiés peut être borgne.

Le bassin est, dans ces circonstances, noté comme ayant une plus grande étendue transversale. On peut avoir grossesse dans les deux cornes alternativement ou simultanément. Quand il y a grossesse d'une seule corne, l'autre se contracte en même temps au moment du travail.

Pendant l'accouchement, il faut craindre les ruptures. La dystocie ne tient pas seulement à la faiblesse de la paroi utérine, mais à la situation oblique du fœtus, à la corne vide qui obstrue le détroit supérieur, à la bride vaginale fréquente qui peut retenir le fœtus ou se rompre en produisant une hémorrhagie.

Dans le cas d'*utérus arqué*, on note assez fréquemment l'insertion vicieuse du placenta et les présentations transversales du fœtus.

L'*utérus biloculaire* est un utérus sensiblement normal à l'extérieur, tandis que sa cavité est séparée en deux par une cloison médiane, complète ou interrompue par des lacunes plus ou moins nombreuses. Le vagin lui-même est unique ou cloisonné. Pendant l'accouchement il y a souvent inertie utérine et hémorrhagie si le placenta est inséré sur la cloison.

L'utérus *didelphe* est constitué par deux utérus complètement distincts. Cette malformation est très rare et presque toujours incompatible avec la vie des monstres. On connaît pourtant des cas d'utérus didelphes (cas d'Olivier, d'Heitzman). Le vagin lui aussi est souvent double, ou présente des brides, qu'il faut sectionner pour permettre à l'accouchement de se terminer.

Parmi les petites anomalies de l'utérus, je citerai l'*obliquité et la latéro-position congénitales* de la matrice qui ne troublent en rien la parturition. Il n'en est pas de même de la *duplicité de l'orifice externe* du col. Pendant l'accouchement, la bride peut être repoussée en avant, ou sur un des côtés, ou bien être déchirée. Dans un cas, la bride était repoussée de telle façon que l'accoucheur sentait chacune des fontanelles dans chacun des orifices. Si la bride ne peut être refoulée sur un des côtés et entrave le travail, il faut la couper entre deux ligatures.

Les *diaphragmes musculaires irréguliers* que l'on rencontre quelquefois dans la cavité cervicale peuvent aussi troubler la marche de l'accouchement. Pozzi dans son *Traité de gynécologie*, page 1108, dit à ce propos :

Müller a décrit pour la première fois une curieuse difformité du col qui consiste dans la présence d'un repli transversal faisant saillie dans sa cavité. Elle peut, après la dilatation de l'orifice externe, donner l'idée d'un second col emboîté dans le premier. Breisky avait aussi vu cette anomalie, mais son observation était restée inédite. Dans les deux faits, observés en dehors de la grossesse, la bride avait donné lieu à des hémorrhagies en paraissant agir à la manière d'un corps fibreux, d'un polype. L'excision de cette bride a amené la cessation des accidents.

Elle peut aussi devenir un obstacle à la délivrance. Bidder a publié une observation très instructive à ce

sujet. Plus tard, Budin (*Progrès médical*, 1889) a de nouveau attiré l'attention sur ce point en rapportant deux
cas personnels, où le cloisonnement du col n'avait pas
été une cause de dystocie, et deux observations de
Mme Henry où les cloisons paraissaient placées, l'une
à l'orifice interne, l'autre à 2 centimètres au-dessus,
dans le segment inférieur de la cavité utérine. Deux
observations analogues ont été, depuis, données par
E. Blanc (mai 1889 *Arch. zoologie*). Le cloisonnement
peut disparaître après l'accouchement ou lui survivre.

§ 4. — THROMBUS DE LA VULVE ET DU VAGIN.

On désigne sous le nom de *thrombus* un épanchement
de sang, qui se fait soit à l'état d'infiltration, soit à l'état
de collection, dans le tissu cellulaire qui entoure le canal
vulvo-vaginal. C'est un accident très rare qui peut se
manifester pendant la grossesse, pendant l'expulsion de
l'enfant ou plutôt après la délivrance. Dans tous les cas,
le siège anatomique permet de distinguer trois variétés :
1° le thrombus vulvaire ou thrombus des grandes lèvres ;
2° le thrombus du vagin ou péri-vaginal ; 3° le thrombus pelvi-abdominal, ou thrombus profond.

Succédant à la rupture d'une veine le plus souvent
variqueuse, la rupture peut être spontanée ou traumatique : les modifications imprimées par la grossesse à
l'appareil vasculaire génital et à tous les tissus en général
sont une cause prédisposante de cet accident. Le traumatisme produit par la parturition est la cause vraiment
efficiente.

La douleur spéciale et une tumeur d'aspect violacé à
la vulve caractérisent le thrombus qui peut se rompre et
amener une hémorrhagie, ou bien se terminer par résolution, rupture tardive, suppuration ou gangrène.

Le pronostic est grave, surtout pour les thrombus profonds et pour ceux qui se déclarent avant la terminaison de l'accouchement. Perret sur 43 cas a noté 17 morts. Girard, sur 120 cas, 24 morts seulement.

Quelle devra donc être la conduite de l'accoucheur?

Pendant la grossesse, il faut conseiller le repos horizontal et ne jamais intervenir. Si pourtant le thrombus se rompt spontanément, il faut faire dans la cavité des injections antiseptiques à 48°, puis appliquer un tamponnement à la gaze iodoformée.

Pendant le travail, il faut s'abstenir encore d'agir sur le thrombus, mais il faut terminer l'accouchement aussitôt qu'on le pourra. Lorsque la tumeur oppose un obstacle absolu au passage du fœtus, il faut faire l'incision, mais au moment même où la tête saisie par le forceps viendra s'appliquer sur la tumeur et pourra par conséquent pendant son passage faire un tamponnement modérateur de l'écoulement sanguin.

Après la délivrance, il faut attendre encore et favoriser la résolution.

« Attendre d'autant plus, dit Hervieux, que la tumeur peut se terminer par résolution, et ne jamais intervenir que lorsqu'on y est absolument contraint :

« 1° Lorsque l'hémorrhagie a cessé depuis plusieurs jours;

« 2° Lorsque la majeure partie du sang épanché est convertie en un coagulum solide;

« 3° Lorsque le travail suppuratif s'est établi, et que le diagnostic d'abcès sanguin est confirmé par les phénomènes généraux et locaux;

« 4° Enfin, lorsqu'un des points du thrombus vient à être frappé de gangrène. »

Lorsque l'incision est décidée, il faut la faire largement, et au besoin, avec un drainage de la cavité, en se conformant avec soin à tous les principes de la méthode antiseptique.

§ 5. — PROLAPSUS DU VAGIN.

Antérieur ou postérieur, il peut exister pendant la grossesse ou se produire seulement pendant l'accouchement. Refoulé par la tête fœtale, il forme un bourrelet plus ou moins considérable qui empêche le dégagement et est exposé lui-même à tous les accidents de mortification dus à une compression trop longtemps prolongée.

L'accoucheur doit donc, après avoir vidé le rectum et la vessie, maintenir ce prolapsus réduit et terminer au plutôt l'accouchement par une application de forceps.

§ 6. — HERNIES DE L'INTESTIN.

Elles constituent, en envahissant le vagin ou la vulve, un obstacle mécanique par leur volume; mais surtout elles sont exposées à des compressions qui peuvent amener des symptômes d'étranglement. L'indication est donc de les maintenir réduites pendant toute la durée du travail et de terminer l'accouchement aussitôt que possible.

§ 7. — DISPOSITIONS DU COL SUSCEPTIBLES DE CRÉER UN OBSTACLE A L'ACCOUCHEMENT.

Ces dispositions tiennent à la rigidité du col, à l'agglutination ou à l'oblitération du canal cervical, ou à des altérations diverses.

a. La rigidité du col a été divisée en pathologique, spasmodique et anatomique.

α. *La rigidité pathologique* peut être causée par des brides, des cicatrices, des tumeurs diverses. Pour ce qui est des tumeurs, nous nous en occuperons plus loin.

Les cicatrices du col se rencontrent à la suite d'interventions chirurgicales maladroites, et sont devenues très rares. Ainsi les cautérisations profondes au fer rouge détruisent le museau de tanche et se transforment en une masse de tissu inodulaire réfractaire à la dilatation. Chez une dame qui avait subi cette mutilation, Chantreuil donna ses soins pendant une fausse-couche de trois mois; l'orifice du moignon cervical restait rigide, le travail très douloureux ne présentait aucun résultat et l'accoucheur dut recourir à de multiples petites incisions.

Quatre ans, plus tard, j'assistai la même malade dans un accouchement à terme; la dilatation ne se faisait pas malgré des contractions énergiques qui me faisaient craindre une rupture utérine; je donnai des injections vaginales à 48°, je me disposais à faire quelques petites incisions, quand enfin la résistance cicatricielle fut vaincue et l'accouchement se termina heureusement.

Cette conduite me paraît devoir être, dans ces cas, toujours recommandée : irrigations vaginales chaudes, chloroforme et très exceptionnellement de petites incisions multiples.

β. *La rigidité spasmodique* est due à la contracture musculaire du col et surtout du segment inférieur de l'utérus. Elle peut se produire pendant la première et la seconde période du travail, quelquefois même seulement au moment de la délivrance. Le col et le segment inférieur sont chauds et douloureux; les contractions sont irrégulières et le travail s'arrête.

Il ne faut jamais recourir à la dilatation forcée, aux incisions, aux onctions belladonées ou à la saignée portée jusqu'à la syncope. Lorsque réellement le spasme musculaire, dû le plus souvent à des manœuvres intempestives ou à l'administration du seigle ergoté, ne cède pas rapidement, il est facilement enrayé par des lavements au chloral ou par des inhalations de chloroforme.

γ. *La rigidité anatomique* est due à un état spécial du col qui empêche la dilatation de l'orifice utérin. Malgré des contractions puissantes et énergiques, le col résiste d'une façon absolument passive. Dans ces cas, le col effacé est épais, non douloureux et donne la sensation de cuir imbibé de graisse. On rencontre cet état surtout chez les primipares âgées, dans les accouchements prématurés (la grossesse n'a pas eu le temps de ramollir suffisamment le muscle utérin), et aussi, a-t-on dit, chez les syphilitiques.

Dans ces circonstances, les moyens qui semblent le mieux agir sont les bains prolongés et les irrigations d'eau chaude. En même temps, on régularisera la contraction utérine par des lavements au laudanum ou au chloral. Quant à la dilatation forcée, avec les intruments métalliques, aux incisions multiples, ou à l'accouchement forcé, ce sont des procédés que je crois très dangereux et auxquels il ne faut pas avoir recours.

b. L'oblitération du col est tantôt limitée à l'orifice externe et constitue ce que Nœgelé désignait sous le nom d'agglutination de l'orifice externe : elle cède d'ordinaire sans difficulté à l'action de la contraction utérine ; tantôt, au contraire, il y a une véritable oblitération fibreuse qui peut porter sur l'orifice interne, l'externe et le canal intermédiaire, et empêche complètement l'ouverture du col.

Le médecin, en pareille occurrence, doit d'abord, après avoir fait une exploration attentive, à l'aide du chloroforme, pratiquer le toucher manuel et s'assurer qu'il ne s'agit pas d'une simple déviation du col. Si l'oblitération est certaine, il ne doit pas plus longtemps exposer la parturiente aux dangers d'une rupture utérine ou de l'éclampsie, et il doit intervenir.

Toutes les fois qu'on le pourra, il faudra agir sur le siège même de l'oblitération. Après avoir appliqué un spéculum, on fera une incision cruciale qu'on agrandira si s'est nécessaire par des débridements multiples. L'orifice s'agrandit presque immédiatement, et dès lors on peut abandonner l'accouchement à la nature.

c. Les *déviations* du col peuvent exister en avant, en arrière ou latéralement, dans la direction des divers culs-de-sac vaginaux.

L'obliquité postérieure est fréquente. Plus rarement on rencontre les autres déviations. Dans quelques cas, ce déplacement du col, qui d'ordinaire suit les déplacements inverses du corps, est dû à ce que Depaul a appelé la dilatation sacciforme de l'utérus. Il faut donc toujours bien faire son diagnostic, par le toucher manuel au besoin, et chercher quelque part au fond du vagin, en avant très en haut, ou bien en arrière le moignon cervical. Lorsque la cause de cette lenteur du travail est bien reconnue, il suffit de ramener le col avec le doigt dans l'axe du bassin pendant la douleur, en maintenant la femme couchée, pour voir le travail se régulariser.

d. La tuméfaction et l'allongement de la lèvre antérieure du col, constitue un accident plus fréquent et résulte de l'engagement profond de la tête avant la dilatation du col. La lèvre antérieure prise entre la symphyse et le crâne du fœtus se tuméfie et empêche la sortie de l'extrémité céphalique.

Dans ces cas, il faut essayer d'abord de soutenir cette lèvre tuméfiée pendant la douleur, puis très doucement de la réduire en la refoulant au-dessus de la tête fœtale.

Lorsque ce procédé est insuffisant, il faut recourir au forceps.

Le plus souvent ce qui empêche la réduction de la lèvre du col, c'est que la rotation n'étant pas faite et la flexion incomplète, les diamètres de la tête qui se présentent au passage sont plus longs et le col forme sur cet organe une bride inextensible et sous laquelle il est presque impossible de glisser la plus petite partie du doigt. Dès que la rotation est faite, au contraire, la lèvre est moins tendue et la réduction alors tentée est beaucoup plus aisément obtenue.

§ 8. — CANCER UTÉRIN.

Au point de vue clinique, les formes du cancer du col de l'utérus peuvent se réduire à deux : 1° la prolifération épithéliale avec hypertrophie papillaire ; 2° l'infiltration épithéliale des lèvres du col et du col lui-même.

La fécondation n'est pas impossible avec le cancer utérin ; et la grossesse a le plus souvent une très fâcheuse influence sur l'évolution du néoplasme : cette aggravation est liée à la moindre résistance opposée par les tissus à l'infiltration épithéliale.

La grossesse elle-même serait souvent influencée par le cancer. D'après Cohnstein, et Bar a produit une statistique à peu près analogue, sur 100 cas, 68 fois la grossesse arriverait à terme ; 15 fois, il y aurait accouchement prématuré, 15 fois avortement, 2 fois accouchement retardé.

Selon que la dégénérescence est plus ou moins étendue, on peut avoir accouchement à terme, prématuré ou retardé. La grossesse se trouve prolongée, parce que les douleurs qui se manifestent à terme sont trop faibles pour triompher de la résistance opposée à la dilatation par l'altération pathologique du col.

C'est surtout le travail de l'accouchement, expulsion de l'enfant et de l'arrière-faix, qui subit dans ces cas des influences profondes et souvent de la plus grande gravité.

Les conditions les plus favorables à la dilatation du col sont : l'existence des végétations mollasses, le fait que la lèvre postérieure seule est atteinte et que les parties latérales sont indemnes.

La physionomie du travail peut présenter trois types différents suivant les cas :

a. Le travail est lent, mais se termine spontanément sans complications ;

b. Le travail est encore plus lent ; la dilatation ne se fait qu'au prix de désordres graves : on constate des ruptures de l'utérus, de la vessie, des hémorrhagies, de la péritonite ;

c. Le travail est excessivement lent, et même après plusieurs jours ne se termine pas ; la femme s'épuise et meurt.

Ce tableau succinct fait comprendre la gravité du pronostic pour la mère et pour l'enfant, plus encore pour ce dernier, d'après les statistiques.

La délivrance, elle-même compliquée souvent d'inertie et d'hémorrhagies très abondantes, assombrit encore le pronostic maternel.

Quelle sera donc, en face de cette grave complication de la grossesse et de l'accouchement, la conduite du médecin ?

Doit-on, pendant la grossesse, provoquer l'avortement ou l'accouchement prématuré ? Cette intervention ne saurait permettre de lutter efficacement contre l'extension de la tumeur. De plus, elle n'éviterait pas toujours les difficultés de l'accouchement et le fœtus serait exposé aux mêmes dangers. Donc, en général, il faut se borner à une simple expectation en traitant les douleurs et les pertes par les moyens appropriés.

On a pourtant conseillé d'agir chirurgicalement sur le cancer pendant la grossesse. Pour Güsserow, il faut opérer, même pendant la grossésse. Schröder dit que l'amputation du col n'est indiquée que lorsqu'il survient des hémorrhagies graves. Bar, dans sa thèse d'agrégation, a réuni 17 observations, dont 1 personnelle, d'amputation du col pendant la grossesse. Sur 17 cas, la grossesse a été interrompue 7 fois dans les quinze jours qui ont suivi l'opération. Lorsque la grossesse continue, les malades éprouvent une amélioration notable à la suite de l'amputation.

L'extirpation totale de l'utérus a été pratiquée soit par la voie abdominale, soit par la voie vaginale.

J'estime que toutes ces interventions chirurgicales exposent gravement la vie du fœtus pour lequel on doit tout sacrifier puisque la mère est un cadavre fatal à courte échéance ; et dans la généralité des cas, je crois qu'il est préférable d'attendre.

Lorsque le travail est commencé, les procédés opératoires ont pour but de raviver les contractions utérines, de faire la dilatation du col, d'extraire le fœtus ou de rendre possible son expulsion.

Les douches chaudes antiseptiques constituent un excellent adjuvant : d'une part, elles tendent à modérer l'hémorrhagie qui pourrait résulter des déchirures du cancer, et d'autre part elles excitent la contraction de la fibre musculaire utérine qui est indispensable à la dilatation. Cette conduite doit être tenue tant que la dilatation, malgré sa lenteur, progresse régulièrement et qu'il ne survient pas un danger pressant qui menace la vie de la mère ou de l'enfant.

Si l'enfant ou la mère souffrent, il faut terminer l'accouchement artificiellement.

Le cancer est-il bien limité, si les petites incisions multiples ne suffisent pas à permettre l'ouverture du canal cervico-utérin, on peut faire l'excision totale ou partielle.

Lorsque le fœtus est mort, on aura, autant que possible recours à l'embryotomie. Lorsqu'il y a présentation du sommet, la simple perforation du crâne, en réduisant le volume suffit quelquefois pour permettre à la région fœtale de s'introduire dans l'ouverture déjà commencée et d'agir comme dilatateur ; l'accouchement se termine alors spontanément ou par une application du forceps. Si cette intervention est insuffisante, il faudra employer la céphalotripsie et mieux la cranioclasie. Lorsque l'enfant est vivant, si la dilatation ne se fait pas assez pour permettre l'extraction manuelle ou l'application du forceps, il faut sans hésiter faire l'opération césarienne. On peut ainsi, en opérant à temps, espérer sauver l'enfant.

Quant à la mère, elle est vouée à une mort prochaine par le fait même de son cancer ; et d'ailleurs cette opération est encore moins grave pour elle que les ruptures et les hémorrhagies auxquelles elle resterait exposée si on laissait trop longtemps les contractions utérines agir contre l'obstacle infranchissable constitué par le tissu néoplasique.

Dans certains cas même, lorsque la dégénérescence cancéreuse est très avancée, qu'il y a des phénomènes d'extension aux organes voisins et de généralisation, il est préférable d'intervenir un peu avant les douleurs du travail de l'accouchement, dans les derniers temps de la grossesse.

En résumé, la temporisation s'impose si l'altération

est peu étendue, l'enfant vivant ou mort, et si la dilatation se fait même très lentement.

Lorsque le cancer est limité, si le travail ne marche pas on doit faire d'abord des incisions sur le col, puis l'excision partielle ou totale si la première intervention est insuffisante. Lorsque l'enfant est mort, l'embryotomie s'impose jusqu'à ses dernières limites.

La césarienne, au contraire, est indiquée lorsque l'enfant étant vivant à la fin de la grossesse, la dégénérescence cancéreuse est très avancée, ou pendant le travail si la dilatation est complètement arrêtée.

§ 9. — TUMEURS FIBREUSES DE L'UTÉRUS.

Les tumeurs fibreuses de l'utérus, encore appelées corps fibreux, fibromes, fibroïdes, myomes, fibromyomes, hystéromes (Broca) sont constituées en grande partie par des fibres musculaires lisses avec du tissu conjonctif, des veines, des artères et des lymphatiques. N'étant pour ainsi dire qu'une forme de la tunique moyenne de l'utérus, ces tumeurs sont très fréquentes, surtout pendant la période d'activité sexuelle. Elles peuvent être sous-péritonéales, sous-muqueuses ou interstitielles et occuper des sièges variables : sur le corps de l'utérus, le fond ou le segment inférieur, et sur le col lui-même. Dans tous les cas, elles peuvent être sessiles ou pédiculées, uniques ou multiples, avec des volumes allant de la grosseur d'une noix à 5, 10, et 40 kilogrammes.

Les fibromes, s'ils n'empêchent pas la fécondation, la diminuent dans de notables proportions. Sur 100 femmes qui portent des fibromes, il y en a 33 qui sont stériles, tandis que chez les femmes prises en général, il y en a 1 stérile sur 8. Lorsqu'elles ont des grossesses, elles en ont généralement aussi un nombre moindre.

Les causes de cette stérilité relative se trouvent dans la déformation de l'utérus qui est souvent en anté ou rétro-version ou en latéro-flexion; dans l'occlusion possible du col par le fibrome, dans le déplacement des trompes, et enfin dans ce fait que les tumeurs sous-muqueuses surtout congestionnent la muqueuse utérine, laissant ainsi moins de facilité à la fixation de l'ovule fécondé.

Lorsque la grossesse a lieu, souvent elle n'est pas modifiée d'une manière sensible; mais parfois l'utérus est très augmenté de volume, des crises douloureuses surviennent, des hémorrhagies se déclarent et on constate l'avortement ou l'accouchement prématuré.

Du côté de la tumeur, deux phénomènes importants se manifestent : son augmentation de volume et son ramollissement. C'est à terme, pendant le travail, que des accidents redoutables surgissent souvent. D'une part, il y a tendance aux présentations anormales; les présentations du siège et du tronc sont plus fréquentes, parce que la tumeur déforme l'utérus et trouble l'accommodation du fœtus.

Lorsque les fibromes occupent la partie inférieure de l'organe, lorsqu'ils obstruent pour ainsi dire la voie que doit suivre l'enfant pour sortir, le dégagement est encore obtenu quelquefois par le refoulement à l'aide de la main de l'accoucheur, ou par la rétraction des fibres utérines qui attirent en haut la tumeur; dans d'autres circonstances, l'accouchement est difficile ou impossible.

En même temps, il faut noter que les contractions sont irrégulières, et les ruptures utérines assez fréquentes (13 cas relevés par Güsserow).

Les hémorrhagies qui sont assez rares pendant la grossesse, sont plus fréquentes au moment de la délivrance; et la tumeur fibreuse, entraînant en la dépri-

mant la paroi utérine, peut produire l'inversion qui est
une sérieuse complication.

Les suites de couches souvent normales peuvent être
compliquées : l'hémorrhagie persiste quelquefois pendant plusieurs jours ; les lymphangites et les péritonites
ont été parfois signalées. C'est dire que le fibrome, au
point de vue obstétrical, comporte un pronostic grave :

Pour l'enfant, qui pendant la grossesse court le risque
de succomber par avortement ou accouchement prématuré, et pendant le travail par suite des difficultés de son
dégagement.

Pour la femme, elle est exposée aux hémorrhagies,
à la péritonite, à la gangrène du corps fibreux, aux
accidents de la torsion de son pédicule, à la phlegmatia, et à tous les dangers des opérations nécessitées
pour la terminaison de l'accouchement.

Quelle sera donc la conduite de l'accoucheur, lorsqu'il aura reconnu cette complication ?

Pendant la grossesse, il n'y a le plus souvent rien à
faire qu'à combattre les menaces d'avortement. Toutefois des accidents divers de compression sur les organes voisins, des hémorrhagies abondantes et répétées
peuvent obliger à une intervention. La place qu'occupe
le fibrome, son volume, son évolution antérieure connue
et sa physionomie actuelle sont autant de facteurs importants qui doivent inspirer la conduite de l'accoucheur.

S'agit-il d'un corps fibreux pédiculé ou sessile sous-
séreux au fond de l'utérus, la parturition pourra n'être
aucunement gênée, et l'expectation sera de rigueur.

Un fibrome pelvien est en général plus à redouter. On
en a vu pourtant même de très gros, s'assouplir et
remonter au moment du travail dans la cavité abdominale soit spontanément soit refoulés par la main.
Mais lorsqu'un fibrome a déjà dans des accouchements

antérieurs causé des difficultés excessives, lorsque les phénomènes d'obstruction sont accentués, il pourrait être favorable, dans des cas toujours bien discutés, de faire l'avortement dans les premiers mois de la grossesse lorsque celle-ci est bien établie.

Lorsque le corps fibreux occupe le col, il est sessile ou pédiculé. Dans ce dernier cas, il peut être expulsé au devant de la tête fœtale, le pédicule étant rompu spontanément ou excisé par l'accoucheur. C'est dans une circonstance analogue que Fergusson appliqua le forceps sur un gros polype qu'il avait pris pour la tête fœtale : une rupture utérine se produisit et la malade mourut.

Quand la tumeur est sessile, l'énucléation peut être faite pendant la grossesse ou au moment de l'accouchement. Danyau en enleva une qui pesait 650 grammes. Mundé (*American Journal of obstetrics.*, 1888) conseille autant que possible l'énucléation par le vagin : sur 16 cas rapportés par cet auteur, dont un personnel, la mère succomba deux fois, et les enfants sont presque tous nés vivants.

Ces opérations généralement faciles doivent être faites de préférence tout à fait à la fin de la gestation ou même au début du travail; car malgré leur bénignité relative, il ne faut pas oublier que le plus souvent la gestation est interrompue et d'ailleurs la viabilité de l'enfant est d'autant plus probable que la grossesse est plus avancée.

Si les fibromes sont interstitiels, et se développent surtout dans la cavité abdominale, empiétant plus tard sur la filière pelvienne, doit-on intervenir chirurgicalement, faire l'accouchement prématuré ou attendre le travail pour se décider?

Le plus souvent, à moins d'un accident grave qui oblige à intervenir, il sera plus sage de ne rien faire et d'attendre. La nature a des ressources multiples souvent inespérées; et si quelquefois l'accouchement est très lent, très laborieux, exposant gravement la vie de la mère ou de l'enfant, dans d'autres cas, tout s'arrange et se termine sinon spontanément, du moins par des opérations obstétricales bénignes. L'un de ces faits, recueilli à la Maternité au commencement de l'année 1889, a permis au professeur Tarnier d'exposer dans une série de leçons cliniques l'histoire obstétricale des fibromes. Il s'agissait d'une jeune femme de vingt-cinq ans, chez laquelle un corps fibreux faisant corps avec l'utérus était descendu profondément dans l'excavation, le col étant refoulé très en arrière. Lorsque le maître vit cette parturiente, elle était en travail depuis cinquante-huit heures, la poche des eaux était rompue depuis quarante-six heures, l'enfant était encore vivant. L'orifice du col était à peine un peu béant, la tumeur le comprimait et la situation paraissait désespérée, car il était impossible de songer à passer aucun instrument de réduction. On put faire assez vite la dilatation cervicale avec les doigts, la version avec beaucoup de difficultés, et si l'accouchement se termina par la mort de l'enfant, la mère du moins se rétablit complètement.

Donc, dans le cas de ces fibromes interstitiels, il est souvent préférable de rester dans l'expectation; d'autant plus que les procédés d'intervention auxquels on pourrait avoir recours sont extrêmement dangereux.

L'accouchement prématuré expose davantage l'enfant qui n'est pas aussi viable, et ne diminue pas toujours les dangers de la parturition dans une proportion appréciable.

Se décidera-t-on pendant la grossesse à une intervention chirurgicale? Fera-t-on l'opération césarienne ou l'opération de Porro?

Les statistiques fournissent des résultats intéressants à comparer :

Süsserott, sur 147 cas de grossesse compliquée de fibromes, note sur ce nombre : 20 terminées par application de forceps (8 mères mortes, 12 enfants morts); 20 versions (12 mères mortes; 17 enfants morts); 21 délivrances artificielles (13 mères mortes). Son relevé général lui donne comme mortalité maternelle 53 p. 100; comme mortalité fœtale 66 p. 100..

L'opération césarienne, faite avec succès par Cazin au septième mois de la grossesse a été, pour cet auteur, l'occasion d'un mémoire où il a rassemblé 28 cas d'opération césarienne nécessitée par des corps fibreux de l'utérus : 24 femmes moururent et 15 enfants seulement naquirent vivants.

Saüger a réuni 43 cas d'opération césarienne par fibrome, et il a trouvé une mortalité maternelle de 83,7 p. 100.

L'amputation supra-vaginale a été faite il y a quelques années à l'étranger et à Paris sans succès. En ce moment une réaction favorable se dessine en faveur de ce procédé opératoire, et une statistique produite à cet effet dans le *Traité de gynécologie* de Pozzi donne en bloc 12 mères sauvées sur 17.

Pozzi s'exprime ainsi : il ne faudra jamais attendre tout à fait jusqu'au terme pour ne pas s'exposer à être surpris par le travail, mais opérer quelques jours avant l'époque présumée de l'accouchement. Le procédé opératoire qui paraît offrir alors le plus de sécurité, au double point de vue de l'hémorrhagie et de la septicémie, toutes deux particulièrement à craindre quand il s'agit d'un utérus gravide, est la ligature élastique extra-péritonéale du pédicule (Hégar).

Pendant le travail il faut « attendre d'abord en faisant à la nature la part aussi large que possible, mais limitée par l'intérêt de la mère et de l'enfant ; agir ensuite sur la tumeur, de manière à diminuer ou à faire disparaître l'obstacle, puis, si ces tentatives sont restées infructueuses, agir sur le fœtus, ou terminer l'accouchement par une opération sur la mère » (Lefour).

L'accouchement spontané est encore celui qui donne les meilleurs résultats : sur sept cas, Tarnier a eu une seule femme qui succomba et quatre enfants naquirent vivants.

Si l'accouchement spontané est impossible, il faut recourir soit au forceps, soit à la version ou à l'extraction. Le professeur Tarnier, dans ce cas, préfère le siège au sommet, parce qu'il prétend que le siège plus petit s'insinue plus facilement à travers le col, et écarte mieux la tumeur du centre de l'excavation.

Je crois qu'il est encore préférable ici, comme d'habitude, d'extraire l'enfant tête première ; et d'ailleurs la statistique de Süsserott que j'ai reproduite plus haut est aussi favorable au forceps.

Dans les cas où le forceps et la version ne suffisent pas, il restera comme dernière ressource : l'ablation ou le refoulement des tumeurs, l'embryotomie, l'opération césarienne.

L'ablation, dans les cas de fibromes faissant saillie dans le vagin, pourra être une opération favorable, soit qu'on emploie l'écraseur, l'anse galvanique ou la torsion du pédicule.

Lorsque l'enfant est mort, tant que les instruments peuvent passer, il faut donner la plus large part à l'embryotomie.

Lorsque l'enfant est vivant, on doit encore y recourir en général plutôt que d'agir sur la mère ; mais sur ce point les accoucheurs ont des opinions un peu divergentes, et il en est qui préfèrent l'opération césarienne ou l'amputation de Porro.

C'est du reste la seule arme qui reste à l'accoucheur lorsque tous les autres moyens n'ont pas pu permettre de terminer l'accouchement.

Il ne faut pas oublier que pendant la délivrance et les suites de couches, l'hémorrhagie, l'inversion utérine et la septicémie sont des complications assez fréquentes : on les combattra par les moyens ordinaires de traitement, et en particulier par les injections chaudes antiseptiques. Dans certains cas rares on a noté, au moment de l'expulsion de l'arrière-faix, la descente des tumeurs fibreuses, leur énucléation ou leur pédiculisation : il peut être alors favorable d'en faire l'ablation.

§ 10. — TUMEURS DE L'OVAIRE.

Tant qu'il reste une portion d'ovaire à l'état sain, si minime qu'elle soit, la fécondation est possible. La grossesse, l'accouchement et les suites de couches ont une physionomie particulière qui réclame une thérapeutique variable suivant les cas, et dont les détails comprennent encore des points très discutés malgré tous les nombreux travaux publiés sur ce point, et dont la plupart ont été signalés dans l'excellente thèse d'agrégation de Rémy.

Les tumeurs de l'ovaire peuvent être liquides ou solides, uni ou multiloculaires, petites ou volumineuses, abdominales ou pelviennes, réductibles ou non.

Toutes ces variétés ont des influences différentes sur la parturition. Quelques mots d'étude succincte sur ces rapports réciproques sont nécessaires pour permettre d'exposer la conduite qui me paraît la plus favorable.

1° *Influence de la grossesse sur le kyste.* — Elle ne

présente absolument rien de fixe ; quelquefois elle est insignifiante. Mais le plus souvent on note une augmentation de volume considérable. Divers accidents peuvent se produire : ce sont la torsion du pédicule, la suppuration du kyste, sa rupture dans le péritoine, la vessie, le vagin, les intestins.

2° *Influence du kyste sur la grossesse.* — Si la tumeur est petite et libre d'adhérences, elle s'élève avec l'utérus dans la cavité abdominale et ne détermine pas de gêne bien appréciable. Le volume de la tumeur a-t-il au contraire atteint de grandes dimensions ? On a de l'œdème, des varices, de la gêne respiratoire, et quelquefois se déclarent l'avortement ou l'accouchement prématuré.

3° *Influence de l'accouchement sur le kyste.* — Sous l'influence des efforts déterminés par le travail de l'accouchement, le kyste peut se rompre ; d'autres fois la tumeur se trouve repoussée par le fœtus et on l'a vue siégeant dans le cul-de-sac de Douglas, traverser la paroi vaginale et apparaître à la vulve ; elle est sortie dans quelques cas par l'anus ou à travers le périnée.

4° *Influence du kyste sur l'accouchement.* — Quelquefois tout se borne à une prolongation légère du travail. Mais ces tumeurs deviennent souvent une cause de dystocie dont les effets sont variables avec le volume, la situation, les adhérences et la consistance du kyste. L'utérus occupe souvent une situation oblique qui produit des présentations anormales. La tumeur peut, dans certains cas, remonter dans la cavité abdominale grâce à son élasticité et à la longueur du pédicule. Quand l'excavation est remplie, l'obstruction peut être plus ou moins complète, l'accouchement devient impossible et souvent alors l'utérus se rompt.

5° *Suites de couches.* — Elles sont généralement moins heureuses : on constate quelquefois des phlébites de la région pelvienne ou des membres. Mais il survient surtout des accidents du côté de la tumeur qui s'enflamme, suppure et se rompt. On a même vu la suppuration se produire dans les cas de kyste dermoïde.

Il découle de cet exposé succinct des rapports des tumeurs ovariques avec la gestation que le pronostic est toujours sérieux, mais variable surtout avec le volume du kyste, sa consistance et sa réductibilité.

Quelle devra donc être, en pareille circonstance, la conduite de l'accoucheur?

1° *Pendant la grossesse.* — Faut-il attendre ou intervenir?

Quand la tumeur est abdominale et ne grossit pas, il faut s'abstenir de toute intervention.

Lorsque la tumeur est pelvienne, adhérente, et qu'elle ne peut pas par conséquent être refoulée, on doit combattre cette redoutable complication.

Trois procédés sont offerts à l'accoucheur.

a. L'avortement ou l'accouchement prématuré (Barnes). C'est la méthode imposée lorsque le kyste est adhérent et ne peut remonter au-dessus du bassin. Mais elle est toujours bien dangereuse, car après l'accouchement la tumeur suppure presque toujours.

b. La ponction est un palliatif lorsqu'il y a dyspnée, menaces d'asphyxie. Le plus ordinairement, elle est inoffensive : elle n'est pas plus dangereuse qu'en dehors de la grossesse.

c. L'ovariotomie est indiquée lorsqu'il survient des accidents, torsion du pédicule, suppuration et rupture du kyste.

Ce procédé opératoire a inspiré dans ces dernières années de nombreux travaux, et aujourd'hui, même en dehors de tout accident, pendant la grossesse les chirurgiens recommandent l'ovariotomie pour faire disparaître cette cause de dystocie. La statistique donnée par Rémy, en 1886, n'était pas très encourageante dans cette voie ; elle donnait : sur 67 ovariotomies faites pendant la grossesse, 13 fois interruption de la gestation et mort de la femme, 22 fois avortement et guérison et 32 fois accouchement à terme et guérison ; c'est-à-dire 19,4 p. 100 de morts pour la mère et 50 p. 100 de morts pour l'enfant. Aujourd'hui les résultats sont bien supérieurs : sur 36 cas opérés par L. Tait, Spencer Wells et Schröder, il y a une seule mort. Dans la grande majorité des cas, la grossesse n'est pas interrompue. Terrillon et Valat en 1888 mentionnent trois observations suivies de guérison.

En somme, pendant la grossesse, si la tumeur et la gestation ne se troublent pas réciproquement, si le volume n'est pas considérable, l'ovariotomie, à mon sens, ne doit pas être proposée.

Lorsque le kyste a pris un grand développement depuis la fécondation, et détermine des phénomènes douloureux de compression et de dyspnée ; lorsqu'il y a surtout récidive rapide après une ponction, l'ovariotomie peut être conseillée.

Enfin, elle s'impose lorsqu'il y a rupture, torsion, suppuration du kyste, ou qu'il existe un kyste dermoïde devant produire au moment de l'accouchement des difficultés insurmontables.

2° *Pendant le travail.* — Le kyste de l'ovaire constitue dans tous les cas une complication dangereuse. Sur une statistique relevée dans sa thèse, Rémy trouve en moyenne un accouchement spontané sur deux.

Les indications à remplir consistent à surveiller avec grand soin les contractions utérines, à dégager les voies de l'accouchement ; et si le succès ne couronne pas les efforts de l'accoucheur, il faut agir comme dans les cas de rétrécissements du bassin.

Lorsque la tumeur est pelvienne et réductible, on peut la refouler au-dessus du détroit supérieur. Sur 74 cas, 21 fois on put réussir à pratiquer la répulsion de la tumeur.

Le kyste est-il irréductible et liquide, on doit recourir à la ponction par le vagin ou le rectum. Barnes conseille même la ponction par la paroi abdominale. Sur 9 ponctions, Playfair signale 9 succès.

Lorsque le contenu du kyste est trop épais pour être ainsi évacué, Lomer a conseillé de faire une large incision à son niveau pour enlever la tumeur qui est ordinairement dermoïde.

Le forceps et la version sont rarement applicables dans les cas difficiles où les voies pelviennes sont obstruées plus ou moins complètement. Lorsque l'instrument peut encore passer, on pourrait, surtout si l'enfant est mort, recourir à la crâniotomie. Tant que l'enfant est vivant, l'opération césarienne serait une ressource dont on pourrait discuter la valeur.

« Pour ma part, dit Pozzi, je n'hésiterais pas à faire la laparotomie pour reconnaître si l'ablation du kyste est possible ; l'ovariotomie lèverait alors l'obstacle et l'accouchement se ferait. Dans le cas contraire, l'opération césarienne ou l'opération de Porro ne me paraissent pas plus graves pour la mère que les violences aveugles et excessives exercées par les voies naturelles, et l'on a en outre, ainsi, l'avantage de sauver l'enfant. »

3° *Après l'accouchement*, si les suites de couches sont entravées par des accidents inflammatoires, septicémiques ; si le kyste suppure, ou s'il se rompt, on doit sans hésiter intervenir et faire l'ovariotomie.

§ 11. — Ruptures utérines.

Rares pendant la grossesse, où elles réclament presque toujours comme intervention la laparotomie, les ruptures utérines se rencontrent de préférence pendant le travail. Complètes ou incomplètes, uniques ou multiples, limitées à l'utérus ou portant à la fois sur l'utérus et le vagin, elles peuvent s'étendre jusqu'à la vessie ou au rectum. Elles sont d'origine traumatique, spontanées ou dues à des manœuvres intempestives. Leur fréquence est en moyenne de 1 sur 1000 accouchements.

Elles portent sur le col ou sur le corps de l'organe gestateur. Sur le col elles se traduisent par des déchirures variables de forme et d'étendue, par une hémorrhagie quelquefois abondante et très dangereuse parce qu'elle laisse l'accoucheur plongé dans une sécurité trompeuse, grâce à la dureté utérine constatée au-dessus du pubis après la délivrance, et constituant ce qu'on appelle le globe de sûreté.

Sur le corps, par une douleur fixe au niveau de la rupture, souvent par une fluctuation produite par la présence du sang dans la cavité péritonéale et parfois par une crépitation emphysémateuse due à la pénétration de l'air dans le tissu cellulaire hypogastrique. L'auscultation et le palper donnent des renseignements précieux, et le toucher intra-utérin, manuel au besoin, renseigne complètement sur l'état de la déchirure, sa forme, la situation du fœtus et des annexes.

Le pronostic est toujours des plus graves. Ramsbotham sur 237 cas donne 217 enfants morts. Jolly sur 580 cas compte 100 guérisons maternelles lorsqu'on a extrait le fœtus. La mort survient presque toujours lorsque l'accoucheur n'intervient pas. Aujourd'hui, grâce aux progrès de l'antisepsie et de la chirurgie abdominale, les résultats statistiques sont meilleurs : on sauve environ 10 p. 100 des enfants et la moitié des mères.

Quelle sera donc la conduite de l'accoucheur?

1° **Déchirures du col.** — Elles peuvent porter sur la portion vaginale, ou la portion sus-vaginale ; je ne m'occuperai d'abord que de la première, la seconde étant comprise dans les ruptures du corps de l'utérus.

Elles comportent un traitement immédiat et un traitement consécutif. Le traitement immédiat a pour but d'empêcher l'écoulement du sang ; dans certains cas, lorsque le diagnostic n'a pas été fait, on a vu des femmes succomber à la suite de l'hémorrhagie. On a conseillé d'appliquer un tampon avec la gaze iodoformée ou de l'ouate hydrophyle ; mais le mieux est d'introduire un speculum, de faire une injection chaude antiseptique, et si le sang coule toujours, d'appliquer une pince à forci-pressure que l'on retire au bout de vingt-quatre heures. C'est un procédé suffisant, rapide et beaucoup plus simple que la suture immédiate hémostatique.

Le traitement consécutif consiste à combattre les conséquences de cette déchirure restée béante en se cicatrisant : les lèvres du col se renversent en dehors, la muqueuse utérine s'enflamme, des phénomènes inflammatoires apparaissent bientôt, et avec tous ces désordres une stérilité presque fatale reste acquise. C'est Emmet le premier, en 1862, qui a insisté sur ces accidents et leur traitement par l'opération qu'il a appelée trachélorrhaphie.

En Amérique, l'opération a été pratiquée un très grand nombre de fois. En France, on fut plus timide d'abord ; mais aujourd'hui de nombreux travaux ont été publiés sur ce sujet et l'avivement des lèvres du col avec suture

consécutive est entrée, avec juste raison, dans la pratique courante.

2° **Rupture du corps**. — La thérapeutique des ruptures utérines comprend un traitement prophylactique
et un traitement curatif.

a. Le traitement prophylactique varie selon les cas, et
dépend surtout de la sagacité de l'accoucheur qui aura
su se décider à temps, par exemple, à faire de petites
incisions sur le col pour faciliter sa dilatation, à refouler
les obstacles au dégagement fœtal, à appliquer le forceps ou le céphalotribe pour aider l'utérus à se débarrasser du produit de conception, etc.

b. Le traitement curatif diffère suivant qu'on doit agir
avant ou après la délivrance.

α. Avant la délivrance plusieurs méthodes ont été
préconisées.

1° **Expectation**. — C'était la méthode de Smellie,
Denman, Levret, et encore quelques médecins allemands
si le fœtus est mort. Elle est absolument, et à juste titre,
abandonnée aujourd'hui, sauf peut-être pour certaines
ruptures survenant dans les premiers temps de la grossesse.

La statistique de Trask donne les résultats suivants :

Sur 157 femmes délivrées artificiellement, il y eut
57 guérisons, 79 morts.

Sur 89 femmes livrées à l'expectation, il y eut 24 guérisons, 65 morts.

2° **Extraction par les voies naturelles**. — C'est la
conduite la plus généralement suivie :

1′ Lorsque l'enfant est resté dans l'utérus on a recours
au forceps, à la version ou même, si c'est nécessaire, à
l'embryotomie.

2′ L'enfant est en partie ou en totalité hors de l'utérus ; lorsque la plaie est large et le bassin normal, il est

quelquefois difficile d'appliquer le forceps sur la tête qui fuit sous la moindre pression ; il est préférable de recourir à la version. Sur 45 cas, on a eu 12 succès. Lorsque le bassin est rétréci, si l'enfant est mort on emploie le forceps ou la céphalotripsie ; si au contraire l'enfant est vivant, mieux vaut faire la laparotomie. Dans les deux cas, il me semble qu'il est préférable d'avoir recours, avec toutes les précautions antiseptiques, à la laparotomie.

3' L'enfant est en partie hors de l'utérus, mais la plaie s'est rétractée.

Dubois, Depaul, Hervieux, etc., conseillent de débrider l'utérus au niveau de la déchirure pour l'agrandir et permettre l'extraction par les voies naturelles. Mais c'est une méthode qui n'est pas du tout recommandable, et il est plus rationnel, dans l'intérêt de la mère et de l'enfant, de faire la gastrotomie.

3° **La gastrotomie** est la troisième méthode à la disposition du chirurgien, et déjà nous venons de signaler un certain nombre de cas où elle constitue une précieuse ressource. C'est le procédé de choix lorsque le fœtus entier est passé dans l'abdomen et qu'on ne peut l'extraire par les voies naturelles. Le moment le plus favorable à l'intervention est celui qui est le plus rapproché de l'accident.

β. *Après la délivrance.* — Dans ces derniers temps, les résultats donnés par la méthode antiseptique semblent encourager certains accoucheurs à recourir à l'extraction par les voies naturelles, le plus souvent possible, surtout lorsque l'enfant a succombé, puis après la délivance, à faire de l'antisepsie avec la plus grande rigueur.

En quoi consiste ce traitement antiseptique ?

Faut-il se contenter de l'irrigation antiseptique ne dépassant pas le foyer juxta-utérin de la rupture ? Ou bien, faut-il compléter cette thérapeutique par le drainage vaginal (Braun, Frommel, etc.)?

A. Le contact des substances épanchées dans la cavité péritonéale, pourvu qu'elles soient aseptiques, est bien toléré par le péritoine.

B. Le pouvoir résorbant de la séreuse est parfaitement démontré (Remy, Hayem, etc.).

C. Dans le cas où il y a réellement pénétration dans la cavité péritonéale de germes infectieux, un drainage est insuffisant pour mettre à l'abri des accidents.

Kaltenback de Stuttgard attribue une plus grande importance à cet égard à ce qu'il appelle le *drainage naturel :* la pression intra-abdominale peut expulser les matières capables d'infection ; elle est favorisée par la situation demi-assise de la femme, un solide bandage abdominal, etc.

La méthode des injections intra-utérines interrompues ou continues est celle qui est généralement employée par les maîtres de l'obstétrique française. En même temps, il ne faut pas négliger le traitement général tonique ; en cas de réaction inflammatoire, la glace, maintenue en permanence sur le ventre, en ayant bien soin de séparer les sachets de glace de la peau par une enveloppe de flanelle, permettra de combattre efficacement les dangers d'une péritonite à ses débuts.

De plus, si le vagin, la vessie, le rectum sont rompus, il faudra traiter ces complications par les meilleurs moyens appropriés.

Lorsque les déchirures sont multiples et considérables, accompagnées d'une hémorrhagie grave, pourrait-on enlever l'utérus ? Le moignon cervical devrait-il être ou non laissé dans le bassin ? Peut-on abandonner le pédicule d'un utérus puerpéral comme le pédicule d'un utérus non gravide ? Ce sont des questions non encore résolues. Oscar Prévôt, médecin russe cité par Harris, a fait l'opération de Porro pour un cas de rupture de l'utérus ; la femme succomba le cinquième jour à la suite d'une hémorrhagie par le pédicule.

§ 12. — HÉMORRHAGIES PUERPÉRALES.

Les hémorrhagies puerpérales comprennent tous les écoulements sanguins qui peuvent survenir depuis le moment de la fécondation jusqu'au retour des règles après l'accouchement et les suites de couches.

On peut les diviser en plusieurs catégories :

1° Hémorrhagies des six premiers mois de la grossesse ;

2° Hémorrhagies des trois derniers mois et du travail ;

3° Hémorrhagies de la délivrance ;

4° Hémorrhagies secondaires.

1° **Hémorrhagies des six premiers mois.** — Ce sont toutes celles qui rentrent dans l'histoire de l'avortement et de certains états particuliers que nous avons étudiés dans le premier chapitre.

Je résumerai dans un tableau ces diverses variétés, renvoyant pour la conduite à tenir à ce que j'ai déjà écrit.

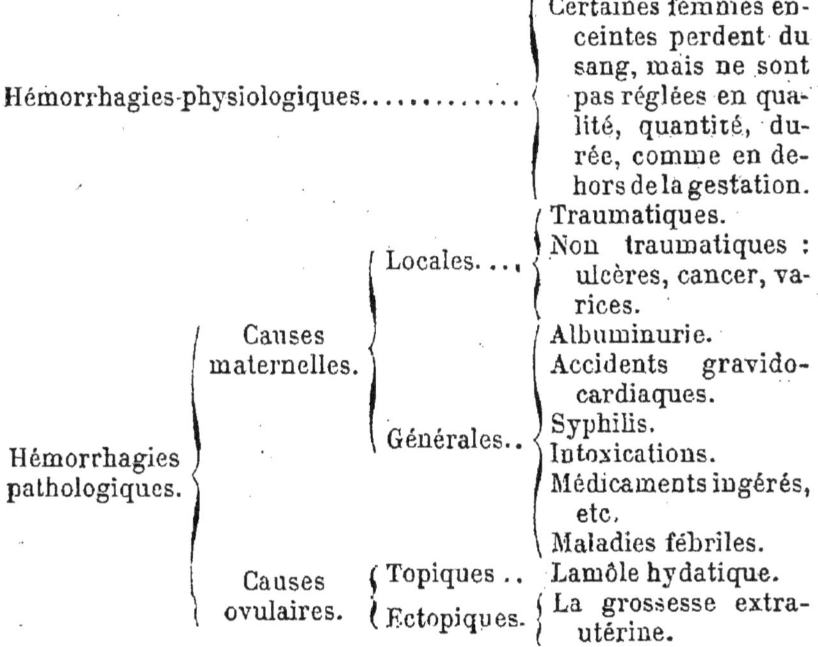

2° Hémorrhagies des trois derniers mois de la grossesse et hémorrhagies du travail. Placenta prævia. — De tout temps, la métrorrhagie des femmes enceintes a attiré l'attention des médecins. Mauriceau a écrit à ce propos : « Je ferai récit d'une entre autres, dont le souvenir m'est si sensible, que l'encre avec laquelle je l'écris maintenant pour la faire connaître au public, afin qu'il en puisse profiter, me semble être du sang. »

Paul Portal en 1685 est le premier qui ait signalé la véritable situation du placenta, et combattu l'erreur qui consistait à croire que l'arrière-faix, toujours inséré à la partie supérieure de l'utérus, se décollait prématurément au début du travail et venait alors seulement obstruer le passage destiné à l'enfant.

Depuis cette époque tous les accoucheurs dans tous les pays, ont étudié particulièrement cette grave cause de dystocie.

Ces hémorrhagies des derniers mois et du travail peuvent avoir les mêmes causes que celles signalées pour les six premiers mois; mais le plus souvent elles sont dues à l'existence du placenta prævia.

L'insertion du placenta est dite vicieuse lorsqu'elle se fait sur le segment inférieur de l'utérus, en un point tel que le placenta se trouve dans le voisinage du col, ou le recouvre partiellement ou en totalité.

Pour fixer la zone dangereuse d'implantation placentaire, Barnes divise l'utérus en trois régions par deux plans parallèles :

L'inférieur, passant à 8 centimètres de l'orifice interne, est le siège même de l'anneau de Baudl;

Le supérieur à 8 centimètres du pôle supérieur de l'utérus.

Tout arrière-faix qui, par un point quelconque, s'insère au-dessous du plan inférieur est un placenta prævia.

Le placenta prævia présente quatre variétés :

1° Lorsqu'il est inséré tout entier sur le col et recouvre son orifice interne, il est dit *prævia central.*

2° Inséré à la fois sur le segment inférieur et sur le col dont il recouvre en partie l'orifice interne, il est dit *prævia partiel.*

3° Inséré sur le segment inférieur, si près du col qu'il vient l'affleurer ou le recouvrir légèrement, il est dit *prævia marginal.*

4° Inséré dans le col lui-même, il est dit *prævia intracervical* (très rare et nié par beaucoup d'auteurs).

L'insertion vicieuse du placenta se traduit dans les derniers mois de la grossesse par une hémorrhagie abondante survenue sans violence ni douleur, pouvant se répéter à intervalles quelquefois éloignés; par une rupture prématurée fréquente des membranes; par des présentations anormales du fœtus et par l'expulsion précoce de l'œuf. En même temps, l'accoucheur perçoit quelquefois au toucher un épaississement du segment inférieur de l'utérus et il semble qu'en un des points des culs-de-sac vaginaux, le doigt soit séparé de la région fœtale par une sorte de masse pâteuse. Au moment du travail le toucher permet de reconnaître les caractères des membranes épaissies, ou des cotylédons placentaires, etc. Ordinairement l'hémorrhagie devient extrèmement abondante.

Le placenta prævia qui est, dans ses manifestations graves, assez rare (1 sur 1000 accouchements), comporte un pronostic très sérieux pour la mère et l'enfant, bien amélioré pourtant depuis que les méthodes antiseptiques sont suivies et que le traitement de cette complication a été mieux dirigé. 50 p. 100 des fœtus succombent et la mortalité maternelle est tombée à 5 p. 100 environ.

Il est, de plus, certaines conditions qui influent sur le pronostic :

1° Le moment où apparaît la première hémorrhagie. Le pronostic est d'autant plus grave qu'elle apparaît de bonne heure pendant la grossesse;

2° Le moment où se fait l'accouchement. Il semble, d'après les statistiques, que le pronostic est moins mauvais lorsque l'accouchement a lieu dans le septième mois;

3° Le siège de l'insertion placentaire. La variété centrale est la plus dangereuse ;

4° La résistance de l'orifice utérin à la dilatation (cause d'aggravation);

5° La présentation fœtale (le sommet est préférable);

6° La mort de l'enfant améliore le pronostic.

En résumé le danger du placenta prævia est constitué par l'hémorrhagie, par toutes les chances de septicémie (la plaie placentaire béante près du vagin est une voie largement ouverte à l'infection, le placenta se putréfie, etc. Lorsque la fièvre puerpérale survient chez les femmes atteintes d'insertion vicieuse, elle revêt ordinairement la forme de typhus cardiaque). Le but à atteindre par conséquent par l'accoucheur est, en pratiquant une antisepsie rigoureuse, de combattre l'écoulement du sang, pendant la grossesse, le travail et les suites de couches.

a. Pendant la grossesse.

Si l'hémorrhagie est légère, il faut se borner à faire de l'expectation, placer la femme sur un matelas dur, la laisser au repos le plus absolu en appliquant des linges froids à la vulve et sur les parties inférieures de l'abdomen. Le Dr Greenhalgh préconisait la provocation immédiate du travail, dès que l'enfant était viable, prétendant ménager ainsi plus sûrement la vie de la mère et celle du fœtus. Cette conduite n'est pas adoptée en France.

Lorsque l'hémorrhagie est sérieuse, faut-il recourir aux moyens ecboliques ? Doit-on administrer le seigle ergoté ? Malgré l'avis contraire de P. Dubois, de Charpentier dans certains bien déterminés, je crois qu'il ne faut jamais recourir à ce procédé hémostatique. Le plus souvent il manque son but, et cause presque sûrement la mort de l'enfant. Mieux vaut faire le tamponnement vaginal.

Quelques médecins emploient le pessaire à air de Gariel gonflé, après son introduction dans le vagin, avec de l'eau à l'aide d'une seringue, et laissé six à douze heures en place. D'autres recommandent le colpeurynter de Braun, l'appareil élytroptérygoïde de Chassagny. Mais le tamponnement le plus efficace, le plus sûr, lorsqu'il est bien fait, est le tamponnement antiseptique à la charpie, comme l'a recommandé, le premier, Leroux de Dijon, et que nous décrirons plus tard au chapitre relatif à la thérapeutique proprement dite. On ne doit pas le laisser en place plus de douze à quinze heures ; puis il est retiré avec précaution, et après injection chaude antiseptique, réappliqué si l'hémorrhagie continue ou se renouvelle.

b. Pendant le travail.

1° *Avant la dilatation complète.* — Lorsque l'enfant se présente par le sommet, il faut rompre les membranes ; on agira encore de même avec une autre présentation, si, la dilatation étant suffisante, on peut, par la méthode de Braxton Hicks (version podalique par manœuvres mixtes), introduire une main pour saisir un membre inférieur et l'amener à la vulve pour que la région fessière puisse faire tampon.

Cette méthode fut pour la première fois conseillée par Puzos et était destinée à remplacer le procédé si dangereux de l'accouchement forcé qui avait été recommandé par Louise Bourgeois, Guillemeau, Mauriceau, etc. Elle rend tous les jours d'immenses services lorsqu'elle peut être facilement employée ; on a même proposé divers moyens pour rompre les membranes lorsqu'il y a insertion centrale : les uns perforent avec le doigt porté directement au travers du tissu placentaire ; d'autres substituent au doigt un long trocart. Gendrin, puis Cohen, conseillent de décoller avec les doigts le placenta dans une certaine direction jusqu'à ce que l'on rencontre les membranes qui sont alors perforées : le lambeau placentaire décollé est repoussé avec la main et laisse la voie libre au fœtus. Mais quel est le trajet le plus court pour arriver aux membranes? On l'ignore le plus souvent et l'opération devient périlleuse. Ici encore, lorsque surtout les membranes ne sont pas facilement accessibles, il est bien préférable de recourir au tamponnement. Faut-il, avec Bailly, laisser le tampon en place jusqu'à ce que la femme l'expulse avec le fœtus? Mieux vaut l'enlever de temps en temps pour voir ce qui se passe. La femme ne court aucun danger et la vie de l'enfant est ainsi beaucoup mieux ménagée. Si les membranes sont intactes, le tampon constitue une barrière infranchissable pour le sang; mais lorsqu'elles sont rompues, on a dit que le sang pouvait s'accumuler dans l'œuf, transformant ainsi une hémorrhagie externe en une hémorrhagie interne. Le reproche est quelque peu fondé; mais si surtout l'enfant se présente par le sommet, la tête forme un tampon interne assez efficace. Dans ce cas toutefois, le tampon réclame une surveillance attentive et on fera bien d'appliquer en même temps sur le ventre un bandage très serré et mieux une bande de caoutchouc.

2° *Après la dilatation complète.* — Il faut terminer immédiatement l'accouchement par le forceps ou la version, en décollant le placenta sur le côté le plus accessible pour laisser libre le passage des mains ou des instruments.

Si l'insertion vicieuse était centrale, on pourrait passer au travers du tissu placentaire si le premier procédé, bien préférable, était reconnu impossible. Ce serait encore beaucoup moins dangereux que d'arracher préalablement le placenta pour aller chercher ensuite le fœtus, comme l'a proposé Radford et préconisé Simpson.

Ce dernier auteur déclare, bien à tort « que l'hémorrhagie est moins grave pour la mère lorsque le décollement est complet, que lorsqu'il est partiel. Selon lui, l'hémorrhagie provient surtout de la déchirure du placenta et des vaisseaux du placenta lui-même, il en résulte, qu'à chaque hémorrhagie, une partie de l'organe s'oblitère, et empêche l'abord ultérieur du sang maternel du côté détaché, de manière qu'à mesure que la séparation du placenta devient plus complète, le nombre des vaisseaux qui devaient y apporter le sang, diminue graduellement, jusqu'à ce que cette séparation étant enfin achevée, la perte s'arrête totalement. » Le point de départ de la théorie de Simpson est erroné, car on sait que le sang ne vient pas du placenta, mais bien des sinus utérins qui restent béants après le décollement.

c. Après le travail.

La délivrance peut être compliquée des mêmes accidents que dans tous les autres cas, et on les traitera par les mêmes procédés. Mais lorsque l'arrière-faix est expulsé, il faut encore exercer une surveillance des plus attentives, car on peut voir dans certains cas la femme succomber à une hémorrhagie foudroyante. « Il semble, dit Bailly, que dans ces cas le segment inférieur de la matrice sur lequel le placenta se trouvait implanté, et dont la contraction est naturellement moindre que celle du fond de l'organe, ne se contracte pas toujours au degré voulu pour oblitérer les vaisseaux utéro-placentaires, et maîtriser complètement l'hémorrhagie. »

On a conseillé dans ces circonstances l'administration de l'ergot, du froid, la compression du ventre par un bandage, un tampon vaginal (Bailly), des injections intra-utérines de perchlorure de fer (Barnes), de teinture d'iode?

Il faut de préférence faire des injections intra-utérines chaudes antiseptiques, puis alterner les injections sous-cutanées d'éther et d'ergotine.

Enfin, en cas de péril grave, il resterait comme ressource ultime la transfusion du sang. L'auto-transfusion du Dr Prouff peut rendre de grands services : elle consiste à comprimer les membres inférieurs ou même supérieurs, des extrémités vers la racine, avec une bande de caoutchouc : cette opération équivaut à une transfusion de 300 grammes environ.

3° Hémorrhagies de la délivrance. Délivrance artificielle. — La délivrance artificielle, dit Bouchacourt, comprend les cas dans lesquels, par suite d'obstacles ou d'accidents empêchant ou compliquant cette période de l'accouchement, l'art est obligé d'intervenir soit pour seconder la nature, soit pour suppléer à son action insuffisante, soit aussi pour la régulariser et en corriger les troubles et les écarts.

Ces difficultés peuvent être étudiées sous deux titres : dystocie naturelle et dystocie artificielle : la première comprend les accidents qui sont dus à la nature elle-même; la seconde, ceux qui sont dus à une intervention intempestive ou maladroite (ergot de seigle, rupture du cordon).

I. Dystocie naturelle.

a. Dans certains cas le placenta, quoique décollé, reste sur le segment inférieur, et la délivrance ne se fait pas : le placenta est retenu par des caillots plus ou moins volumineux inclus dans les membranes relevées au-dessus de lui. Tant que la main placée sur le fond de l'utérus n'accuse pas de tendance au relâchement ou à l'augmentation de volume, et que la femme n'éprouve ni bourdonnements d'oreilles, ni symptômes de défaillances, il n'est pas besoin d'intervenir. Lorsqu'au contraire, des signes d'hémorrhagie grave se manifestent on doit faire d'abord quelques tractions sur le cordon; et si ce procédé est insuffisant il faut introduire la main dans l'utérus, saisir le placenta par un de ses bords et faire des tractions lentes.

On tiendrait la même conduite, si le volume excessif du placenta empêchait son dégagement, ou si le cordon trop grêle menaçait de se rompre à la moindre traction.

Dans quelques rares circonstances, le placenta sorti est retenu encore par les membranes restées adhérentes.

Faudra-t-il laisser tomber le placenta pendant à la vulve? Non, car il pourrait se produire une déchirure et par suite une rétention d'une partie des membranes. On doit saisir le placenta dans la main et lui faire exécuter un nombre indéterminé de mouvements de rotation jusqu'à ce que les membranes réduites en un véritable cordon sortent d'elles-mêmes. Si, malgré de légères tractions, on sentait qu'il y a menace de rupture, on ferait une ligature de ce cordon membraneux au bord de la vulve et on le couperait, se contentant ensuite de faire des injections antiseptiques. Ordinairement, cette simple rétention n'est accompagnée d'aucun accident. Mais si, avec les membranes, il était resté un cotylédon isolé, il faudrait aller l'extraire en introduisant immédiatement la main dans l'utérus : ce débris placentaire pourrait causer plus tard une hémorrhagie, ou, en se putréfiant, donner des signes de septicémie.

b. La grande indication de la délivrance artificielle, le grave accident qu'il faut redouter dans cette période de l'accouchement, c'est l'hémorrhagie qui se déclare avant, pendant ou après la délivrance. L'inertie utérine en est généralement la cause, soit isolée, soit accompagnée de décollement partiel du placenta, d'inversion utérine, etc. Elle est externe, interne ou mixte, débute subitement et est pour ainsi dire foudroyante. Dans ces cas, l'accoucheur doit conserver tout son sang-froid et intervenir énergiquement; d'abord en combattant la cause de la perte, puis en luttant contre l'écoulement du sang lui-même.

On s'est assuré que le sang ne vient pas des organes génitaux externes, d'une maladie générale ou locale de l'utérus, et lorsque le placenta est encore retenu dans la matrice, il faut intervenir promptement et sans hésitation. La conduite à tenir est précise : on doit introduire la main et une partie de l'avant-bras pour aller décoller le placenta et l'entraîner au dehors, tandis que de l'autre main portée au fond de l'utérus on écrase l'aorte contre la colonne vertébrale. La délivrance achevée, on fait des injections chaudes antiseptiques, on donne 2 grammes de seigle ergoté ou l'on pratique une injection d'ergotine pour réveiller la contractilité utérine. L'injection intra-utérine d'iode ou de perchlorure de fer ne doit jamais être employée. Pour remonter les forces de la malade on donne des injections d'éther, et même on peut recourir à la transfusion ou à la compression des membres inférieurs. En général les injections chaudes et l'ergotine sont des moyens suffisants, mais il ne faut pas seulement palper la partie supérieure de l'utérus; l'organe tout entier doit être surveillé pour acquérir une sécurité suffisante : ainsi, dans certains cas, rares il est vrai, la calotte supérieure est dure, constituant le globe de sûreté, et le segment inférieur est inerte et mou : l'hémorrhagie est encore imminente, le pouls reste fréquent et filiforme.

Auvard recommande dans ces hémorrhagies de la délivrance le tamponnement intra-utérin, et il le décrit de la façon suivante :

« En cas d'hémorrhagie grave, la main ayant été introduite dans la cavité utérine, on fait, sans retirer la main et tout en tenant l'utérus, placer la femme dans la position obstétricale en travers du lit. Puis, abandonnant le fond de l'utérus qu'on confie à un aide, et après avoir vidé la cavité utérine de son contenu, on glisse avec une pince, ou avec les doigts de la main libre, l'extrémité de la bande iodoformée jusque dans l'utérus;

la main qui s'y trouve saisit la bande et la porte jusqu'au fond, une nouvelle partie de la bande est introduite de la même façon et également conduite au fond de l'utérus ; par une série de mouvements semblables, on comble tout l'espace libre. Après la cavité du corps, on remplit celle beaucoup moins spacieuse du col, et en dernier lieu le vagin. On laisse pendre à l'orifice vulvaire un bout de 10 centimètres. Un tampon de ouate antiseptique est placé sur la vulve et maintenu à l'aide d'une serviette solidement fixée en arrière et en avant à une bande, ou à un bandage de corps comprimant assez énergiquement tout l'abdomen...

Le tampon est laissé en place douze à quatorze heures...

L'ablation du tampon est facile et indolore. Il suffit de saisir la bande par l'extrémité qui se trouve à l'orifice vulvaire, et de l'attirer petit à petit au dehors. Elle se déroule ainsi jusqu'à ce que l'utérus soit complètement évacué. »

Ce procédé ne remplacera jamais les injections chaudes et l'ergotine : le plus souvent d'ailleurs l'hémorrhagie s'arrête, et l'utérus recouvre sa contractilité lorsqu'on l'a excité et débarrassé du placenta, comme je l'ai indiqué plus haut.

c. Mais, dans certains cas, le décollement artificiel du placenta est extrêmement difficile. On peut avoir à lutter non plus seulement contre des adhérences physiologiques, mais contre des unions pathologiques, dues à des dégénérescences fibro-graisseuses, fibreuses ou calcaires, ou à la transformation du tissu muqueux normal en tissu conjonctif adulte. Ces adhérences sont rarement complètes. Le plus souvent, une partie du placenta est décollée, l'autre restant accolée. Au niveau de cette dernière, le tissu utérin n'a ni rétractilité, ni contractilité ; tout autour au contraire, l'utérus se contracte et enclave la portion placentaire encore adhérente. On conçoit aisément que sur les confins de ces deux parties l'une rétractile et l'autre non rétractile, des tissus puissent rester béants et donner lieu à une hémorrhagie grave. « Deux causes, comme le dit le Dr Guéniot, concourent à la production de la perte : « D'une part, tant qu'il reste une portion de placenta unie à l'utérus, la circulation se maintient très active dans ce dernier organe, il s'y fait une sorte d'appel qui entretient dans les canaux veineux un mouvement sanguin presque aussi riche que dans le cours de la grossesse, de là une prédisposition manifeste aux hémorrhagies. D'une autre part, la présence du placenta dans la cavité utérine s'oppose au retrait régulier de l'organe, et les sinus qui correspondent à la portion décollée de l'arrière-faix ne se trouvant pas oblitérés déversent abondamment le sang au dehors. »

Pour combattre cet accident, il faut introduire la main et une partie de l'avant-bras en se guidant sur le cordon pour trouver sa voie. Le plus souvent la cavité utérine est réduite à un canal par l'orifice inférieur duquel pendent le cordon et quelquefois un ou plusieurs cotylédons du placenta partiellement décollé. Ce canal conduit à une sorte de cavité qui renferme le placenta décollé en certains points, adhérent en d'autres. C'est jusqu'à ces adhérences qu'il faut porter la main. Mais il faut d'abord franchir le canal, et ce n'est pas toujours facile. Souvent même il est nécessaire de le dilater avec les doigts et d'introduire plusieurs fois successivement l'une et l'autre main, avant d'atteindre le point où se fait ce que l'on a appelé l'enchatonnement, ce que le professeur Hergott appelle plus justement l'incarcération du placenta.

Lorsque la main est arrivée sur le placenta, que devra-t-on faire ? Usera-t-on d'un instrument quelconque, curette ou autre, pour rompre les adhérences? Assurément non : tout instrument, forcément aveugle, fera trop ou trop peu. Mieux vaudra ne se servir que de la main et pétrir entre ses doigts le ou les cotylédons placentaires restés adhérents, en respectant toujours le relief du disque placentaire pour ne pas s'exposer à perforer la paroi utérine. La délivrance achevée, on devra faire des injections chaudes et administrer l'ergot.

d. La rétention placentaire peut être due à d'autres causes que des adhérences. Quelquefois c'est une simple antéversion de l'organe qui est coupable et alors il suffit de ramener l'utérus dans sa situation normale. D'autres fois, la rétention est due à ce qu'on a appelé la « rétraction spasmodique » de l'un ou l'autre des orifices de l'utérus. La rétraction de l'orifice externe qui a été signalée par Stoltz doit être exceptionnelle. Celle de l'orifice interne est plus commune. Suivant que le placenta est tout entier au-dessus du point rétréci ou engagé au-dessous de ce point d'une quantité plus ou moins considérable, la physionomie de cet accident est un peu différente.

Tant qu'il n'y a pas d'hémorrhagie, on doit attendre; et si le spasme n'est pas compliqué d'adhérences placentaires, il cesse bientôt et l'arrière-faix est expulsé spontanément. Mais après quelques heures, si la difficulté persiste, ou si une perte se déclare, il faut introduire la main et faire la délivrance artificielle.

e. L'Inversion utérine est encore un des accidents très graves de la délivrance. Elle est constituée par une invagination du corps dans la cavité, de telle sorte que les deux parois interne et externe se substituent l'une à l'autre, la paroi interne devenant externe et réciproquement. C'est Leroux le premier qui a divisé l'inversion utérine en trois degrés. Depuis cette époque, cette classi-

14.

fication a été conservée et en 1883 Denucé a fait une étude complète de ce renversement utérin. On décrit : 1° la simple dépression ; 2° l'inversion partielle : 3° l'inversion complète. C'est un accident rare, mais pourtant un peu plus fréquent que ne l'a indiqué Braun qui donne comme fréquence 1 sur 25,000 accouchements.

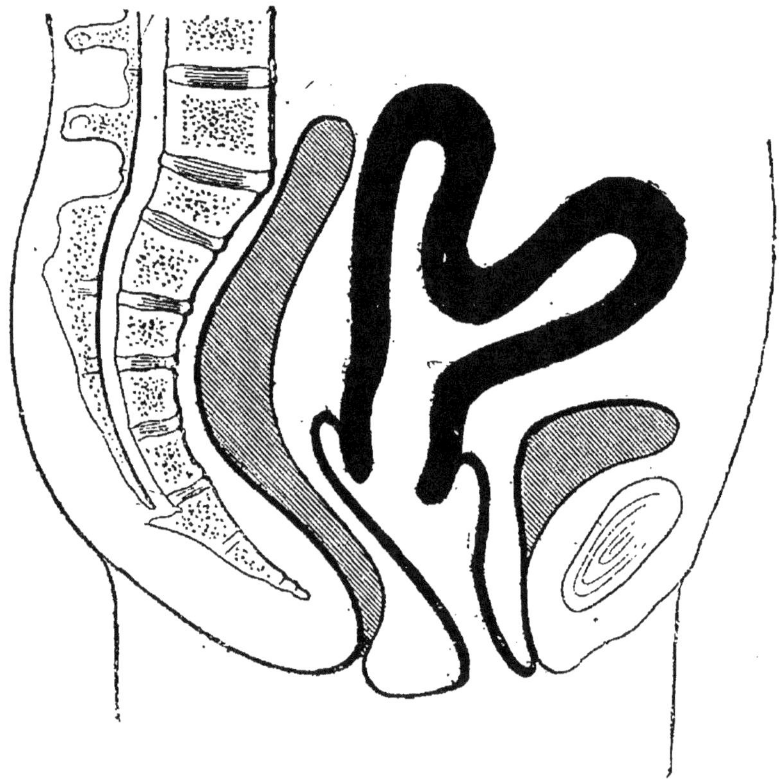

Fig. 9. — Inversion intra-utérine.

On a cité un cas d'inversion survenue douze jours après l'accouchement, un cas de Périer trois jours après l'accouchement chez une femme qui faisait un effort violent pour la défécation.

Mais le plus souvent elle survient pendant le travail et même plutôt au moment de la délivrance.

Au moment de l'expulsion fœtale, par suite de l'inertie

utérine et des tractions exercées par le fœtus sur un cordon trop court, surtout la femme étant debout.

Au moment de la délivrance, par suite de tractions exagérées sur le cordon. En même temps il y a inertie utérine relative au point placentaire et contraction à

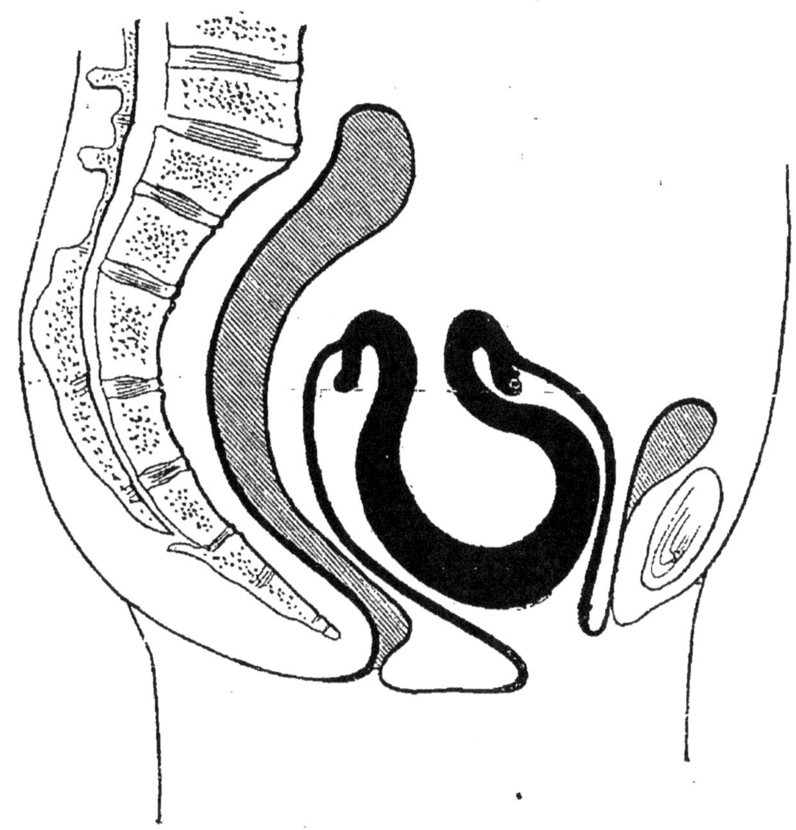

Fig. 10. — Inversion intra-vaginale.

côté. Puis, lorsque le fond de l'utérus est inversé jusque sur le segment inférieur, l'effort intervient, expulse la matrice jusqu'au dehors : c'est alors l'inversion compliquée de prolapsus.

L'expression utérine peut être quelquefois incriminée comme cause. On a aussi signalé, avec raison, l'existence des fibromes comme facteurs de cette invagination.

Mathews Duncan a signalé un autre mécanisme excessivement rare par lequel les parties inférieures de l'uté-

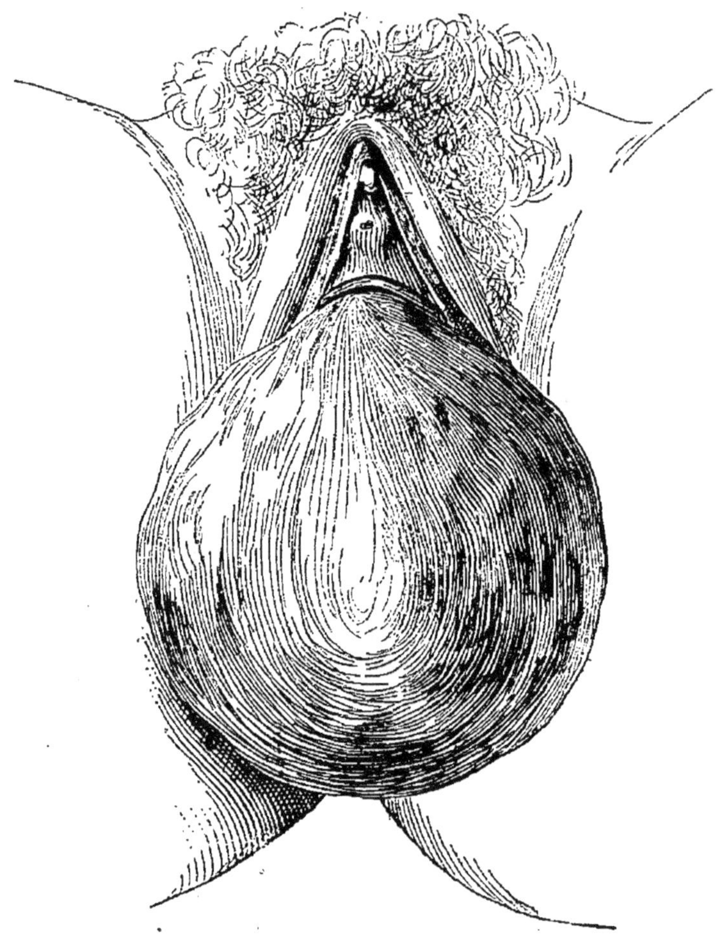

Fig. 11. — Inversion extra-vaginale.

rus sortiraient les premières, entraînant à leur suite le reste de l'organe.

« Douleur violente, vive, rapide, accompagnée dans le vagin d'une tumeur plus ou moins volumineuse, limitée à la partie supérieure par un anneau plus ou moins net formé par le col, et séparée ainsi du col par une rigole plus ou moins nette et profonde; dépression plus ou moins profonde de l'utérus à la région hypogastrique, quelquefois absence totale de l'organe; quelquefois saillie plus ou moins complète, à la vulve, d'une tumeur rouge, livide, à laquelle le placenta, ou un corps fibreux, peuvent adhérer ou non; hémorrhagies, syncopes, tous ces phénomènes se produisant pour ainsi dire instantanément. Tels sont les signes de l'inversion récente. » (Charpentier.)

Souvent la femme succombe rapidement à l'hémorrhagie. Dans les cas rares où elle survit, l'involution utérine se fait lentement, et s'accompagne d'hémorhagies qui ont un caractère inquiétant, surtout au moment du retour des couches. En même temps, cet utérus inversé peut s'enflammer, se sphacéler par places, ou en totalité. Au bout de quelques jours, les deux feuillets du péritoine s'adossent et on a vu des masses intestinales s'étrangler dans la partie inversée.

Enfin, l'entrée de l'air dans les veines qui sont béantes à la vulve peut entraîner la mort subite.

C'est dire que le pronostic de cet accident est très grave, au moment même où il se produit, et plus tard par son évolution pathologique.

Le devoir de l'accoucheur est donc de le combattre énergiquement lorsqu'il s'est produit, après avoir pris d'abord toutes les précautions nécessaires pour l'éviter en dirigeant la délivrance avec sagesse et se conformant aux préceptes formulés à cet égard.

Lorsque l'accident survient, le placenta est ou non adhérent à la muqueuse utérine. S'il est encore adhérent doit-on faire d'abord son extraction avant de réduire l'utérus? On a craint d'augmenter ainsi l'hémorrhagie et un certain nombre d'accoucheurs ont conseillé de réduire en masse. Il est presque toujours impossible, à cause du volume considérable, de réussir dans la manœuvre et on aura perdu inutilement un temps précieux. Mieux vaut faire la délivrance, puis on procédera immédiatement à la réduction de l'utérus : Deux ou trois doigts appuient sur le fond de l'organe et le repoussent de bas en haut pendant qu'une main appliquée au bas de l'hypogastre soutient la région cervicale. Si on échoue par ce procédé, on peut saisir le col avec des pinces à griffes et en l'attirant à la vulve d'une main, repousser avec l'autre le fond de l'utérus. Dans l'inversion récente qui m'occupe en ce moment, la réduction s'opère facilement avec l'un quelconque de ces moyens. Dans le cas d'insuccès, l'inversion devient chronique, et son traitement est chirurgical.

II. *Dystocie accidentelle.*

1° L'accoucheur peut être appelé pour faire une délivrance, lorsque le cordon a été rompu par des tractions prématurées ou intempestives. Quelle devra être sa conduite ? Introduire la main et l'avant-bras jusque dans l'utérus et faire l'extraction de l'arrière-faix. Mais la voie peut être déjà fermée, le col s'est déjà reconstitué ; et d'ailleurs, en l'absence du cordon, il n'est pas toujours facile de se diriger. Il faut alors chercher du doigt, au milieu de la mollesse générale de toutes les parties observées, un point dur comme une sorte d'anneau de consistance ferme : c'est l'orifice interne qui établit nettement la démarcation entre le col resté mou, flasque, et le corps bien rétracté. Si l'orifice, reconnu, est tellement rétracté qu'il ne soit pas possible de le franchir, on peut faire une piqûre de morphine ou donner un peu de chloroforme; en même temps on introduit successivement un, deux, trois doigts, puis la main peut passer tout entière. En même temps, l'autre main restera appuyée sur le fond de l'utérus qu'elle repoussera légèrement en arrière et en bas, pour éviter les tiraillements dangereux sur les culs-de-sac du vagin.

Le plus souvent la tige funiculaire se rompt à son insertion placentaire; quelquefois, le cordon peut se rompre dans un point quelconque plus faible de sa longueur.

2° Au moment de la délivrance, presque immédiatement après la sortie de l'enfant, une foudroyante hémorragie s'est déclarée, et la sage-femme ou le médecin effrayés, n'osant pas introduire la main pour compléter le décollement qui n'est que partiel, ont donné immédiatement 2 ou 3 grammes de seigle ergoté, ou fait une injection d'ergotine. L'accoucheur est appelé dans ces circonstances, quelle sera sa conduite?

Deux cas peuvent se présenter : ou bien l'accident a été produit depuis plusieurs heures et l'action de l'ergot ne se fait plus sentir; ou bien au contraire, l'accident est tout récent et le seigle ergoté possède encore tous ses effets. Dans les deux cas, il faut introduire la main et l'avant-bras pour faire l'extraction, et dans le premier l'opération est généralement facile. Dans le second cas, l'orifice interne est fermé et constitue une barrière qui semble infranchissable. Que faire? Va-t-on barbouiller le col d'extrait de belladone plus ou moins pure sous prétexte de le faire dilater? Mais la belladone ne dilate rien autre que la pupille en produisant une intoxication rapide. Il faut hardiment donner le chloroforme jusqu'à résolution complète, et alors avec beaucoup de patience et de lenteur, on peut franchir l'obstacle et faire la délivrance. Quelquefois même une piqûre de morphine est suffisante pour diminuer l'effet de l'ergot de seigle et permettre l'intervention.

4° Hémorrhagies secondaires.

Ces hémorrhagies peuvent se manifester avec des

formes et des intensités différentes, depuis les douze ou quinze premières heures après la délivrance jusqu'au retour des couches. Elles sont généralement moins graves que celles que nous avons étudiées.

Si elles surviennent dans les premières quarante-huit heures après la délivrance, elles sont dues à une inertie secondaire de l'utérus, et cette inertie elle-même est souvent produite par la rétention de caillots plus ou moins volumineux dans la cavité de la matrice.

Dans certains cas, c'est la rétention d'un cotylédon placentaire, la présence d'un fibrome, d'un cancer utérin qui est cause de la perte sanguine.

D'autres fois, les écoulements sanguins persistants et peu abondants sont dus à la subinvolution utérine, à une imprudence sexuelle, à un lever trop prématuré qui a produit de la métrite ou de l'inflammation des annexes.

Quant à l'hémorrhagie du retour de couches, elle vient ordinairement un mois et demi après l'accouchement quand la femme n'allaite pas, et elle n'est que l'exagération de l'état physiologique.

La conduite de l'accoucheur variera suivant la cause de l'hémorrhagie. S'agit-il d'une perte considérable, quelques heures après l'accouchement, elle est le plus souvent due à l'inertie de la matrice, à la présence d'un corps étranger; il faut agir, dans ce cas, comme nous l'avons indiqué contre l'hémorrhagie de la délivrance.

Pour les autres pertes, faibles ou de moyenne intensité, il faut d'abord éloigner la cause, c'est-à-dire faire lever les accouchées très tard, conseiller au mari de ne pas cohabiter avec sa femme, de ne pas coucher dans son lit, de ne pas exciter d'aucune façon son système génital. En même temps, on ordonnera l'usage de l'ergot, de la digitale, de l'hamamelis, et surtout l'emploi des injections vaginales antiseptiques à 48°. Dans certains cas même, il est favorable de plonger la malade pendant une demi-heure dans un bain très chaud.

§ 13. — ÉCLAMPSIE.

L'éclampsie est une maladie aiguë qui survient pendant la grossesse, le travail et les suites de couches : elle est caractérisée par une série d'accès convulsifs analogues à ceux de l'épilepsie. On l'observe en moyenne 3 fois sur 1000 parturitions.

Les prodromes qui sont assez fréquents consistent en une céphalalgie frontale, des troubles de la vue, une douleur épigastrique et une dyspnée quelquefois très intenses. La présence de l'albumine dans l'urine est un des prodromes les importants et l'accoucheur doit toujours examiner les urines des parturientes confiées à ses soins.

L'attaque elle-même peut être divisée en trois périodes :

1° La période d'invasion qui dure quelques secondes est marquée par les convulsions des muscles de la tête ; la pupille est dilatée, fixe, insensible à la lumière. Puis de la tête, les convulsions s'étendent à tout le corps pour constituer

2° la deuxième période ou de tonisme général qui dure environ une demi-minute ; la langue est projetée hors de la bouche, les muscles respirateurs contractés spasmodiquement arrêtent la respiration ; la face est cyanosée, etc., puis commence la

3° troisième période de convulsions cloniques qui envahissent le corps depuis la tête jusqu'aux pieds, dure trois ou quatre minutes. Les malades tombent ensuite dans le coma, pendant lequel la respiration est bruyante ; et une écume sanglante remplit la bouche.

De nouveaux accès peuvent se succéder à intervalles plus ou moins rapprochés. La température, le plus souvent, dans les cas graves, s'élève au-dessus de 39°.

Il est rare de voir l'éclampsie durer plus de deux jours, sans qu'elle se termine par la guérison ou par des complications qui entraînent la mort.

. Le quart environ des éclamptiques succombe. Après la délivrance, la maladie est moins grave que pendant la grossesse ou le travail.

Les deux tiers des enfants meurent sous l'influence des convulsions elles-mêmes ou de l'élévation de la température.

Le pronostic de l'éclampsie est donc très grave ; aussi des médications multiples ont été tour à tour vantées contre cette redoutable complication. Elles ont été souvent empiriques, ou dirigées par des considérations pathogéniques qui se sont succédé nombreuses et diverses.

Aujourd'hui, depuis les recherches du professeur Bouchard, on considère l'éclampsie comme une auto-intoxication par rétention dans l'organisme de substances toxiques que la femme enceinte n'a pu éliminer, grâce à l'altération gravidique de ses principaux émonctoires, le foie et le rein. La thérapeutique, par conséquent, doit avoir pour but principal d'éliminer les poisons retenus en excès dans le sang ; en même temps, elle doit combattre les accidents convulsifs eux-mêmes et leurs complications par les moyens appropriés. Cette question a été admirablement étudiée dans un *Mémoire* publié en 1888 par mon distingué collègue, le Dr Maurice Rivière, professeur agrégé d'accouchement à la faculté de Bordeaux ; et je ne puis exposer plus clairement la conduite à tenir qu'en reproduisant ici, en partie, les dernières pages de son résumé.

« Le traitement peut être préventif ou curatif, suivant que l'intoxication est simplement menaçante ou qu'elle existe déjà.

I. *Traitement préventif de l'auto-intoxication éclamptique.* — Toute femme enceinte albuminurique doit immédiatement être soumise au traitement suivant :

Régime lacté absolu (Tarnier); c'est la base du traitement; charbon à la dose de 50 à 100 grammes par jour (Bouchard); naphtol β, par paquets de 25 centigrammes toutes les heures (2^{gr},50 par vingt-quatre heures) (Legendre);

Bains chauds, répétés tous les trois ou quatre jours, dans le but d'exciter à la fois les fonctions cutanées et rénales (P. Bar);

Un verre à bordeaux tous les quatre ou cinq jours d'une eau purgative quelconque pour empêcher l'accumulation de matières toxiques dans l'intestin et solliciter dans une certaine mesure l'émonction intestinale.

Toute gravidique albuminurique soumise à ce seul traitement, conduit avec une grande rigueur, échappera toujours aux redoutables accidents de l'auto-intoxication éclamptique, et achèvera le plus souvent sa grossesse dans les meilleures conditions pour elles et pour son enfant...

Mais si, malgré cette thérapeutique, ou parce qu'aucun traitement n'a été jusque-là institué, la femme présente une ou plusieurs des manifestations cliniques de l'auto-intoxication éclamptique, cette médication devient insuffisante, et il faut sans tarder instituer le traitement curatif...

II. *Traitement curatif de l'auto-intoxication éclamptique avant l'apparition des accès convulsifs.* — Le traitement varie, dans une certaine mesure, suivant que la femme est enceinte, en travail ou accouchée au moment où débutent les accidents.

1° Pendant la grossesse. Soustraire tout d'abord la malade à toutes les causes extérieures susceptibles d'éveiller les accès,... la placer dans le calme le plus complet..., ne pratiquer que les examens strictement nécessaires.

Si la femme est vigoureuse, ne pas hésiter à pratiquer une saignée de 300 à 400 grammes, qui débarrasse d'emblée l'organisme d'une dose considérable de poison. La saigner encore, lors même qu'elle est anémiée, si l'émonctoire rénal ne fonctionne plus ou à peine..., faire prendre en même temps un lavement purgatif énergique ; le faire suivre, après expulsion, d'un lavement composé ainsi :

> Lait .... 60 à 80 grammes.
> Chloral 4   —
> Jaune d'œuf.

Prescrire par la bouche une potion avec :

> Potion gommeuse .... 90 grammes.
> Chloral .... 2 à 4   —
> Bromure de sodium 2   —

A prendre par grandes cuillerées de demi-heure en demi-heure. Il est rarement nécessaire de dépasser, pour le chloral, 6 à 8 grammes. Si le chloral est exceptionnellement insuffisant, recourir à l'anesthésie chloroformique. Instituer sans retard le régime lacté absolu...

2° Pendant le travail, même traitement... hâter sans violence la terminaison de l'accouchement, dès que la dilatation est suffisante, mais sans rien tenter pour accélérer artificiellement cette dilatation ;

3° Après l'accouchement, l'hémorrhagie tient lieu de saignée, et celle-ci sera rarement nécessaire. Régime lacté. Charbon. Naphtol.

III. *Traitement curatif... lorsque les accès convulsifs
ont éclaté.* — A. *Traitement curatif de l'accès éclamptique.* — L'intervention, pendant l'accès convulsif, se réduit, généralement, à quelques précautions pour éviter
toute chute et empêcher la langue de se trouver saisie
et déchirée par les dents (la maintenir en arrière des
arcades dentaires, à l'aide d'un linge tendu avec les
deux mains, tant que dure l'accès).

Si la patiente est déjà sous le chloroforme, dès qu'apparaissent les signes indiquant le retour d'un accès convulsif, il suffit de forcer légèrement les inhalations chlo-
roformiques.

Appelé pendant le coma, attendre... que la connais-
naissance soit revenue, et alors chloroformer. Sinon,
pratiquer une saignée, et quelques instants après, commencer l'anesthésie.

B. *Traitement curatif des accès éclamptiques :*

1° Pendant la grossesse. Si les accès ont été jusqu'à
ce moment ni bien nombreux, ni très violents, le chloral suffit le plus souvent... Si la sédation ne paraît pas
se produire assez rapidement, ne pas hésiter à donner
le chloroforme.

Instituer d'emblée le régime lacté absolu.

Dans les cas plus graves, anesthésie chloroformique.
Chloral. Saignée.

Et si le travail se déclare, ne rien tenter, ni pour en
hâter, ni pour en retarder la marche.

2° Pendant le travail. Il faut toujours et, tout d'a-
bord, placer la patiente sous chloroforme et l'y maintenir jusqu'après la délivrance.

La saignée est rarement nécessaire étant donné l'hémorrhagie de la délivrance; la pratiquer cependant à ce
moment si elle s'impose.

Si la dilatation n'est pas complète, ne pas chercher

à l'accélérer, sauf cas absolument exceptionnels, par des moyens artificiels.

Dès que la dilatation est complète ou suffisante, terminer rapidement l'accouchement par forceps ou version suivant les cas.

La délivrance faite, suspendre l'emploi du chloroforme, mais peu à peu.

3° Après l'accouchement, le chloral, le régime lacté, les purgatifs doivent, en tous cas, constituer alors la base du traitement. »

A la suite de l'éclampsie, les suites de couches sont souvent pathologiques; par conséquent, le médecin doit redoubler de vigilance et tenir plus que jamais à une antisepsie rigoureuse, en suivant d'autre part les indications contre la convulsion elle-même.

Dans ces circonstances, très souvent la vessie reste pleine ou se vide incomplètement : il faut toujours s'en assurer et dans ce cas pratiquer le cathétérisme avec une sonde de verre bien aseptique. Enfin, si pendant le travail, l'éclampsie a été combattue par les inhalations de chloroforme, il sera bon de cesser seulement peu à peu, et même d'y revenir à la moindre alerte. Cette médication, en effet, n'est pas seulement utile contre le spasme musculaire qu'elle combat victorieusement, mais par cela même elle diminue la température. C'est surtout la période tonique qui est diminuée par l'agent anesthésique : or, c'est cette période qui fait monter la température de la malade en vertu du principe mécanique qui régit la biologie tout entière, je veux parler de la transformation des forces entre elles : la contraction tonique immobilise les membres, et ce que perd le corps en mouvement, il le gagne en chaleur.

ARTICLE II. — DYSTOCIE FOETALE.

La dystocie fœtale comprend l'étude des difficultés de l'accouchement qui dépendent des annexes du fœtus ou du fœtus lui-même.

I. — *Dystocie due aux annexes.*

En dehors de la procidence du cordon, il est certaines dispositions de la tige funiculaire qui peuvent troubler la marche régulière de la grossesse et de l'accouchement; Chantreuil dans sa thèse d'agrégation en 1875 a résumé très complètement tout ce qui a trait à cette question; Lefour, Budin et Trachet, dans ces dernières années, ont rapporté des faits intéressants et des conclusions pratiques dont on doit se souvenir dans la conduite à tenir.

Parmi ces dispositions, il en est un certain nombre qui sont étudiées dans les traités d'accouchements et dont je ne m'occuperai pas, puisque je n'ai en vue que la thérapeutique obstétricale proprement dite : je me contenterai de les signaler, pour m'arrêter seulement aux principales.

Ces anomalies de la tige funiculaire sont les suivantes : 1° Longueur exagérée du cordon ; 2° Circulaires ; 3° Situation anormale du cordon ; 4° Brièveté ; 5° Nœuds ; 6° Torsion ; 7° Anomalies dans l'insertion du cordon ; 8° Adhérences du cordon ; 9° Variations d'épaisseur ; 10° Anomalies et lésions des vaisseaux ; 11° Tumeurs du cordon.

a. La longueur exagérée expose la tige funiculaire à être comprimée soit à cause des circulaires, soit à la suite de procidence, etc.

b. La brièveté a des conséquences plus importantes; elle est naturelle ou accidentelle. La brièveté accidentelle ou relative est due aux circulaires du cordon. Ceux-ci se rencontrent autour du cou, du tronc ou des membres. On admet qu'il existe en moyenne un circulaire sur six accouchements ; un circulaire des membres sur cent circulaires du cou.

Les signes des circulaires sont de deux ordres : les uns se rapportent à la brièveté elle-même du cordon, les autres sont particuliers aux circulaires. Parmi les premiers, on cite au moment du travail le retrait subit de la tête après la contraction utérine, l'écoulement de sang après chaque douleur, l'existence d'un point douloureux en une région fixe de l'utérus, la lenteur du travail, etc.

Les signes des circulaires sont la perception par le palper d'une anse du cordon sur le dos du fœtus (Charrier), l'existence d'un bruit de souffle isochrone aux battements du cœur fœtal, etc.

Pendant la grossesse, ils peuvent interrompre le cours de la gestation en tuant l'enfant, ils peuvent être la cause de présentation vicieuse du fœtus et parfois de décollement du placenta.

Pendant le travail ils déterminent souvent des irrégularités et des lenteurs préjudiciables à la mère et à l'enfant : on a cité comme possible la rupture spontanée du cordon, le plus souvent au voisinage du placenta ou de l'ombilic, quelquefois sur le trajet même du cordon.

Quelle sera la conduite de l'accoucheur aux prises avec cette complication des circulaires?

Pendant la grossesse, on ne peut généralement rien faire. C'est seulement dans certains cas une contre-indication à la version par manœuvres externes.

Pendant l'accouchement, il faut attendre le dégagement de la partie fœtale, puis on porte la main vers le cou pour s'assurer s'il existe des circulaires. Lorsqu'ils existent, on les libère, soit en passant l'anse du cordon autour de la tête bien fléchie, soit en la faisant glisser sur les épaules. Si le dégagement ne peut se faire, il faut sectionner le cordon et terminer l'accouchement le plus promptement possible. Dans certaines circonstances, lorsque le cordon, par sa brièveté, arrête la sortie de la tête, il faut recourir à l'application du forceps.

c. L'histoire clinique de la brièveté absolue se confond avec celle de la brièveté relative. Pendant le travail de l'accouchement, les douleurs rejaillissent souvent vers les reins (Mauriceau); quelquefois les douleurs, après avoir atteint vers la fin de la contraction une intensité considérable, s'arrêtent tout à coup comme coupées... le placenta a été quelquefois arraché pendant le travail et on conçoit la gravité d'une pareille complication.

Lorsque la tête descend dans l'excavation, elle éprouve une sorte de recul après la contraction, elle peut être gênée dans son mouvement de rotation. Quelquefois, lorsque la tête est sortie, on la voit se porter sur l'un des côtés de la vulve, pendant que le tronc se dégage, et le corps du fœtus reste appliqué contre les parties génitales maternelles (Tarnier, *Th. agrégat.* 1860).

L'extrême tension du cordon occasionne quelquefois sa rupture, le décollement du placenta, l'inversion utérine.

Que doit faire l'accoucheur contre cette anomalie ? On a conseillé, lorsque l'accouchement tarde à se faire, de rompre prématurément la poche des eaux : une partie du liquide étant écoulée, la matrice est moins élevée, et on peut espérer donner ainsi artificiellement au cordon une longueur qui permette à la partie fœtale de descendre. Ce moyen, d'ailleurs, produira des effets heureux variables suivant que le placenta sera inséré en des points plus ou moins rapprochés du segment inférieur de l'utérus : un cordon trop court quand le placenta est attaché au fond de la matrice peut être suffisant si le délivre est placé à l'extrémité opposée.

Le grand moyen pour triompher de cet obstacle lorsque la dilatation le permet est d'activer l'accouchement par une application de forceps.

d. Je terminerai ces courtes notes par quelques mots sur une anomalie très rare d'insertion du cordon, qui a été décrite pour la première fois par Lobstein, prosecteur à la Faculté française de Strasbourg (1801) et qu'on appelle insertion vélamenteuse. On la rencontre, dit Chantreuil, 2 fois sur 1 000 accouchements.

Lorsque, avant le travail, à travers le col dilaté, ou mieux pendant le travail, l'accoucheur a pu sentir avec l'index un ou plusieurs cordons durs, animés de battements ; lorsque d'autre part, au moment de la rupture des membranes, une hémorrhagie quelquefois très abondante se produit, il y a lieu de songer à une insertion vélamenteuse avec une rupture des vaisseaux. Cette anomalie expose à la procidence du cordon, à l'hémorrhagie, à des difficultés de délivrance tenant à la fragilité excessive de la tige funiculaire.

Pour se mettre en garde contre ces divers accidents, il faut conserver les membranes intactes aussi longtemps que possible. Si elles se rompaient prématurément et produisaient une hémorrhagie, il y aurait lieu de faire un tamponnement vaginal, surtout quand le sommet est engagé. Mais, dès que l'opération est possible, il faut faire l'extraction du fœtus. Quant à la délivrance, c'est un cas où la méthode de l'expression utérine peut rendre service ; mais mieux vaut encore pratiquer, si c'est nécessaire, l'extraction du délivre avec la main dès que le décollement est achevé.

II. — *Procidence du cordon.*

Mme Lachapelle définit la procidence : une chute intempestive d'une partie quelconque du fœtus qui, vu sa ténuité ou sa mobilité, ne pourrait constituer par elle-même une présentation particulière et qui, au contraire, accompagne ordinairement la présentation d'une région plus étendue.

Depaul la définit : l'engagement d'une partie fœtale petite et mobile, comme le cordon ombilical, en avant ou sur les côtés de la région de l'enfant qui constitue la véritable présentation.

D'après Depaul, la fréquence de cette irrégularité serait de 1 sur 116. Mme Lachapelle donnait seulement 1 sur 592.

Toutes les causes qui, tenant à l'œuf, à l'utérus, au bassin, empêchent la coaptation parfaite de la région fœtale qui se présente avec l'aire de la filière à traverser, peuvent produire une procidence du cordon.

Lorsqu'elle existe, elle se reconnaît dans deux circonstances cliniques distinctes, lorsque les membranes sont intactes ou rompues.

Dans le premier cas, si le col est fermé, et la partie fœtale élevée, le diagnostic est impossible ; lorsque la tête est engagée, on peut percevoir à travers le segment inférieur mince de l'utérus les battements du cordon qui ne sont pas synchrones aux pulsations maternelles.

Lorsque le col est entr'ouvert, il faut distinguer le cordon d'un membre, des battements de l'artère utérine.

Dans le second cas, les membranes étant rompues, le cordon ne dépasse pas l'orifice externe de l'utérus, ou bien descend dans le vagin ou à la vulve; on peut en le comprimant entre les doigts ou contre un plan résistant le reconnaître à ses caractères. Il est prudent de toucher la tige funiculaire dans l'intervalle des douleurs : en effet, sous l'influence de la contraction utérine, un cordon d'enfant vivant peut ne pas battre et un cordon d'enfant mort peut laisser percevoir une pulsation produite par l'irruption mécanique du sang dans les vaisseaux.

La procidence du cordon, en l'exposant à la compression, fait courir de grands dangers à l'enfant : tout arrêt de la circulation funiculaire est une cause d'asphyxie pour le fœtus. Il suffit d'une pression de 1500 grammes sur le cordon pour qu'il y ait danger. Aussi les statistiques de mortalité fœtale donnent-elles des chiffres très élevés. Depaul donne 75 p. 100. Scanzoni 53 p. 100. Il s'agit donc bien d'une complication redoutable contre laquelle l'accoucheur doit agir aussitôt que possible par tous les moyens en usage suivant les cas.

Que convient-il de faire avant la rupture des membranes? Faut-il repousser le cordon au-dessus de la partie qui se présente, puis rompre les membranes? Est-il bon de faire une tentative de taxis? Mieux vaut attendre le plus possible, car tout essai de réduction pourrait rompre la poche des eaux, puis, lorsque la dilatation est suffisante, il faut terminer l'accouchement.

Lorsque les membranes sont rompues, si l'enfant se présente par le siège ou le tronc, tant que la dilatation est incomplète, on peut faire des efforts pour refouler le cordon au-dessus de la région fœtale, mais les manœuvres sont le plus souvent inutiles. Dès que la dilatation est suffisante, on doit faire l'extraction plus ou moins promptement suivant l'état des battements du cœur de l'enfant.

Lorsque la présentation est céphalique, si la dilatation est complète, l'accouchement devra être terminé par le forceps ou la version. La dilatation étant incomplète, il faut tenter la réduction par la position de la femme ou par diverses méthodes manuelles ou instrumentales.

Dans certains cas, l'accoucheur peut avec beaucoup de patience tenir entre ses doigts, comme attelles protectrices, l'anse du cordon pour empêcher, au moment de la douleur, la compression de la tige funiculaire entre la région fœtale et la filière pelvienne.

Quant à la réduction elle-même, on place la femme dans la position génu-pectorale, et d'après certains auteurs, l'action de la pesanteur suffit quelquefois pour faire rentrer le cordon.

Cette méthode est due au docteur Gaillard-Thomas de New-York. Mais cette position, dit Playfair, est si incommode qu'il est difficile d'y avoir recours, et il est préférable d'en adopter une autre, qui consiste à placer la femme sur le côté opposé à celui du prolapsus, de façon à diminuer autant que possible la compression, et en même temps à élever les hanches par un coussin; le cordon pourra glisser en arrière.

Si le traitement par la position ne réussit pas, il faudra recourir à la réduction manuelle ou instrumentale.

La réduction manuelle consiste à recueillir le cordon dans la paume de la main, ou entre les extrémités des doigts, et à le reporter dans l'utérus, au-dessus de l'orifice interne. La difficulté est d'éviter un nouveau prolapsus. A cet effet, on tâche d'accrocher le cordon à un petit membre. Le plus souvent le succès ne couronne pas les efforts de l'accoucheur et on a recours aux instruments. Ils sont excessivement nombreux et tous plus ou moins imparfaits, depuis l'omphalosoter de Schœller modifié par Tarnier, l'omphalotacterium de Neugebauer, la fourchette de Favereau, les instruments de Simon Thomas, Spiegelberg, Hyernaux, etc., jusqu'à la longue pince ordinaire recommandée par Auvard.

La méthode la plus ancienne et la plus simple est celle de Dudan. Elle est ainsi décrite par Nœgelé et Grenser :

« On embrasse le cordon sans le comprimer dans une anse de ruban dont on noue les bouts. On engage une partie de cette anse dans l'œil d'un cathéter élastique muni d'un mandrin jusqu'à l'extrémité de la sonde où il maintient le ruban. Dirigeant alors l'appareil sur une main préalablement introduite, on la porte avec le cordon qu'il entraîne, dans la cavité utérine. Quand on juge que la reposition et complète est durable, on retire le mandrin d'abord, puis la sonde, en abandonnant le ruban avec le cordon ombilical. »

III. — *Procidence des membres.*

Sous le nom de procidence des membres, on désigne la présence, au niveau ou au-dessous du détroit supérieur, d'une petite partie fœtale plus ou moins mobile, qui accompagne une région du fœtus, sans appartenir à la présentation.

Le plus souvent, c'est le membre supérieur qui est procident; quelquefois on rencontre aussi les membres inférieurs. Dans le plus grand nombre des cas, la procidence du cordon accompagne celle des membres, parce qu'elles tiennent toutes à la même cause générale, l'imparfaite coaptation de la région fœtale avec l'ouverture supérieure du pelvis, ou à des manœuvres maladroites de l'accoucheur.

Les procidences ne sont pas extrêmement rares. Sur 17,613 accouchements, Depaul a noté 163 cas de procidence des membres seuls ou avec le cordon.

La procidence peut être reconnue quand les membranes sont intactes ou rompues. Dans les deux cas, il faut chercher un plan résistant du côté de la mère ou de l'enfant, pour permettre d'analyser avec le doigt les caractères de la main, du pied, et aussi exactement ceux de la région qui se présente. En même temps, il faudra s'assurer si la procidence est incomplète, si elle est simple ou complexe, c'est-à-dire composée de plusieurs membres et du cordon.

Le pronostic est toujours grave pour la mère et pour l'enfant; mais il faut tenir compte, pour l'appréciation des dangers courus, du degré de la procidence, du volume du fœtus, de sa présentation, de l'état du bassin, de la primi ou multiparité maternelle; car si les phénomènes mécaniques sont toujours plus ou moins troublés, si surtout le mouvement de rotation est entravé, on peut voir l'accouchement se terminer de différentes façons : ou bien le travail, très lent, se termine quand même spontanément, la procidence s'étant réduite; ou bien il s'est terminé artificiellement par des procédés de douceur, comme par exemple le refoulement de la partie prolabée; ou bien enfin il a fallu recourir aux moyens énergiques, et l'accouchement n'a pu se terminer que très difficilement.

Quelle devra être la conduite de l'accoucheur?

Tant que les membranes sont intactes, il faut s'en tenir à l'expectation ou faire simplement les tentatives de la réduction par la position de la femme dans la posture de la prière mahométane (génu-pectorale) : on a vu une procidence reconnue au début du travail disparaître à la fin de la dilatation.

Quand les membranes sont rompues, la thérapeutique sera influencée par l'état du bassin, le volume de l'enfant, son état de vie ou de mort, etc. D'une manière générale, elle varie avec les différentes présentations.

S'agit-il d'une présentation du sommet? Il peut y avoir procidence du ou des membres supérieurs. Si l'accoucheur ne réussit pas à les refouler avec les doigts, et si l'expulsion est entravée, on aura recours au forceps, en ayant soin de glisser les branches de l'instrument entre la tête et les membres prolabés. Lorsque l'extraction est impossible, on est quelquefois obligé d'employer les moyens de réduction, surtout dans les rétrécissements du bassin : cette dernière conduite est encore plus tôt suivie quand l'enfant a succombé.

Si les membres inférieurs sont en procidence avec le sommet, la réduction est souvent difficile, et l'accouchement quelquefois impossible quand la tête trop engagée ne se laisse pas refouler, on tire sur le ou les membres inférieurs ; mais on n'obtient rien, car la cuisse tire sur la tête en l'attirant vers le détroit inférieur (à la manière de la ficelle qui tire le bouchon retenu dans une bouteille), et ces deux parties, lorsqu'elles ont leur développement normal, ne peuvent descendre ensemble dans un bassin qui n'est pas très grand. On est alors forcé pour terminer l'accouchement de faire l'embryotomie.

Lorsque la face se présente, on peut supposer les mêmes combinaisons de procidences. Les difficultés sont encore plus grandes. Les opérations quelquefois nécessaires sont la version et l'embryotomie.

Quant aux procidences de la main à côté du siège, elles sont exceptionnelles, et ne sont qu'une complication insignifiante.

Enfin l'épaule peut être accompagnée de la procidence du second membre supérieur, ou encore de la procidence d'un pied soit spontanément, soit plutôt à la suite de tentatives malheureuses de version. Le plus souvent, dans ces cas, l'accouchement est impossible spontanément ; les réductions ne sont pas obtenues et il faut recourir à l'embryotomie.

IV. — *Excès de volume du fœtus.*

a. Excès de volume de la tête.

L'excès de volume de la tête peut être constaté dans trois circonstances bien distinctes : ou bien l'enfant est généralement trop gros et la tête participe à l'hypermégalie générale ; ou bien des tumeurs sont ajoutées à la région céphalique, ou bien enfin le fœtus est atteint d'hydrocéphalie.

α. Dans le cas d'enfant très volumineux, on éprouve les mêmes difficultés pour l'accouchement que lorsqu'il s'agit de la parturition d'un fœtus normal avec un bassin rétréci. Au moment de l'accouchement, il faudra agir de la même manière, c'est-à-dire recourir au forceps, à la version ou à l'embryotomie. Chez certaines femmes très grosses, les enfants sont toujours extrêmement volumineux et on peut conseiller l'accouchement prématuré pour permettre d'avoir un enfant vivant. Dans un cas que j'ai pu observer, la parturiente pesait 125 kilos ; son mari peut-être davantage ; deux fois un accouchement à terme s'était terminé laborieusement par l'expulsion d'un enfant mort pendant le travail. A une troisième grossesse, l'accouchement fut provoqué à huit mois et se termina facilement par la naissance d'un enfant vivant.

β. Lorsque l'excès de volume de la tête tient à la présence de tumeurs, on les rencontre au front, au vertex, à l'occiput (encéphalocèles). La dernière variété est généralement repoussée vers le dos au moment du travail et ne cause pas de difficultés sérieuses. Quant aux deux premières, elles pourraient exposer à une erreur de diagnostic et être prises pour la poche des eaux. Il faut, par le toucher digital ou manuel, aller au delà de la tumeur pour reconnaître les caractères de la tête. Ces tumeurs ne sont une cause de dystocie que lorsque leur volume est très considérable. Tels le cas curieux de Tarnier d'hydroméningocèle, rencontré à l'hôpital des Cliniques ; de Chassinat, rapportés par Hergott.

La présentation du sommet paraît préférable à la présentation de l'extrémité pelvienne.

Si l'expulsion est entravée par la tumeur, il suffit

ordinairement de la ponctionner pour que l'obstacle soit vaincu. Au besoin, on pourrait sans hésitation recourir aux moyens de réduction.

γ. Hydrocéphalie.

On donne le nom d'hydrocéphalie, dit Hergott, à tout épanchement de sérosité qui se forme dans les cavités de l'encéphale ou des membranes.

« Le liquide peut occuper quatre sièges différents. 1° l'espace situé entre la dure-mère et l'os; 2° la cavité arachnoïde; 3° l'espace sous-arachnoïdien, normalement rempli par le liquide céphalo-rachidien; 4° les ventricules cérébraux.

« Suivant le siège du liquide pathologique, le cerveau est refoulé vers la périphérie du crâne (hydrocéphalie excentrique), ou vers la base du crâne, dans la direction de la protubérance (hydrocéphalie concentrique). Dans ce dernier cas, le cerveau est parfois réduit à un simple moignon de substance nerveuse (hydrocéphalie anencéphalique de Cruveilhier), et malgré l'excès du liquide, le volume de la tête peut n'être que très peu augmenté, étant donnée la disparition presque totale du cerveau » (Auvard). La quantité de sérosité épanchée peut être plus ou moins considérable : on l'a vue parfois s'élever jusqu'à dix ou douze litres. Presque toujours les os du crâne sont amincis, crépitent comme du parchemin et les sutures et fontanelles sont très agrandies.

L'hydrocéphalie est souvent accompagnée d'hydropisie de l'amnios et d'autres malformations fœtales, comme l'hydrorachis, le spina bifida.

C'est une complication très rare de l'accouchement. Mme Lachapelle donne comme moyenne 1 cas sur 2,904 accouchements; Dubois, moins encore. La parturition est gravement influencée par l'hydrocéphalie : pendant la grossesse l'accouchement prématuré survient quelquefois à cause de l'hydropisie de l'amnios qui est concomitante.

L'accommodation est aussi troublée par ce volume exagéré de la tête fœtale. Le sommet, au lieu de se présenter 19 fois sur 20 comme dans les cas normaux, ne se présenterait que 15 fois sur 20 (Chassinat). Les sièges sont plus fréquents. Les présentations de l'épaule sont très rares : dans son excellente thèse d'agrégation, le professeur Hergott n'en cite que deux exemples.

Le diagnostic est très difficile et ne se fait souvent que pendant le travail, qui a une physionomie particulière suivant que la tête est première ou dernière.

Si le fœtus se présente par le sommet, la marche de l'accouchement est variable suivant les cas. Quelquefois l'expulsion se termine spontanément; dans d'autres circonstances l'utérus s'épuise en vains efforts et la femme succombe; l'utérus est rompu souvent; dans quelques faits exceptionnels, la poche cranienne se déchire sous l'influence des contractions de la matrice, le liquide s'écoule et l'accouchement s'effectue. Je rapproche de ce mode de terminaison celui obtenu par déchirure de la calotte céphalique surdistendue, par les efforts du doigt explorateur.

A côté de ce travail terminé naturellement, je dois dire que dans la majorité des cas l'accoucheur doit intervenir.

Lorsque, grâce au toucher manuel et à l'emploi des différents modes d'investigation, le diagnostic est établi, il est de règle de pratiquer l'expectation jusqu'à la dilatation complète. Si la tête ne s'engage pas, on peut tenter une application de forceps ; mais il faut bien savoir que, généralement, ce mode d'intervention échoue, le forceps dérape et ne réussit pas à faire l'extraction.

On peut alors avoir recours à la ponction capillaire du crâne, le liquide s'écoule et l'accouchement se termine spontanément ou avec le forceps, permettant ainsi quelquefois à l'enfant une survie de quelques minutes qui peut être très importante au point de vue religieux et médico-légal.

Lorsque ces divers moyens ont été insuffisants, il faut employer le céphalotribe ou le crânioclaste qui tire bien et ne dérape pas.

Lorsque l'enfant se présente par le siège, l'accouchement est aussi naturel ou artificiel. Dans le premier cas, si la quantité de sérosité est faible, le dégagement peut se faire spontanément. Quelquefois enfin, l'hydrocéphalie devient externe ou bien la calotte cranienne très malléable permet l'engagement progressif et l'accouchement se termine par de simples tractions bien dirigées (manœuvre de Mauriceau), comme dans un cas que j'ai présenté en 1889, à la Société médico-pratique de Paris.

L'accouchement artificiel se fait par l'évacuation du liquide au moyen de la ponction directe à travers la suture occipito-pariétale, ou par la ponction indirecte proposée par Van Huevel et appliquée par Tarnier : avec un bistouri on fend la colonne vertébrale et par l'orifice supérieur béant du canal rachidien on pousse une sonde jusque dans la cavité cranienne.

Si l'enfant se présente par l'épaule, on transformera en présentation céphalique ou pelvienne, et la même conduite que ci-dessus sera suivie.

Lorsque l'on veut tenter de terminer l'accouchement (l'enfant se présentant par le siège) par de simples tractions manuelles, il sera bon de ne pas faire compléter la manœuvre de Mauriceau par celle de Champetier qui consiste à faire appuyer par un aide sur la région frontale de l'enfant à travers la paroi abdominale inférieure. On pourrait ainsi empêcher un dégagement qui se serait produit, lorsque la calotte cranienne n'est pas surdistendue par le liquide, comme dans le fait personnel auquel je faisais allusion tout à l'heure. En effet, ainsi que j'ai conclu à la fin de mon observation, par la compression sus-pubienne, on présente un plus grand volume pour franchir à la fois la filière pelvienne ; et, comme les liquides sont incompressibles, le résultat est nul. Au contraire, en pratiquant seulement des tractions sur le cou et la face, c'est-à-dire au-dessous de la tumeur hydrocéphalique, on voit la tête, grâce à l'extensibilité des tissus, s'allonger, s'étirer et passer facilement. En somme, par cette manœuvre, on réussit à faire passer en long ce qui ne peut passer en large.

b. *Excès de volume du tronc.*

Le tronc peut être d'un volume excessif comme tout le reste de l'enfant. Mais il est quelquefois seul atteint sous l'influence d'affections diverses. Ainsi l'hydrothorax seul ou plutôt avec l'ascite, les kystes des reins, des uretères, un kyste purulent du foie, la rétention d'urine, l'œdème partiel, les tumeurs de la région ano-périnéale, le spina-bifida, en augmentant les dimensions du tronc dans des proportions variables, peuvent apporter à l'accouchement des obstacles très sérieux.

L'ascite et la rétention d'urine sont quelquefois observées. Ce n'est guère que pendant l'accouchement qu'on peut soupçonner ces maladies. Après l'expulsion de la tête ou du siège, l'accoucheur constate un arrêt du tronc que les contractions utérines jointes aux tractions qu'il exerce ne peut vaincre. Le toucher manuel permet le diagnostic, et alors pour terminer l'accouchement, il suffit de ponctionner la tumeur avec un trocart. Depaul conseille de rechercher l'insertion fœtale du cordon et de ponctionner à quelques centimètres, en se rapprochant du pubis. Lorsque le liquide est évacué, le ventre s'affaisse et l'extraction du fœtus se fait sans difficulté. Dans ce chapitre de dystocie, le cas le plus intéressant et relativement le moins rare est sans contredit l'excès de volume des épaules qui, signalé par les anciens auteurs, a été bien étudié par Jacquemier dans un mémoire où il signale 26 observations, dont 16 tirées de Mauriceau, Portal, Delamotte, Levret.

C'est une complication peu fréquente, mais d'un pronostic grave, puisque d'après Jacquemier, sur 26 cas, 6 femmes sont mortes et 3 sans être accouchées ; 16 enfants succombèrent.

Pour Jacquemier, cet arrêt des épaules peut tenir : pour les quatre-cinquièmes des cas, exclusivement au volume exagéré de la poitrine; quelquefois à un défaut de proportion entre le fœtus et le bassin; rarement à la présence de fœtus acéphales ou anencéphales. Dans un certain nombre de cas, l'excès de volume des épaules n'est qu'apparent et tient à l'absence du mouvement de rotation, après la sortie de la tête.

Si le mouvement de rotation ne se fait pas spontanément, il faut le faire exécuter artificiellement en agissant sur le cou de l'enfant.

Lorsque le volume des épaules fait obstacle à l'engagement de la tête, il faut appliquer le forceps sur la tête pour pratiquer des tractions suffisantes. Si ce moyen échoue, on doit recourir à la craniotomie et à la céphalotripsie qui permettront ensuite d'introduire la main pour aller dégager le bras.

La tête au contraire est-elle sortie et les épaules sont-elles arrêtées dans l'excavation plus ou moins haut? Les tractions sur la tête sont inefficaces. On pourrait glisser deux ou trois doigts dans les aisselles pour faire des tractions énergiques. Mais outre que ce procédé est difficile, il ne permet pas de développer une force suffisante, et il échoue le plus souvent.

Mieux vaut dégager successivement les deux bras,

puis tirer sur eux pour extraire le tronc en dehors. Ce moyen fournit un point d'appui plus solide et, d'autre part, il fait disparaître de la poitrine l'épaisseur des bras et les saillies des moignons de l'épaule. En agissant avec lenteur et prudence, on évitera souvent la fracture des bras.

Devra-t-on toujours commencer par dégager le bras antérieur lorsque les épaules sont au détroit supérieur du bassin, et toujours le bras postérieur, lorsqu'elles sont descendues dans l'excavation ?

Cette règle est bonne quand elle peut s'exécuter facilement, mais d'une façon générale il faut commencer par abaisser le bras qui présente le moins de difficultés.

V. — *Mort apparente du nouveau-né.*

Sous ce nom, on désigne un état particulier dans lequel l'enfant se trouve au moment de sa naissance, état caractérisé par l'arrêt des manifestations fonctionnelles de la vie animale, et l'apnée, avec simple affaiblissement, ou même cessation des battements du cœur (Martel).

Le fœtus en état de mort apparente se présente sous deux aspects bien différents : tantôt, et le plus souvent, violacé, les lèvres tuméfiées, les yeux injectés, le cordon volumineux, les battements du cœur perceptibles (forme apoplectique) ; tantôt blanc, la bouche ouverte, le corps flasque, inerte, les battements du cœur faibles ou nuls (forme anémique). Cette dernière présente un pronostic beaucoup plus grave que la première, car il y a arrêt du cœur, et dans l'autre seulement syncope respiratoire.

Les causes de la mort apparente sont maternelles ou fœtales. *Maternelles :* troubles de la circulation placentaire pendant les douleurs anormales, notamment pendant la période d'expulsion… ; l'asphyxie de la mère, l'abaissement rapide de la pression du sang dans l'agonie ; la mort de la mère. *Fœtales :* décollement du placenta ; compression du cordon ; compression du

cerveau. Schwartz a montré que la compression de
la tête dans les accouchements laborieux amène par
irritation du pneumogastrique un ralentissement du
cœur. La complication de compression cérébrale par
les parties maternelles ou par le forceps, d'après Max
Runge, aggrave le pronostic. Ces enfants nés avec des
hémorrhagies plus ou moins étendues de la convexité
cérébrale peuvent sortir de la mort apparente et vivre ;
mais leur existence est souvent marquée par des troubles mentaux plus ou moins graves, et j'ai signalé ce
fait, après Schultze, Little..., dans mon mémoire sur le
parallèle du forceps et de la version.

Lorsqu'un enfant naît en état de mort apparente,
l'accoucheur ne doit pas perdre la tête et essayer de
remplir sans ordre toutes les indications en recourant à
la fois pour ainsi dire, et sans discernement, à tous les
procédés recommandés en pareilles circonstances.

S'agit-il d'un enfant violacé, chez lequel les battements
du cœur sont ralentis? C'est la forme la plus effrayante
et la moins grave.

Il faut commencer par débarrasser la bouche et le
pharynx des mucosités qu'ils contiennent avec l'index
garni d'un linge fin.

Il est quelquefois favorable, quoiqu'on ait dit le contraire, au moment de la section du cordon, de laisser
s'écouler une cuiller de sang.

L'excitation de la peau est un moyen excellent pour
ramener les mouvements respiratoires : on emploiera à
cet effet les frictions simples ou alcooliques, la flagella-
tion, ou les bains alternativement chauds et froids. En
frictionnant le fœtus, il faudra éviter de frotter toujours
aux mêmes endroits, car on pourrait ainsi causer la production de phlyctènes. L'insufflation sera employée, si
c'est nécessaire.

Lorsque l'enfant présente la forme anémique, il faut lier de suite le cordon, introduire le petit doigt dans la bouche pour retirer le mucus; on s'assure en même temps que le réflexe est aboli. On plonge l'enfant dans un bain alternativement chaud et froid, on verse de haut un jet d'eau froide sur le creux épigastique, et si cela ne réussit pas, il faut procéder le plus vite possible au moyen héroïque par excellence, la respiration artificielle, soit par l'insufflation indirecte, soit par l'insufflation directe.

L'insufflation indirecte comprend la méthode de Marshall, de Schultze, Sylvester, de Howard, de Woillez. On a aussi conseillé l'emploi de l'électricité; mais c'est un moyen qui n'est applicable que dans les cliniques et ne favorise que l'inspiration et par suite l'aspiration des mucosités.

Runge insiste beaucoup sur la supériorité de la méthode de Schultze. Il dit que la méthode de l'insufflation directe est très dangereuse : elle expose à l'emphysème interstitiel, au pneumothorax. Enfin, Hubert Reich a montré que par l'insufflation la tuberculose pouvait être transmise à des nouveau-nés : une sage-femme tuberculeuse, en treize mois, insuffla un certain nombre d'enfants, dix moururent de méningite tuberculeuse, tandis que dans la clientèle de l'autre sage-femme du pays qui insufflait dans la même proportion, mais n'était pas phthisique, pas un enfant ne succomba.

La méthode de Schultze consiste dans le procédé suivant :

L'accoucheur « debout, le haut du corps légèrement penché en avant, les jambes modérément écartées, les bras étendus vers en bas, tient l'enfant suspendu à ses indicateurs, passés d'arrière en avant sous les creux axillaires, et recourbés en crochets. Les pouces reposent doucement sur le sommet de la face antérieure du thorax fœtal, les trois derniers doigts sont appliqués dans une direction oblique, en bas et en dedans, sur la face postérieure du thorax. La tête de l'enfant, qui tend à tomber inerte, trouve un point d'appui en arrière sur les bords cubitaux (tournés l'un vers l'autre) et sur une partie de la face palmaire des mains. Ceci est la position d'inspiration, dans laquelle l'enfant doit être maintenu pour le moment. Sans perdre un instant, l'accoucheur lance l'enfant en avant et en haut. Quand les bras de l'accoucheur sont un peu plus élevés que dans la direction horizontale, ils arrêtent leur mouvement, si doucement que l'extrémité inférieure du corps fœtal n'est pas projetée violemment en avant, mais culbute lentement dans cette direction, c'est-à-dire vers l'accoucheur, par une flexion de la colonne lombaire, et comprime fortement le ventre par le poids de l'extrémité pelvienne. Tout le poids de l'enfant repose, dans cette position, sur les pouces de l'accoucheur placés à la face antérieure du thorax... De la chute graduelle en avant, du bassin de l'enfant par-dessus le ventre, résulte une notable compression des viscères thoraciques, tant de la part du diaphragme que de toute la paroi du thorax ; à ce moment déjà, les résultats de ce mouvement passif d'aspiration se manifestent par l'écoulement abondant des liquides aspirés à travers les orifices respiratoires. Après que la chute en avant de l'enfant s'est opérée lentement, mais complètement, l'accoucheur meut de nouveau ses bras vers en bas, entre ses jambes écartées. Le corps de l'enfant est ainsi étendu en subissant une secousse, le thorax libre de toute pression (les pouces de l'opérateur se trouvent de nouveau appliqués lâchement sur la paroi thoracique antérieure) s'élargit par l'effet de son élasticité et notamment, comme l'enfant est suspendu, par ses extrémités supérieures, aux indicateurs du médecin, et que les extrémités sternales des côtes sont ainsi fixées, tout le poids du corps de l'enfant agira pour opérer le soulèvement des côtes ; de plus le diaphragme s'abaissera par suite de la secousse éprouvée par le contenu de la cavité abdominale. Ainsi se produit d'une façon purement passive une large inspiration. Et on recommence de la même manière... S'il se produit des mouvements spontanés d'inspiration, ce qui a lieu le plus souvent vers la fin de l'expiration artificielle, il faut, ou bien en abaissant aussitôt l'enfant, joindre à l'effet de l'inspiration active, celui de l'inspiration passive, ou bien interrompre la respiration artificielle, mettre l'enfant au bain, et se contenter de l'observer, pour que le processus de la respiration spontanée ne soit pas troublé par la respiration artificielle. »

D'après nous, ce procédé comme tous ceux du même genre, est moins bon que l'insufflation directe, qui lorsqu'elle est bien faite, n'expose à aucun accident de déchirure des cellules pulmonaires. On peut la faire de bouche à bouche ou avec le *tube laryngien.*

L'enfant étant étendu sur une table horizontale, la tête légèrement soulevée par un coussin, on applique la bouche sur celle de l'enfant, directement ou à travers un linge fin, en obturant les narines avec les doigts pour empêcher le reflux de l'air.

Le plus souvent, on a recours à l'insufflation instrumentale avec le tube de Depaul qui n'est qu'une légère modification de celui de Chaussier, ou celui de Ribemont (tube-fausset) qui est muni d'une poire comme celui de Gairal, poire absolument inutile d'ailleurs.

Voici comment Depaul décrit le manuel opératoire : « On ne doit pas cesser d'entretenir la chaleur du corps, avec des linges chauds souvent répétés. L'enfant est couché sur un coussin, de manière à ce que la tête soit plus élevée que le bassin ; il est même bon que celle-ci soit un peu inclinée en arrière, pour rendre un peu saillante la partie antérieure du cou. Il est bien entendu que la bouche et le pharynx ont été débarrassés des mucosités ou autres liquides qui peuvent s'y trouver. Puis, avec l'indicateur ou le petit doigt, je suis la langue sur la partie médiane jusqu'à l'épiglotte, je saisis alors de la main droite et comme une plume à écrire, le tube laryngien très près de son extrémité renflée, et je le fais pénétrer dans la bouche, par sa petite extrémité en le conduisant le long du doigt qui est déjà dans cette cavité. Quand l'instrument est parvenu au niveau de l'entrée du larynx, je l'incline vers la commissure gauche des lèvres, et par quelques mouvements, je cherche à soulever l'épiglotte, ce qui s'obtient avec facilité. Il suffit alors de redresser l'instrument et de le porter en même temps vers la ligne médiane pour que son extrémité trouve la glotte. Il est bien rare, en suivant les préceptes que je viens de tracer, de le voir s'engager dans l'œsophage. Cependant, pour plus de sûreté, on doit, avant de commencer les insufflations, promener le doigt sur le larynx et la trachée, faire saillir en avant le bout de l'instrument et s'assurer qu'il est bien à sa place. Dès la première propulsion de l'air, on peut s'assurer encore de la ou bonne de la mauvaise situation de l'instrument.

Quand l'air est poussé dans les voies digestives, un soulèvement de la région épigastrique s'observe tout d'abord, et la base de la poitrine ne se dilate que consécutivement. S'il entre au contraire dans les poumons, la dilatation de la poitrine est uniforme et l'abaissement du diaphragme seul produit une saillie moins considérable de la partie supérieure du ventre.

Lorsqu'on s'est assuré que le tube a pénétré dans le

larynx, il faut se mettre en garde contre le reflux de l'air qu'on va pousser, on arrive à ce résultat en maintenant le doigt sur le larynx. On peut encore forcer l'air à pénétrer dans les voies respiratoires, en lui fermant toute issue par l'œsophage, la bouche et les narines. Avec le pouce et l'indicateur on ferme les lèvres, un aide pince les narines, ou bien on se sert d'une petite pince à ressort; avec le tube poussé en arrière, on applique la paroi antérieure de l'œsophage contre la postérieure. Depuis que j'ai placé l'ouverture à l'extrémité du tube de Chaussier, le plus habituellement, je n'ai plus à me préoccuper de ce reflux, et, à moins que les bronches ne soient obstruées, l'air pénètre sans difficulté. Malheureusement, cette dernière complication compromet le succès, car quand elle existe à un degré un peu marqué, elle est la cause habituelle de la mort des enfants. »

L'insufflation doit être répétée quinze à vingt fois par minute, puis on imite l'expiration, en exerçant sur les parois thoraciques des pressions avec les mains. On peut continuer la manœuvre suivant le cas, depuis quelques minutes jusqu'à une ou deux heures, en ayant soin, si le tube est encombré de liquide, de l'enlever pour le nettoyer et le réintroduire ensuite.

Sous l'influence de l'air insufflé dans les poumons, les battements du cœur deviennent plus nets et plus fréquents. Si, après dix ou quinze minutes de ventilation pulmonaire, les pulsations cardiaques sont nulles, la mort est réelle. Dans le cas contraire, la peau de la face et de la poitrine se colore, puis on voit se manifester quelques légères contractions diaphragmatiques, et l'enfant fait spontanément une première aspiration suivie de quelques autres, saccadées, quelquefois irrégulières, d'abord, puis plus tard, suivant le rythme physiologique, l'enfant se met à crier, et son retour à la vie paraît certain.

16.

Il est des cas où les battements du cœur existent; mais la respiration spontanée, malgré une insufflation méthodique de plus d'une demi-heure, ne s'établit d'aucune façon; insister alors est complètement inutile, l'enfant a subi certainement pendant l'accouchement quelque lésion grave qui empêche le retour à la vie.

Dans d'autres circonstances, sous l'influence de l'intervention de l'accoucheur, les battements du cœur se maintiennent assez irréguliers pendant deux ou trois heures; la respiration elle-même spontanée se fait par moments pour cesser ensuite pendant un temps plus ou moins long. Si on cesse l'insufflation pendant quelques minutes, la vie s'éteint, l'insufflation renouvelée rappelle les mouvements du cœur et quelques rythmes respiratoires. Mais c'est une vie absolument illusoire; et si après quelques heures, les mouvements réguliers de la cage thoracique ne sont pas établis, si l'enfant ne crie pas, il faut se résigner à cesser la lutte, une lésion grave impose la mort réelle.

CHAPITRE IV

Conduite à tenir dans les suites de couches

Sous le nom de *suites de couches*, de *puerpéralité*, on désigne toute la période de la vie de la femme comprise entre la fin de la délivrance et le retour des organes génitaux à leur état normal. Pendant ce temps, la tendance à l'hypertrophie générale qui était le phénomène prédominant pendant la grossesse est remplacée par une marche en sens inverse, que l'on appelle la régression ou l'atrophie, portant sur tous les systèmes de l'économie, particulièrement sur l'appareil génital. Cette régression peut se faire d'une façon normale ou être entravée par des accidents inflammatoires ou infectieux. Aussi décrit-on des suites de couches physiologiques et des suites de couches pathologiques.

ARTICLE PREMIER. — SUITES DE COUCHES PHYSIOLOGIQUES.

Pendant que l'économie tout entière revient peu à peu à son état ordinaire; pendant que les organes génitaux en particulier subissent différentes modifications qui les ramènent à peu près à leur volume et à leur fonctionnement habituels, plusieurs phénomènes se produisent qui réclament spécialement les soins de l'accoucheur. Parmi eux je signalerai les tranchées utérines, les lochies et l'établissement d'une fonction nouvelle pour la mère, la lactation. De plus, une hygiène spéciale doit être sévèrement suivie jusqu'à ce que la nouvelle accouchée puisse reprendre graduellement la vie ordinaire.

a. Les *tranchées utérines* ne sont que des coliques analogues à celles qui se produisent pendant le travail. Leur caractère est la douleur abdominale accompagnée d'une contraction de l'utérus et suivie d'un écoulement de sang ou de lochies plus ou moins abondant. Les primipares y sont rarement sujettes. Les multipares en ont assez souvent et leur durée ne dépasse guère deux ou trois jours.

Suivant la cause qui les produit, on divise les tranchées en expulsives et spasmodiques.

Dans le premier cas, la matrice est souvent augmentée de volume et plutôt molle que dure; en même temps l'accouchée perd souvent des caillots de sang plus ou moins volumineux. Dans ces circonstances, on trouve ordinairement la vessie trop pleine et la matrice repoussée en haut et sur le côté. L'indication est de vider la vessie et le rectum, de débarrasser l'utérus des caillots qui remplissent sa cavité, puis de faire une injection chaude antiseptique intra-intérine.

S'agit-il au contraire de tranchées spasmodiques? La matrice est perçue à la partie inférieure de l'abdomen comme une boule ronde, dure comme la pierre : il y a un véritable spasme de la fibre musculaire utérine. La succion du mamelon chez les femmes qui allaitent augmente la douleur et nécessite un traitement actif. On a recommandé la teinture de viburnum prunifolium (au 1/2), 10 à 100 gouttes en 24 heures. Mon ami le Dr Olivier a grande confiance dans ce moyen thérapeutique.

Le laudanum à la dose de 15 à 30 gouttes en lavement calme rapidement les douleurs, on lui reproche de trop relâcher la fibre utérine et d'exposer à une hémorrhagie par inertie. L'antipyrine, au contraire, à la dose de 2 grammes, enlèverait la douleur sans agir sur la contractilité musculaire. Je crois que le danger d'inertie à la suite de l'administration des préparations opiacées est purement théorique, et si je donne volontiers 2 grammes d'antipyrine contre les tranchées, je recommande aussi bien l'usage des lavements laudanisés et l'application sur le ventre de cataplasmes chauds émollients.

b. Les *lochies* sont constituées par l'écoulement génital qui se produit après la délivrance et leur marche, leur nature indique le cours de l'involution utérine.

Pendant les premières 24 heures, elles sont constituées par le sang. Du 2ᵉ au 6ᵉ jour, elles sont sanguinolentes; puis du 6ᵉ au 10ᵉ ou 12ᵉ jour, elles sont muco-purulentes. Elles ont une odeur spéciale, *sui generis*, bien différente de l'odeur cadavéreuse pathognomonique de la septicémie.

Cet écoulement nécessite des toilettes vulvaires faites avec de l'ouate hydrophile imbibée d'acide phénique à 1/50 ou de bichlorure de mercure à 1/5000, trois ou quatre fois par jour : dans l'intervalle des toilettes on couvre la vulve avec un tampon d'ouate antiseptique.

Il sera bon de faire matin et soir une injection vaginale avec le bichlorure au 1/5000ᵉ. Quant aux injections intra-utérines elles ne seront conseillées que pour remplir une indication thérapeutique contre une complication pathologique quelconque. L'accoucheur doit lui-même regarder tous les jours les serviettes et les linges salis par la nouvelle accouchée. Ces linges, d'ailleurs, ne doivent jamais être gardés dans la chambre, mais bien enfermés dans un vase à couvercle hermétiquement clos et dans une autre salle.

La garde devra toujours signaler au médecin l'existence de la moindre odeur, car négliger cette indication serait s'exposer à laisser éclater des graves complications qu'une surveillance attentive aurait pu permettre d'enrayer.

Après l'accouchement, si aucun accident ne survient, la femme est amenée peu à peu à reprendre sa vie ordinaire, en suivant une hygiène très simple, mais sévère.

Il faudra toujours veiller à ce que les réservoirs de l'urine et des matières fécales soient vidés.

Lorsque la vessie reste inerte et conserve tout ou partie de l'urine, il ne faut pas hésiter à l'en débarrasser avec un cathéter en verre bien aseptique. C'est une chimère que de blâmer cette intervention et d'attendre tout de la nature et des émollients, sous le prétexte que le cathéter peut introduire des produits septiques vulvaires et occasionner une cystite : ces accidents ne sont à redouter que si la propreté et les soins antiseptiques ne sont pas observés.

De même l'accoucheur doit combattre toute constipation et cela dès le début. On enseigne encore qu'il faut bien se garder de donner un lavement laxatif aux nouvelles accouchées avant le 4ᵉ ou le 5ᵉ jour : on redoute d'irriter l'utérus et ses annexes ; on craint de s'exposer ainsi à des manifestations inflammatoires. C'est une pratique détestable dont j'ai vu plus d'une fois les déplorables effets. Lorsque le 4ᵉ ou le 5ᵉ jour, on veut favoriser la défécation des accouchées, on assiste à un véritable travail presque aussi douloureux que celui de l'enfantement, et bien autrement redoutable au point de vue des réactions utérines inflammatoires à cause des efforts souvent considérables qui sont développés. D'ailleurs il n'est pas indifférent de laisser les matières fécales séjourner pendant quatre ou cinq jours dans l'intestin et des phénomènes d'intoxication peuvent se produire.

Il est donc favorable de donner dès le premier jour deux fois, avant les deux principaux repas, un cachet de $0^{gr},50$ de magnésie et $0^{gr},25$ de naphtol β. Si le second jour l'effet laxatif n'a pas produit de selles, on peut aider avec un lavement simple ou glycériné. Quand l'effet paraît trop énergique, on peut se contenter d'un cachet par jour, ou d'un tous les deux jours. Il faut toujours faire en sorte qu'il n'y ait pas de constipation.

La nouvelle accouchée doit rester au lit le plus longtemps possible et sur le dos. Ce n'est pas une question de jours et de semaines ; mais la marche seule de l'involution utérine et la nature de l'écoulement lochial, dirigeront la conduite du médecin.

Tant que l'utérus déborde le pubis et tant que les parties génitales sont encore salies de liquide sanguinolent, il ne faut pas permettre de quitter la position horizontale. Ordinairement, dans les cas physiologiques, c'est vers le 20^c ou 25^c jour que cette autorisation peut être accordée. Jusque-là, on peut changer de lit dès la fin de la première semaine en prenant toutes les précautions pour éviter la situation verticale. Il faut changer le linge tous les jours.

Dès la seconde moitié de la seconde semaine, pourtant, l'accouchée peut être relevée assise sur son lit pour manger et donner le sein.

C'est seulement environ un mois après l'accouchement que le médecin permettra la première sortie en plein air. Ce sera d'abord de préférence une sortie à pied, car les secousses de la voiture sont plus à redouter : l'utérus est encore volumineux et un choc un peu violent pourrait produire un abaissement ou une déviation de la matrice. A moins d'urgence, les promenades en voiture ne seront autorisées qu'après le retour de couches, c'est-à-dire six semaines environ après la délivrance.

Pendant tout ce temps, le régime alimentaire sera surveillé et réglé. Dès les premiers jours, on donnera une nourriture substantielle, mais soigneusement choisie pour la digestion. Chez les femmes qui allaitent, on conseillera une grande proportion de liquide pour favoriser la sécrétion lactée.

c. Lactation, allaitement. — Pendant la grossesse, les mamelles ont pris un développement notable en rapport avec de profondes modifications anatomiques et physiologiques. Elles sécrètent en faible quantité une mucosité légèrement jaunâtre, qu'on appelle le colostrum et dont la composition est analogue à celle du lait, mais avec une quantité d'eau plus considérable. Quelques heures après l'accouchement, la sécrétion lactée s'établit, précédée par le phénomène dit la *montée du lait* et qui se montre du 2ᵉ au 4ᵉ jour.

Cette nouvelle fonction se traduit par des phénomènes locaux et généraux; elle exige, pour évoluer dans de bonnes conditions, une hygiène spéciale, des précautions nombreuses; elle présente aussi un ensemble d'indications et de contre-indications dont je dirai quelques mots.

Pendant les 15 ou 20 premières heures de la montée laiteuse, les seins sont congestionnés, tendus et douloureux, puis la sécrétion s'établit, et si la femme nourrit la sécrétion continue régulièrement. En même temps, le pouls qui, immédiatement après la délivrance, offrait un caractère de lenteur bien net et physiologique, s'accélère au contraire, un peu de malaise et de la céphalalgie sont ressentis par la nouvelle accouchée; mais à moins de complications septicémiques, le pouls ne dépasse jamais 100 et la température n'atteint jamais 38°. La fièvre de lait n'existe pas.

Toutes les mères doivent essayer d'allaiter leur enfant : la morale et l'hygiène en font une obligation rigoureuse. Lorsqu'il y a de la syphilis, l'allaitement maternel est absolument nécessaire, car l'enfant pourrait contaminer une nourrice saine.

Toutefois, pour être nourrice, la femme doit remplir certaines conditions indispensables : d'abord il faut qu'elle ait du lait, mais de plus il faut qu'elle ne soit atteinte d'aucune affection générale visible ou latente susceptible de s'aggraver sous l'influence de l'allaitement (tuberculose, scrofule, maladies du cœur). Le médecin doit s'occuper de l'examen du mamelon : s'il est plat ou ombiliqué, l'allaitement sera peut-être très difficile. Il faut qu'il ne soit ni trop gros, ni trop petit. Quant aux lotions sur le bout du sein, avec de l'eau-de-vie ou la teinture d'arnica, dans le dernier mois de la grossesse, pour les endurcir et prévenir les crevasses, c'est une pratique défectueuse ou absolument inutile : l'imbibition de l'épiderme longtemps prolongée favorise plutôt les gerçures.

Lorsque la femme allaite, elle doit mener une vie calme et régulière, fuir les théâtres, les réunions nombreuses dans des salons relativement étroits, éviter les émotions, se coucher de bonne heure et choisir pour son alimentation des substances de digestion facile. Une nourriture spéciale n'est pas nécessaire; quant aux boissons, elles doivent être modérément alcooliques : un demi-litre de vin et un litre de bière par jour sont très suffisants.

Les bains et l'hydrothérapie sont permises aux nourrices. Les seins doivent être soutenus et protégés contre le froid. La tétée finie, le mamelon doit être lavé avec un peu d'eau tiède et essuyé soigneusement pour qu'il ne reste pas d'humidité.

Dès les premières heures après l'accouchement, l'enfant doit être mis au sein : il est absolument inutile et même souvent nuisible jusque-là, de faire boire de l'eau sucrée au nouveau-né; on ne réussit ainsi qu'à lui donner des indigestions. Les 2e et 3e jour, on essayera de trois tétées par jour, à partir du 4e jour, on réglera le bébé sur une tétée toutes les deux heures, dans le jour, et la nuit une tétée toutes les quatre heures.

Dans le second trimestre, on donne une tétée toutes les trois heures; puis si les dents ont paru régulièrement on pourra permettre une ou deux soupes très légères par jour, avec l'arrow-root, le sagou, etc.

Dans le troisième trimestre, on pourra faire une part plus grande à l'alimentation azotée, en aidant l'allaitement par des œufs, du jus de viande, etc. Dans cette période suivant certaines circonstances particulières tenant à la saison, à l'état général de la mère ou de l'enfant, on pratiquera le sevrage du bébé.

Une tétée normale doit durer de quinze à vingt minutes. Les quantités de lait absorbées par l'enfant varient avec son âge, sa force, etc.

La quantité de lait absorbé, l'examen chimique et microscopique du lait ne donnent pas de renseignements certains sur la bonne alimentation du bébé. Il faut pour juger la question s'en rapporter à ses garde-robes normales, à son poids qui augmente graduellement et constaté chaque semaine.

L'allaitement peut rencontrer des difficultés du côté de l'enfant ou de la mère.

Du côté de l'enfant, on cite sa faiblesse congénitale, un vice de conformation (bec-de-lièvre), son apathie? la présence du filet?

Du côté de la mère, la plus fréquente complication est la mauvaise conformation du mamelon qui entraîne souvent à sa suite des gerçures et des crevasses, c'est-à-dire des excoriations légères du derme et des fissures siégeant au sommet et à la base du bout de sein. Les douleurs au moment de la tétée sont très violentes et ces petites plaies peuvent être l'origine de lymphangites et d'abcès du sein.

Les mères qui ont les mamelons ombiliqués seront difficilement des nourrices suffisantes, et souvent après des essais malheureux prolongés pendant quinze jours ou trois semaines, le médecin est forcé de cesser l'allaitement dans l'intérêt de la mère et de l'enfant.

Pourtant il est des cas où l'on peut réussir et l'essai doit être fait avec méthode et persévérance. Auvard est beaucoup plus optimiste et il donne, dans son *Traité d'accouchements*, les conseils suivants :

« On peut parer à ces divers inconvénients, dit-il, par l'emploi de la téterelle que j'ai imaginée et dont la cupule a été modifiée par M. Budin.

La cupule de verre coiffant le mamelon est maintenue d'une main. Par l'intermédiaire du long tube, la mère fait à l'aide de la bouche le vide dans l'appareil (car il y a une soupape dans le bout fœtal), le lait afflue dans la cupule et s'accumule dans la partie inférieure ; il suffit à l'enfant de quelques mouvements de succion alors que la mère se repose pour attirer le liquide.

Grâce à cette téterelle que j'emploie pendant la grossesse pour former le mamelon et durant les premiers jours de l'allaitement, soit pour remédier à la brièveté du mamelon, soit pour prévenir la production des gerçures ou crevasses, ou pour éviter leur agrandissement quand elles existent, les complications et difficultés de l'allaitement sont considérablement diminuées et il est rare qu'une femme soit, à cause d'elles, obligée d'abandonner la nourriture de son enfant... »

Cet éloge de la téterelle est peut-être exagéré par l'enthousiasme de son inventeur. Toutes les téterelles ont le grand inconvénient de fatiguer l'enfant, de maintenir de l'humidité sur le mamelon, et surtout de ne jamais réussir à combattre efficacement les crevasses; dans certains cas même, où les crevasses sont saignantes, l'écoulement du sang est assez abondant et l'enfant en absorbe plus encore que lorsqu'il tète directement.

Le mieux est de laisser de côté ces instruments. Lorsqu'il y a des crevasses et même de la lymphangite, on peut continuer à faire téter le bébé; dans l'intervalle des tétées on maintient sur le bout du sein, préalablement bien essuyé, des compresses d'eau boriquée recouvertes d'ouate et de taffetas gommé, le tout maintenu par un bon bandage. Il est extrêmement favorable d'user d'un moyen vanté autrefois par Robert de Latour et qui est tombé dans l'oubli, le collodion élastique en badigeonnage sur tout le sein en ménageant le mamelon; on applique successivement plusieurs couches par jour, et on n'enlève toutes les couches successivement employées que sept ou huit jours après le début. Par ce procédé, la compression est uniforme, et la lymphangite disparaît rapidement : Dans les cas même où un foyer de suppuration survient, il est plus localisé et le pus a moins de tendance à fuser dans les divers lobes de la glande. Pour calmer la douleur qui est souvent très violente, on peut incorporer dans le collodion une petite quantité de chloroforme (20 grammes pour 100) ; ce bandage collodionné est supérieur à tous les autres.

Les bandages des seins ont l'inconvénient d'exiger d'être complètement déplacés et refaits à chaque tétée. Je ferais peut-être exception pour un bandage recommandé et employé à la Maternité de Boston, c'est le bandage en double Y de Worcester.

« Un bandage qui a l'avantage de ne pas demander d'être enlevé quand l'enfant s'allaite, est le double bandage en Y employé à l'hôpital *pour les femmes en couches de Boston*. La manière de le mettre est ainsi décrite par le Dr Worcester :

« Un simple bandage en T est d'abord fait en pliant

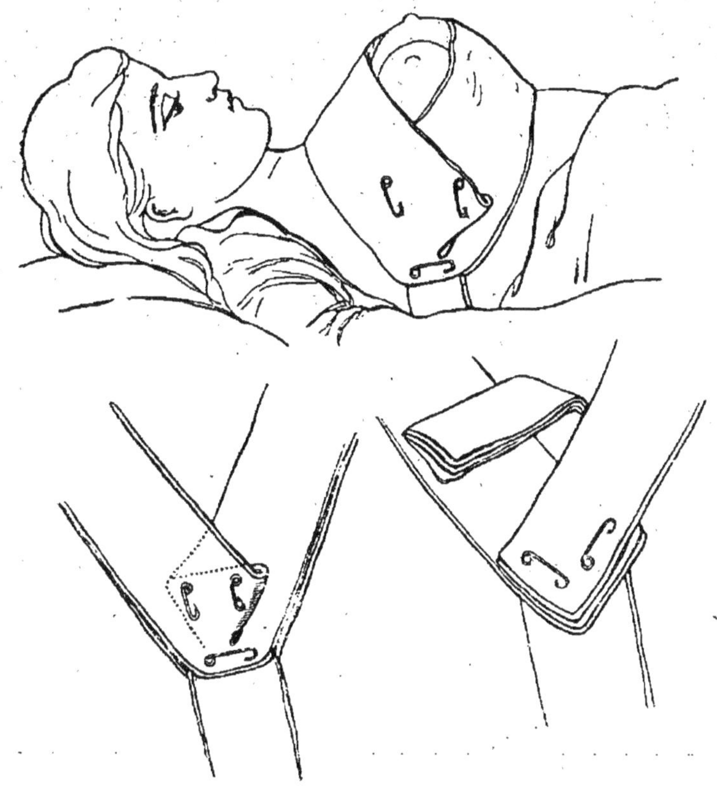

Fig. 12. — Bandage de Worcester.

La gravure supérieure montre le double bandage Y pour les seins en position ;
la gravure inférieure à gauche montre comment le bandage Y est fait. La
troisième gravure montre comment le double bandage Y est complété en attachant les bras de l'Y à la queue sur le côté opposé de la malade.

une serviette dans sa longueur, de sorte que pour une malade de taille ordinaire, il doit avoir 32 pouces de long sur 3 de large (ou environ 0^m,800 sur 0,075. Au milieu de ceci et à angles droits, est épinglée, juste entre ses plis, une serviette de la même dimension, pliée de la même façon. Ce bandage en forme de T est alors fait en un bandage en forme Y, en faisant un pli diagonal au milieu de la pièce transversale, et en attachant les coins du pli avec des épingles de sûreté, sur le côté extérieur.

Le bandage est maintenant prêt à mettre. La queue est passée sous le dos de la femme, serrée contre le dessous des bras, de façon que la fourche de l'Y juste dégage un mamelon quand ce sein est tenu remonté sur la poitrine et incliné vers le milieu de la poitrine (lorsque le bandage sera mis de l'autre côté, l'autre fourche de l'Y dégagera l'autre sein de la même façon). La queue de l'autre côté est remontée sur la poitrine directement, immédiatement au-dessus du sein. Les bras de l'Y sont alors mis sur la poitrine, l'un en dessus et l'autre en dessous des seins et leurs extrémités attachées épinglées à la queue, de façon à tenir les deux seins en position semblable. Une compresse de linge doux peut être placée entre le bandage et le côté extérieur des seins et aussi entre les seins, pour empêcher le frottement. Pour empêcher le bandage de glisser en bas, des bandes de mousseline, peuvent être placées sur les épaules et épinglées devant et derrière. Pour l'empêcher de remonter, il peut être attaché au bandage abdominal. »

Dans certaines circonstances, quand les difficultés de l'allaitement ont été vaincues, il peut survenir une indication de priver la mère de la nourriture de son enfant.

Lorsque le bébé n'augmente pas de 20 à 25 grammes par jour, en moyenne; lorsque les garde-robes sont vertes, accompagnées d'érythème, la mère est mauvaise nourrice, et il ne faut pas vouloir quand même continuer l'allaitement maternel, l'enfant succomberait bientôt à l'athrepsie.

Les maladies aiguës ou chroniques de la mère peuvent aussi nécessiter l'interruption. A ce propos, Tarnier et Budin ont écrit:

« Les médecins sont très souvent mis en demeure de dire si l'on peut laisser une nourrice continuer à allaiter alors qu'elle a de la fièvre, car on suppose volontiers qu'une affection fébrile doit vicier le lait. Cette supposition n'est généralement pas fondée, et si la maladie doit être légère et de courte durée, on peut permettre à la femme de continuer à allaiter. Si la maladie est grave ou doit durer longtemps, par exemple un mois, six semaines, il faut suspendre l'allaitement qui est toujours une cause de fatigue et d'épuisement à ajouter à celle qu'entraîne l'affection aiguë intercurrente. On y est, du reste, quelquefois obligé par cela seul que les accidents fébriles, en se prolongeant, diminuent ou tarissent la sécrétion lactée. Cependant on a vu des femmes qui avaient pu, sans inconvénient marqué ni pour elles ni pour leur nourrisson, continuer à allaiter pendant toute la durée d'une fièvre typhoïde. Trousseau fait remarquer qu'une femme peut cesser momentanément de donner le sein à son enfant et reprendre ensuite l'allaitement avec succès. Il dit avoir vu la sécrétion lactée interrompue pendant quinze jours, trois semaines, un mois et même une fois trois mois, reprendre après ce laps de temps aussi abondamment qu'auparavant sous l'influence de la succion de l'enfant.

Les maladies éruptives de nature contagieuse, dès qu'on soupçonne leur existence, exigent impérieusement la cessation de l'allaitement et l'éloignement de l'enfant. Il en est de même des maladies puerpérales graves.

Quand une maladie chronique, la phthisie par exemple, survient dans le cours de l'allaitement, la lactation peut continuer à s'effectuer comme auparavant, néanmoins dès que le diagnostic est posé, il faut interrompre l'allaitement, parce qu'il est une cause d'épuisement pour la mère et favorise par conséquent les progrès de l'affection tuberculeuse ; il faut aussi l'interrompre parce qu'il pourrait être dangereux pour un enfant d'être nourri avec du lait contenant peut-être le poison tuberculeux ».

Lorsque, pour une raison quelconque, la mère ne peut continuer à allaiter son enfant, il faut le confier à une nourrice qui l'élève au sein. Il y a deux espèces de nourrices : les nourrices sur lieu et les nourrices à distance. Les premières peuvent fournir un allaitement excellent parce qu'elles sont toujours sous la surveillance de la amille ; les secondes sont souvent défectueuses, remplissent mal les fonctions qu'on leur paye, et la mortalité des enfants envoyés en nourrice à la campagne est considérable.

Le choix d'une nourrice ne peut être fait que par un médecin : car outre certaines qualités générales qu'on doit réclamer de la nourrice, l'accoucheur doit faire de la femme un examen général et local.

La nourrice doit être âgée de vingt-deux à vingt-huit ans environ, d'une constitution robuste, d'un caractère aimable, avec une dentition convenable, multipare autant que possible pour qu'elle ait plus d'expérience, et accouchée depuis au moins deux mois pour que le rétablissement des couches soit complet et qu'il n'y ait plus de pertes sanguinolentes.

On l'interrogera au point de vue de ses antécédents pathologiques héréditaires. On s'assurera qu'elle ne porte pas de cicatrices indiquant la scrofule ; on auscultera les poumons et le cœur pour contrôler leur intégrité. Il ne faudra jamais négliger de rechercher avec le plus grand soin les traces de la syphilis.

Je ne prends jamais une nourrice qui ne se laisse pas examiner les organes génitaux pour m'assurer que la régression utérine est bien complète et qu'il n'y a aucune trace de phénomènes inflammatoires du côté de la matrice et des annexes. Pour les seins eux-mêmes, il faut examiner la glande et le mamelon, au point de vue de leur volume, de leur conformation. Quant au lait, tous les procédés chimiques ou autres recommandés pour apprécier sa valeur, sont défectueux et ne fournissent aucun renseignement clinique : l'enfant seul est le réactif du lait : s'il se développe bien, s'il augmente de poids, etc., l'aliment est bon.

L'enfant de la nourrice doit être complètement déshabillé et examiné. Si son teint est frais, si son corps est bien développé, la nourrice a du bon lait. Il est nécessaire d'examiner les commissures des lèvres et la région ano-génitale pour voir si ces régions ne sont pas le siège d'érythèmes ou de syphilides.

L'allaitement par la nourrice doit être réglé comme l'allaitement maternel. Mais si l'enfant ne vide pas le sein, parce que la sécrétion lactée est trop abondante pour ses besoins, il faut avoir soin, après chaque tétée, de vider la glande mammaire : sans cette précaution, la lactation pourrait se tarir complètement.

Le régime de la nourrice sera, autant que possible, analogue à celui qu'elle suivait à la campagne : ses habitudes d'alimentation seront respectées ; mais en l'obligeant à une propreté méticuleuse, les règles ordinaires de l'hygiène générale lui seront imposées.

Lorsqu'il est impossible de pratiquer l'allaitement par la mère ou la nourrice, on est forcé de recourir à l'allaitement artificiel. Il se pratique, soit en faisant téter directement l'animal (ânesse, brebis, chèvre), soit plus souvent en administrant le lait au moyen du biberon, d'un verre ou de la cuillère.

Le lait d'ânesse est celui qui, par sa composition, se rapproche le plus du lait de la femme ; mais on emploie le plus souvent le lait de vache parce qu'il est plus facile de se le procurer. Comme il est beaucoup plus concentré que le lait de femme, on le coupe avec de l'eau pure, filtrée et bouillie, dans les proportions suivantes :

Pendant la première semaine, une partie de lait pour trois d'eau ; une de lait pour deux d'eau jusqu'à la fin du premier mois ; puis parties égales jusqu'au 3ᵉ mois pour arriver graduellement vers le 5ᵉ mois à administrer le lait pur. On ajoutera à l'eau qui doit servir au coupage une cuillerée à dessert de sucre en poudre pour 100 grammes. La température du mélange doit être de 37°.

Le lait employé doit être stérilisé, c'est-à-dire privé des matières septiques qu'il peut contenir, en le soumettant sous pression à un haut degré de température. Dans la clientèle de ville, on se contente de faire bouillir le lait, on le partage en dix flacons de 100 grammes, représentant chacun la tétée moyenne du bébé (lait pur ou coupé avec eau bouillie suivant l'âge). Chacun de ces flacons peut recevoir un tube de verre muni d'une téterelle : c'est le biberon le plus simple et le plus facile à tenir propre. L'enfant doit être nourri à des heures régulières comme dans l'allaitement naturel. Il ne faut jamais placer le bébé dans son berceau avec la bouteille de lait à son côté et un bout du biberon dans la bouche : la chaleur du corps de l'enfant fait aigrir le lait ; puis lorsque le liquide est en très petite quantité dans le vase, l'enfant peut aspirer beaucoup d'air. Le lait qui reste en surplus de chaque tétée doit être jeté, puis le vase lavé avec soin dans de l'eau alcalinisée.

Mᵐᵉ Anna Fullerton décrit ainsi un stérilisateur employé à l'hôpital des femmes de Philadelphie : « c'est l'appareil stérilisateur de Blain. Il est très semblable dans sa construction générale à celui inventé par le Dr Louis Starr.

Il consiste en un coffre d'étain, oblong, avec un couvercle bien adapté. On place dedans un panier mobile en fil de fer, contenant dix bouteilles. Les bouteilles sont en flint-glass, graduées et couvertes avec des bouchons en caoutchouc percés à leur centre d'une ouverture où peut se fixer un tampon de verre. Les règles d'emploi de l'appareil sont :

1° Laver les bouteilles avec soin. 2° Remplir avec le lait, mettre le bouchon en caoutchouc sous celui de verre (cela laisse une petite ouverture dans le bouchon en caoutchouc). Placer les bouteilles dans le panier puis dans la chaudière avec de l'eau presque aussi haut que le lait monte dans la bouteille. Laisser bouillir environ dix minutes, ou mieux, comme dit le docteur Starr, jusqu'à ce que l'expansion qui précède l'ébullition ait commencé dans le lait. Mettre alors les tampons de verre serrés dans chaque bouchon et laisser bouillir pendant quinze ou vingt minutes. 3° Tenir ensuite les bouteilles dans un endroit frais jusqu'au moment du besoin. 4° Quand on veut s'en servir, placer une bouteille du lait ainsi préparé dans la coupe en étain qui accompagne l'appareil. Verser de l'eau chaude dans la coupe jusqu'à ce que ce soit aussi haut que le lait dans la bouteille, chauffer le lait à la température désirée pour l'allaitement. Enlever le bouchon en caoutchouc et mettre l'embout en caoutchouc pour nourrir.

5° Nettoyer chaque bouteille immédiatement après... Ne pas garder de lait dans une bouteille entamée...

Le lait stérilisé de cette façon peut se garder pendant plusieurs jours sans se gâter. Le Dr Louis Starr affirme qu'il se gardera dix-huit jours si on continue à le chauffer pendant trente minutes...

Le lait stérilisé est utile pour les voyages, car il peut être facilement transporté et de cette façon la difficulté d'obtenir du lait frais est surmontée... »

Si, pendant les suites de couches, la mère demande des soins particuliers que nous venons d'indiquer, le nouveau-né exige aussi des précautions d'hygiène non seulement relatives à l'alimentation, mais à toutes ses fonctions en général. C'est ainsi que les yeux doivent être attentivement surveillés : à chaque visite, l'accoucheur doit s'assurer qu'il n'existe aucune rougeur des paupières, aucun gonflement qui puisse faire redouter les invasions d'une maladie grave, l'ophtalmie purulente.

Les cris du bébé doivent aussi éveiller toujours l'attention : ils constituent un langage spécial.

Un enfant bien portant, bien appris, crie rarement à moins qu'il n'ait faim : alors le cri sera continuel et persistant jusqu'à ce que le besoin soit satisfait. Quelquefois le cri est l'indice de coliques plus ou moins fortes : c'est un cri aigu, soudain, le plus souvent précédé ou suivi d'une évacuation des intestins. — Les selles d'un très jeune bébé nourri au sein, doivent être de couleur jaune ou orange, sans odeur, sans caillots. Elles se renouvellent généralement trois ou quatre fois par jour. Les selles du bébé nourri au biberon sont plus claires, ont une odeur quelquefois fétide, et souvent sont plus ou moins verdâtres.

L'enfant doit dormir dans un berceau entouré de rideaux et non sur les genoux de la nourrice. Il doit être couché sur le côté, afin que s'il vomit, le liquide s'écoule en dehors et ne pénètre pas dans les bronches. Jamais le bébé ne doit être couché dans le lit de sa mère qui pourrait l'étouffer en dormant. La chambre où est l'enfant doit être maintenue à une température uniforme et assez élevée, variable suivant les saisons.

Le vêtement du nouveau-né est choisi le plus souvent suivant le goût des familles et d'après les conseils du médecin. Le seul point que l'accoucheur doit obtenir, c'est la liberté des mouvements du bébé, sa propreté facilement surveillée et entretenue, sa température si indispensable à la bonne santé de l'enfant.

On décrit, comme vêtement, trois sortes de maillots : français, anglais, américain.

Le vêtement français maintient la tête couverte d'un bonnet, le thorax d'une chemisette, d'une brassière simple ou double et d'un fichu, l'abdomen et les membres, d'une couche, de langes et chaussons. Le maillot anglais laisse la tête découverte ; la poitrine est enveloppée d'une longue robe et les membres de l'enfant restent libres.

Dans le maillot américain, les bras et la partie supérieure de la poitrine restent à nu.

Lorsque l'enfant se porte bien, il peut être sorti au bout de 10 à 15 jours, dans les moments les plus chauds de la journée ; mais il faut le tenir couché sur les bras : et même, quand il est plus avancé en âge, il doit être porté et non traîné dans ces petites voitures en vogue de nos jours ; à moins d'épidémie de variole, le nouveau-né sera vacciné à deux mois environ. Plus tard, on courrait le risque de faire coïncider les malaises de la vaccine avec ceux de la dentition.

Quant à la circoncision, chez les familles Israélites, elle se fait d'ordinaire 7 jours après la naissance d'après les préceptes religieux : si l'enfant est délicat, si sa vitalité est un peu languissante, il faudra faire retarder la date de l'opération.

Dans certains cas, les bébés naissent faibles, et délicats, surtout lorsqu'ils sont venus prématurément à six mois, sept mois, etc. — Ils réclament alors des soins tout particuliers surtout pour ce qui regarde la température et l'alimentation.

L'enveloppement avec l'ouate, le maintien des boules d'eau chaude dans le berceau sont souvent des moyens insuffisants. L'emploi des couveuses qui date de ces dernières années a amélioré beaucoup la facilité de l'élevage des jeunes bébés. Il en existe de nombreux modèles qui ont perfectionné celui employé primitivement par le professeur Tarnier.

« En 1883, dit Auvard, j'ai décrit un appareil très pratique qui se chauffe à l'aide de boules de grès destinées à être remplacées toutes les heures et demie ou deux heures.

Pour éviter ce changement trop fréquent de boules, peu commode à faire la nuit, je les ai remplacées par un réservoir fixe de 10 litres, dans lequel il suffit de verser d'abord 5 litres d'eau bouillante, puis 3 litres, toutes les quatre heures pour maintenir autour de l'enfant 30° environ.

L'enfant est placé dans la couveuse absolument comme dans son berceau ; on le retire au moment des tétées en ayant soin que la température de la pièce soit de 18° environ ; les toilettes et le change se font à cette même température ambiante.

On laisse l'enfant quinze jours, trois semaines, un mois ou même davantage dans la couveuse, puis quand il a acquis la vigueur suffisante on l'habitue progressivement à vivre dans l'air de la chambre... Il sera bon de continuer l'usage de l'appareil encore un certain temps pendant la nuit, où le refroidissement se produit avec plus de facilité. »

L'alimentation du bébé est quelquefois entourée de nombreuses difficultés : l'enfant n'a pas la force de téter, ou bien il rejette immédiatement les quelques gouttes de lait ingéré. Il faut dans ces cas recourir au gavage pour introduire chaque heure une à deux cuillerées à café de lait de femme si c'est possible, ou d'autre lait stérilisé.

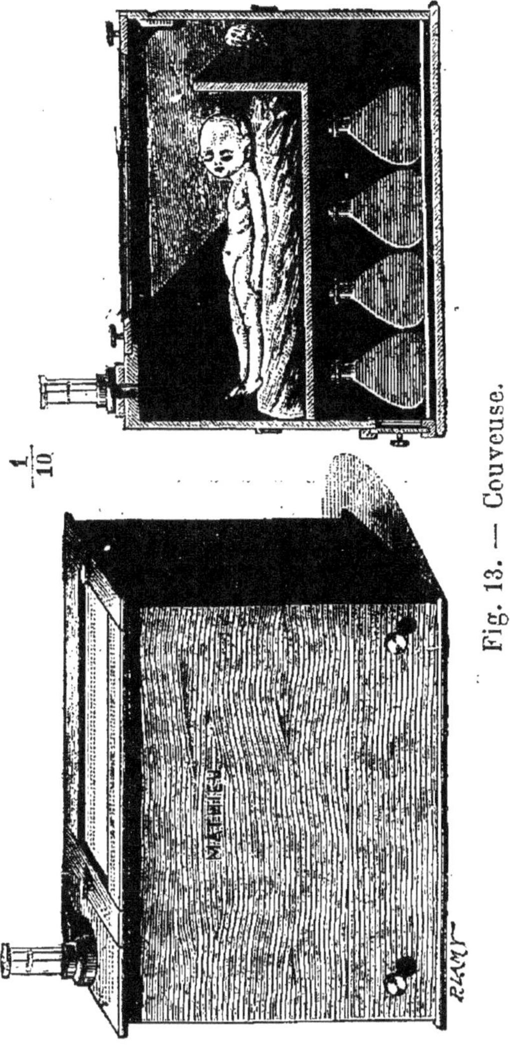

$\frac{1}{10}$

Fig. 13. — Couveuse.

L'appareil employé pour cet usage est tout à fait simple : c'est un cathéter uréthral en caoutchouc rouge, n° 14-16, terminé par un petit tuyau en verre à sa partie libre. On place l'enfant sur les genoux, la tête un peu élevée : le cathéter est poussé jusque sur la base de la langue et alors, par les efforts instinctifs de déglutition, il pénètre dans l'œsophage et l'estomac. Le lait est alors versé dans l'entonnoir et par son poids arrive jusqu'à destination. Quelques secondes après, on enlève le cathéter, et c'est là le point délicat et important de l'opération : il faut l'extraire immédiatement et par un mouvement rapide, car si la manœuvre était faite doucement, le bébé vomirait les aliments ingérés.

Quand l'enfant est très faible, on ne peut employer que ce mode d'alimentation. Lorsque, au contraire, après quelques jours ou quelques semaines, le bébé devient plus vigoureux on peut alterner ce mode de nourriture avec l'allaitement ordinaire, jusqu'à ce qu'enfin on arrive à cesser complètement le gavage.

ARTICLE II. — SUITE DE COUCHES PATHOLOGIQUES.

Les suites de couches pathologiques ont été de tous temps étudiées par les accoucheurs. Willis le premier a prononcé le mot de *fièvre puerpérale*. Puzos a essayé une classification en s'appuyant de préférence sur les lésions constatées : il a décrit des *dépôts laiteux* dans le poumon, le foie, le péritoine, etc...

Pendant le dix-huitième siècle, les épidémiologistes ont décrit des formes cliniques.

A partir de Bichat, on s'est basé sur les différences des lésions anatomiques. Puis, sous l'influence de Cruveilhier, de Dance, de Béhier, etc., on a donné des classifications.

Dans ces dernières années, on s'est occupé surtout des résultats fournis par les recherches de laboratoire, et on a été dirigé dans cette voie par les travaux de Toussaint, Davaine, Pasteur, etc.

La fièvre puerpérale est-elle une maladie unique ou multiple? La clinique semble faire croire qu'elle est multiple. La microbiologie a décrit quatre variétés de microbes : le bacille en bâtonnet, le micrococcus en chapelet, le micrococcus en points doublés, le micrococcus en points isolés. Nœggerath (1887) a même signalé un microbe destiné aux formes lentes (microbe saprogène dans la phlegmatia alba dolens). Or, on sait aujourd'hui que si on trouve différents microbes, il n'existe pas de corrélation entre telle forme de la maladie et tel microbe. On admet surtout la présence d'un microbe, le streptococcus, et d'après certains auteurs, il serait le seul; c'est un microbe qui se cultive très bien dans la gélatine, naît à la 14ᵉ heure, est grand à la 27ᵉ heure, meurt à 4 jours, et vit bien à 24° de température ; on le trouve aussi dans tous les vieux abcès, la diphthérie, l'érysipèle, la scarlatine, etc.

Mais alors, s'il y a un seul microbe, pourquoi trouve-t-on des accidents aussi différents? On n'en sait rien, on pense seulement que ces microbes (streptococci) sécrètent des produits toxiques en quantité variable, à des époques plus ou moins précoces ou tardives : ces empoisonnements expliquent l'élévation de la température et suivant leur violence et leur mode d'apparition, rendent peut-être compte des différents aspects de la maladie puerpérale.

Quoi qu'il en soit des résultats fournis par la microbiologie, résultats dont l'interprétation dans tous ses détails compte encore de nombreux points obscurs, il n'en reste pas moins parfaitement établi que la fièvre puerpérale, dans toutes ses formes, est une affection microbienne.

La clinique permet de décrire trois grandes formes : la septicémie, la lymphangite, la phlébite.

1° *La septicémie* se présente sous deux aspects un peu

différents : dans un premier cas, surviennent des accidents suraigus, dans les premières vingt-quatre heures. Un frisson intense et long se produit. En même temps la température atteint rapidement 41°, on ne trouve rien de sensible du côté de l'appareil génital. Une céphalée intense est un des signes importants à noter. L'écoulement lochial diminue brusquement. La malade succombe en 36 ou 48 heures et à l'autopsie on ne trouve aucune lésion.

Dans un second cas, la marche des accidents est plus lente. Entre la 24ᵉ et la 48ᵉ heure un frisson long et violent envahit le corps tout entier ; la température s'élève à 41° et ne descend pas ; les lochies sont un peu diminuées mais fétides, la montée du lait ne se fait pas ; le ventre n'est pas sensible ; la tête est très douloureuse ; le pouls est rapide et petit.

En même temps, on voit se produire du côté des muqueuses vaginale et utérine des phénomènes particuliers : une couenne grisâtre les recouvre ; c'est une véritable diphthérie ; après deux ou trois jours, le facies des femmes infectées devient terreux, les yeux sont excavés, la peau est sèche, des fuliginosités recouvrent la langue et les gencives. L'urine est le plus souvent albumineuse ; une diarrhée profuse vient terminer la maladie et la femme succombe vers le 8ᵉ ou le 10ᵉ jour.

2° *La lymphangite* apparaît dans la seconde moitié du 3ᵉ jour. D'abord un frisson assez violent se déclare et la température s'élève. L'appareil génital et son voisinage sont très douloureux spontanément et à la pression. Les phénomènes généraux sont analogues à ceux de la septicémie, au bout du 2ᵉ ou 3° jour surviennent des vomissements bilieux, porracés, le ventre se ballonne, est excessivement douloureux, c'est de la péritonite dont la malade peut mourir vers le 12ᵉ jour.

D'autres fois les phénomènes inflammatoires se localisent vers la fosse iliaque, les ligaments larges, etc., ce sont les formes les plus bénignes et qui guérissent le plus souvent ;

3° *La phlébite* se déclare vers le 5° jour ; mais pendant les cinq premiers jours, le plus souvent l'accouchée présente un pouls un peu rapide, une température légèrement élevée, des lochies un peu odorantes. Le début est caractérisé par un frisson discret, puis la température s'élève à 41°,5 et la céphalée est intense. Le ventre n'est pas douloureux spontanément, si ce n'est peut-être quand la femme fait des mouvements ; en pressant sur les côtés de l'utérus, l'accoucheur provoque une douleur bien nette.

Le lendemain ou le surlendemain, la température s'abaisse, mais la céphalée persiste et le pouls reste relativement fréquent, c'est une simple rémission. Survient ensuite un nouveau frisson et une nouvelle rémission, etc. jusqu'au 16° ou 17° jour et souvent la femme succombe avec les signes de l'infection purulente.

Tel est le résumé des principaux caractères de ces trois grandes formes de la fièvre puerpérale. Elles peuvent se mélanger entre elles, avoir des degrés de gravité variables, ou présenter des complications multiples.

Ainsi, dans la septicémie, la scarlatine est une complication qui aggrave singulièrement le pronostic : la plupart des femmes succombent.

Dans la phlébite surtout, on voit survenir des phénomènes ataxiques, véritable manie produite par l'intoxication.

Du côté de l'appareil respiratoire on rencontre quelquefois une dyspnée intense, de nature infectieuse ; ou bien encore une véritable broncho-pneumonie puerpérale ; les malades sont infectées par les pneumococci.

L'appareil circulatoire est souvent aussi profondément troublé : on peut rencontrer des myocardites, le pouls devient insensible, une syncope se déclare et l'accouchée succombe subitement. D'autres fois, surtout dans les cas d'infection à la suite de placenta prœvia, les femmes sont atteintes du typhus cardiaque. Le pouls est lent, la température se maintient très élevée, c'est une endocardite infectieuse dont le pronostic est excessivement grave.

L'appareil urinaire présente dans certains cas des altérations profondes : l'urémie en est la conséquence redoutable.

Le tube digestif est atteint de diarrhées abondantes qui épuisent les malades. Le foie est aussi quelquefois plus ou moins profondément altéré, on peut voir de l'ictère vers le 2ᵉ ou le 3ᵉ jour. Dans la forme lymphangitique l'ictère est bénin par lui-même, mais dans la septicémie ou la phlébite, c'est un signe de très mauvais augure : c'est une atrophie jaune aiguë et un abcès du foie. D'ailleurs les puerpérales qui sont sous l'influence d'une diathèse quelconque éprouvent de ce fait des phénomènes particuliers : c'est ainsi que les paludiques, par exemple, voient souvent se réveiller leur intoxication tellurique et les deux affections, en s'influençant réciproquement, se compliquent et s'aggravent.

Le pronostic de la fièvre puerpérale est toujours extrémement sérieux, mais varie suivant un certain nombre de conditions. Lorsque la maladie est localisée, le pronostic est meilleur ; il est d'autant plus grave, au contraire, que l'affection est moins douloureuse et a débuté plus tôt ; l'élévation excessive de la température est d'un mauvais augure. Mais le traitement est un facteur puissant dans l'amélioration du pronostic ; l'infection puerpérale est contagieuse, et le contage est un élément figuré, saisissable, qui se trouve en contact avec les plaies de la femme accouchée, on peut donc l'atteindre, entraver son développement : c'est dire que l'antisepsie générale et locale sera de rigueur pour atteindre le but poursuivi. Cette méthode précieuse, en améliorant singulièrement le pronostic de la puerpéralité en général, a complètement modifié les idées admises jusque-là sur le grand danger des maternités. Dans son livre si remarquable, le professeur Lefort pouvait écrire sans injustice, en 1886 : « La statistique seule, avec l'irrésistible éloquence que possèdent les chiffres, quand ils portent sur des éléments aussi exactement comparables que l'accouchement, en montrant les tristes résultats qu'ont donnés, dans ces derniers temps surtout, nos Maternités de Paris, montre non seulement leur fâcheuse insalubrité, mais témoigne en même temps qu'elles n'ont pas participe aux progrès considérables effectuées depuis dix ans dans les Maternités étrangères..... La différence considérable qui existe dans la mortalité des femmes accouchées à domicile ou dans les Maternités, amènerait à désirer la suppression complète de ces établissements. »

Aujourd'hui, depuis que les méthodes antiseptiques ont été appliquées à l'obstétrique, les résultats obtenus ont dépassé, on peut le dire, toutes les espérances ; les épidémies de fièvre puerpérale n'existent plus.

Conduite à tenir contre les suites de couches pathologiques. — La conduite à tenir comprend un ensemble de moyens préventifs, destinés à préserver les accouchées de toute espèce d'accident septicémique, puis des moyens curatifs lorsque la fièvre puerpérale est déclarée. Cette question est magistralement exposée dans la thèse d'agrégation (1883), de mon excellent collègue et ami le Dʳ Paul Bar.

Traitement préventif. — Il est contenu tout entier

dans l'antisepsie du milieu, dans l'antisepsie du médecin et des aides, dans l'antisepsie de la femme.

Antisepsie des locaux. Maternités. — Une des méthodes les plus anciennes qui aient été vantées, est l'*alternance des salles.* « Les salles, disait le professeur Tarnier dès 1858, doivent n'être occupées qu'à tour de rôle. La chambre dans laquelle aura séjourné une nouvelle accouchée devra être évacuée pendant quinze jours pour faciliter le lavage, la ventilation et le changement de la literie. »

Les salles doivent être aérées et lavées avec soin (plafond, murs, parquet) avec de l'eau pure, ou bien une solution de chlorure de zinc (5 p. 1000), de chlorure de chaux (5 p. 100), d'acide phénique (2 p. 1000).

Certains auteurs disent que les fumigations sont plus propres à désinfecter complètement les salles des malades. Mais bien des antiseptiques qui agissent énergiquement à l'état liquide, n'ont aucune influence à l'état gazeux, ainsi le chloroforme, le chlorure de chaux, le gaz acide sulfureux, etc. « Les vapeurs d'iode, de brome, de chlore, d'acide chlorhydrique, d'acide hypoazotique... dit Miquel, ont, au contraire, détruit irrévocablement tous les germes, au bout d'un espace de temps variant de quelques heures à dix jours. »

Les salles doivent contenir peu de malades à la fois, pour éviter les inconvénients de l'encombrement ; les chambres d'isolement doivent être réservées aux femmes malades. Le chauffage et la ventilation doivent être parfaitement installés.

Tous les objets mobiliers doivent aussi être désinfectés, ainsi les tables de nuit, le lit, la literie. Tout le linge employé dans les Maternités doit être blanchi séparément et passé à l'étuve.

Pour les *maisons particulières*, il faut appliquer, aussi

sévèrement que possible, les mêmes préceptes d'antisepsie.

Antisepsie du médecin et des aides. — L'accoucheur
doit veiller à la propreté rigoureuse de ses mains, et
porter un vêtement qui n'aura pas été souillé dans une
salle quelconque où se trouvait une affection contagieuse,
des débris en putréfaction, etc. Avant tout examen, le
médecin devra savonner ses mains avec la brosse à ongles
et les baigner dans une solution de bichlorure à 1 p. 1000,
puis pratiquer le toucher avec le doigt enduit de vaseline.

L'accoucheur doit-il pratiquer les autopsies? Doit-il
fréquenter les amphithéâtres d'anatomie? Peut-il ouvrir
un abcès, examiner un cancer, et quand même assister
une accouchée? Les auteurs sont d'avis différent à cet
égard : les uns repoussent tout contact infectieux pour
l'accoucheur, les autres, avec Volkmann et Lucas-
Championnière, permettent autopsies, médecine opératoire, etc., en pratiquant à la suite une désinfection
sévère. Il suffira que le médecin change complètement
de vêtements, prenne un grand bain, pour qu'il puisse
sans danger continuer la pratique des accouchements.

Les instruments qui doivent être mis en contact des
organes génitaux de la parturiente, doivent être soumis
à une asepsie rigoureuse. Les instruments métalliques
seront plongés pendant une demi-heure dans de l'eau
bouillante, ou mieux seront flambés à la flamme d'une
lampe à alcool. — Ceux qui ne sont pas en métal, gomme,
caoutchouc, verre — seront trempés pendant une heure
dans une solution forte antiseptique.

Antisepsie de la parturiente. — Nous avons suffisamment insisté ailleurs sur les soins rigoureux et antiseptiques auxquels doit être soumise la femme, pendant la
grossesse, le travail et les suites de couches normales.
Ce sont les moyens d'éviter l'infection.

Traitement curatif. — L'accoucheur trouvera quelquefois la cause des accidents dans une lésion des voies génitales (vagin, vulve). Dans ces cas, il devra désinfecter le vagin, modifier les plaies, et insister sur les injections vaginales.

Dans de nombreuses circonstances, l'utérus lui-même devra être considéré comme la cause des accidents : c'est donc sur lui que se portera particulièrement l'action microbicide.

Le procédé par exellence recommandable est l'injection intra-utérine.

L'irrigation de l'utérus a pour but et pour résultat de chasser de sa cavité toutes les matières en putréfaction qu'il renferme, en modifiant en même temps la plaie placentaire. Elle se pratique d'une manière intermittente ou d'une manière continue.

Pour pratiquer une injection intra-utérine, on place la femme sur le bord du lit, les jambes écartées ; un bassin est glissé sous le siège pour recueillir le liquide, qui s'écoule ensuite dans un seau placé hors du lit à l'aide d'un tuyau de caoutchouc. Un récipient gradué, muni d'un thermomètre, contient le liquide à injection ; un long tube de caoutchouc lui fait suite et se termine par la canule à injection qui doit être introduite dans la cavité utérine : la meilleure sonde pour cet usage est celle en fer à cheval de Budin. Le liquide pénètre par le canal du cathéter et le retour est assuré par la forme du tunnel inférieur qui livre passage au liquide.

On emploie une solution phéniquée à 1 ou 2 p. 100, ou une solution de sublimé à 1 p. 2000.

Lorsque tout est préparé pour l'opération, on lave soigneusement la vulve et le vagin ; puis avec beaucoup de prudence et de lenteur on dirige sur le doigt vaginal le cathéter dans la cavité utérine. On laisse couler le liquide en quantité variable, 5, 10 litres par exemple.

Ces injections intra-utérines peuvent être répétées deux fois par vingt-quatre heures. Elles sont très bienfaisantes, et le plus souvent dès la première ou la seconde injection, la température s'abaisse de 1 à 2°, le pouls se relève et les lochies perdent leur fétidité.

On peut les continuer de cette façon jusqu'à ce que la température soit devenue normale; alors seulement, après les avoir espacées, on les cesse en se tenant prêt à recommencer à la moindre alerte.

Quant à l'irrigation continue, dont Schucking est le promoteur et que le professeur Pinard a recommandée, c'est un procédé d'exception, à peine possible dans les Maternités, qui exige un appareil très compliqué, une surveillance assidue et est très mal supporté par les malades.

Malgré l'autorité des maîtres qui la vantent, elle n'entrera jamais dans la pratique, parce que d'ailleurs elle ne donne pas de résultats thérapeutiques supérieurs à ceux de l'injection intermittente.

Le docteur Auvard a imaginé une curette irrigatrice qui débarrasse l'utérus des corps septiques qu'il peut contenir et en fait en même temps le lavage complet.

C'est encore un procédé digne d'être recommandé dans des cas exceptionnels, lorsqu'il y a lieu d'extraire des débris de membranes, de placenta, etc.; mais on peut agir avec une curette ordinaire s'il y a lieu et faire ensuite le lavage avec la sonde de Budin.

Il est encore des procédés locaux qui ont été recommandés dans certaines formes inflammatoires de l'infection puerpérale; ce sont les ventouses scarifiées, les sangsues, les vésicatoires. Leur indication est très rare et leur effet peu marqué. Il n'en est pas de même de l'application de la glace sur le ventre : c'est un excellent moyen au début d'une péritonite, quand les violentes douleurs abdominales se déclarent, pour enrayer la marche de cette si redoutable complication. On enferme la glace dans un ou plusieurs sacs de caoutchouc et on l'applique sur le ventre après avoir interposé une flanelle épaisse pour éviter les eschares de la congélation. La glace est changée toutes les deux ou trois heures ; et la médication est continuée jusqu'à la cessation des phénomènes inflammatoires. C'est une méthode thérapeutique précieuse, parce qu'elle calme les douleurs abdominales et ralentit la multiplication des microbes.

Quant à la médication générale, elle doit être instituée très rigoureusement, et comprend les toniques et les fébrifuges, le quinquina, l'alcool, le sulfate de quinine, etc.

Les agents chimiques les plus souvent employés pour pratiquer l'antisepsie sont : le bichlorure de mercure employé en solution de 1/1000 à 1/5000 ; l'acide phénique en solution à 1/50 ; l'acide borique à 1/100.

L'iodoforme est aussi un excellent microbicide et beaucoup d'accoucheurs l'emploient avantageusement comme désinfectant local.

La créoline et le naphtol ont aussi été recommandés comme antiseptiques.

CHAPITRE V

Technique opératoire obstétricale.

Après avoir indiqué la conduite que doit tenir l'accoucheur dans tous les principaux cas de la pratique obstétricale, il nous reste à faire connaître les moyens qu'il doit employer pour remplir les indications. Ce dernier chapitre comprendra l'étude de la thérapeutique proprement dite des accouchements, c'est-à-dire la description et l'appréciation des diverses manœuvres ou opérations usitées en obstétrique.

1. — *Anesthésie obstétricale.*

Sans m'arrêter à la cocaïne, à l'antipyrine, au bromure d'éthyle, etc., qui ont été successivement essayés avec des résultats plus ou moins encourageants, je dirai seulement quelques mots de l'emploi du chloroforme dans les accouchements.

On peut administrer l'anesthésique de deux façons : à dose chirurgicale ou bien à dose dite obstétricale.

A dose chirurgicale, tout le monde est d'accord pour y avoir recours dans tous les cas où une opération grave est nécessaire (version, céphalotripsie, etc.). Dans les accouchements naturels, doit-on et peut-on, sans inconvénient, employer le chloroforme pour supprimer la douleur de la parturition ?

La plupart des accoucheurs sont opposés à cette méthode pour plusieurs raisons, particulièrement, parce que, d'après eux, le chloroforme donné pendant le travail amène l'inertie utérine, ralentit l'accouchement et provoque l'hémorrhagie au moment de la délivrance.

Les partisans du chloroforme, au contraire, nient ces accidents et l'emploient d'une manière atténuée. Ils le donnent à dose analgésique et non anesthésique. La douleur seule est abolie; mais les sensibilités au contact, à la température, les sensibilités spéciales de la vue, de l'ouïe, de l'odorat, sont conservées.

Hervez de Chégoin a rapporté un fait personnel d'analgésie : « Forcé moi-même, dit-il, de me soumettre à l'incision que réclamait un anthrax à la nuque, je ne voulais pas être amené à une complète insensibilité. Après trois minutes d'inhalation de chloroforme bien irrégulières et bien souvent interrompues, ennuyé d'attendre un effet appréciable, et n'éprouvant qu'un serrement dans les tempes, je priai le chirurgien, M. Michon, de commencer, et ne voyant pas ce qui se passait et un peu impatient, je le priai assez vivement de se hâter. C'était fini et je n'avais rien senti. Un peu surpris et très satisfait de ce résultat, je portai le doigt sur les bords de la plaie : je la trouvai entièrement insensible. Je pouvais croire que cette insensibilité dépendait de la maladie elle-même qui avait mortifié le tissu cellulaire sous-cutané, mais la peau ne participait point à cette mortification. Je me pinçai à quelques reprises celle de la partie antérieure et inférieure de l'avant-bras, et la douleur avait un caractère si obtus que je la renouvelai par curiosité. »

Les deux stades d'analgésie et d'anesthésie ne sont pas toujours si nettement définis; mais dans un petit nombre de cas ces phénomènes bien tranchés seraient, dit-on, constatés. De là est née la méthode obstétricale, dite *à la reine* (parce que la reine Victoria y fut soumise en 1852 à son huitième accouchement). L'inhalation de quelques gouttes de chloroforme au début de chaque contraction atténue ou supprime chez la femme la sensation douloureuse, et sans qu'un accident toxique survienne jamais. Le professeur Pajot a vivement combattu ce procédé qu'il considère comme une illusion.

« La prétendue demi-anesthésie, dit-il, ne repose sur rien autre chose qu'une équivoque. Les femmes et les familles croient, sur la promesse du médecin, qu'on va appliquer à l'accouchement la méthode bienfaisante qui permet une amputation sans souffrance ; la patiente continue à se plaindre et à crier jusqu'à la fin, on lui fait entendre que cela doit se passer ainsi, elle le croit — plus ou moins — sauf quelques-unes qui témoignent un certain désappointement. Ce sont les intelligentes. »

Je partage absolument sur ce point l'opinion de l'illustre maître. Pendant mon passage à la maternité de Cochin, sous la bienveillante direction de M. de Saint-Germain, j'ai fait de nombreuses administrations de chloroforme dans les accouchements naturels ; les douleurs m'ont paru augmentées quand je me bornais à la demi-anesthésie, c'est-à-dire que dans les accouchements naturels on ne peut le plus souvent diminuer ou supprimer la douleur qu'en obtenant l'anesthésie chirurgicale : dans les cas ordinaires, mieux vaut ne pas y recourir.

2. — TAMPONNEMENT.

Le tamponnement est une manœuvre destinée à remplir le vagin d'un corps qui l'oblitère parfaitement pour arrêter une hémorrhagie utérine. Il agit de deux façons : comme une digue cimentée qui s'oppose à l'écoulement du sang, comme un excitant de la contraction de la fibre musculaire utérine.

C'est Leroux, de Dijon, qui le premier en 1753 réglementa cette méthode : car si jusqu'alors on avait tenté de modérer les pertes de la matrice en appliquant des linges imbibés de vinaigre, en introduisant de la fiente de truie, en gâchant comme Portal du plâtre à la vulve, etc., le procédé n'était pas scientifiquement appliqué.

Description du tamponnement. — L'accoucheur doit toujours avoir chez lui un tampon prêt à être appliqué et conservé dans un bocal rempli d'acide phénique à 1/40 ou mieux de bichlorure de mercure à 1/2000. Lorsqu'on est pris à l'improviste on peut faire le tamponnement avec n'importe quoi, du coton, des linges, de la bourre de laine, une perruque (médecin signalé par Baudelocque).

Le mieux est la charpie, dont il faut toujours demander une grande quantité, $1^{kil},500$, plein un chapeau à haute forme, dit Pajot ; en même temps, il faut toujours prescrire 500 grammes de cérat boriqué pour graisser.

Avec cette charpie, on fait d'abord trente bourdonnets bien roulés, du volume d'une noix, attachés chacun par un gros fil de Bretagne ; puis trente bourdonnets semblables, mais sans fil ; enfin une masse destinée à être appliquée sur la vulve et un bandage en T.

Pour opérer, on commence par vider la vessie et le rectum ; puis, la femme étant placée en travers du lit, le siège affleurant le bord du matelas, on fait maintenir les cuisses légèrement écartées par deux aides : lorsque l'accoucheur est expérimenté, il peut laisser la femme, étendue dans son lit, sur le dos, dans la position ordinaire, les membres inférieurs étant légèrement écartés. Il est mauvais de se servir d'un spéculum, car l'instrument ne permet pas l'obstruction méthodique et complète des culs-de-sac.

On introduit l'index et le médius de la main gauche dans le vagin, et sur la gouttière qu'ils forment on glisse les bourdonnets enduits de cérat boriqué, en commençant par ceux à ficelle. Un tampon est appliqué d'abord sur l'orifice du col, puis on glisse successivement les autres en pressant bien pour oblitérer complètement le fond du vagin, ce qui est le point capital de l'opération. D'ordinaire, on peut placer cinquante à soixante bourdonnets; puis on les recouvre d'un gâteau de charpie un peu introduit dans le vagin et qui recouvre la vulve. Le tout est maintenu par un bandage en T bien serré.

Pour mieux maintenir le tampon, M. Guéniot recommande de fixer le bandage de corps avec des bretelles. Le vinaigre, le perchlorure de fer, différents styptiques dont on imbibait les bourdonnets sont complètement abandonnés aujourd'hui : ils font souffrir les femmes, corrodent les muqueuses et déterminent quelquefois des adhérences de la charpie avec les parois utérines et vaginales.

Lorsqu'on veut enlever l'appareil, il suffit de retirer un à un les bourdonnets.

Au lieu de ce procédé, on fait quelquefois l'opération avec des bourdonnets fixés à un même fil, à 15 ou 20 centimètres les uns des autres, de manière à constituer ce qu'on a appelé la *queue de cerf-volant*. Le procédé classique est meilleur et plus sûr. J'en dirai autant des pessaires Gariel, des vessies de caoutchouc, de l'élytroptérygoïde de Chassagny, etc.

C'est en vain qu'on a combattu ce merveilleux agent hémostatique, en disant qu'il était douloureux, entravait l'émission des urines et des matières fécales, favorisait la production d'hémorrhagies internes, était enfin un agent de septicémie. En ayant soin d'opérer avec des matières aseptiques, en comprimant avec une bande d'Esmark la paroi abdominale quand la poche des eaux est rompue, seul cas où l'hémorrhagie interne serait à la rigueur possible, on ne constate vraiment pas un seul inconvénient grave, et l'application parfaite du tampon est un moyen infaillible.

Le tamponnement est bien fait lorsque le sang ne coule pas et que les bourdonnets du tampon ne s'imbibent pas du liquide. Dans le cas contraire, l'opération est mal faite : il faut la recommencer.

Combien de temps peut-on laisser le tampon appliqué? « Ne laissez jamais une patiente plus d'une heure avec un tampon dans le vagin, » a dit Barnes. Depaul n'y touche pas pendant vingt-quatre heures : il a soin seulement d'enlever les parties superficielles, pour pratiquer le cathétérisme. Les caillots peuvent se putréfier et être cause de septicémie.

Lorsque la femme est en travail, M. Pajot laisse le tampon jusqu'à ce qu'il soit expulsé par les efforts de l'accouchement en même temps que l'enfant.

M. Bailly exagère encore la méthode de M. Pajot. Quand la femme accouche, et éprouve des contractions utérines énergiques, il repousse de temps en temps le tampon pour qu'il ne s'accumule pas de sang entre les bourdonnets supérieurs et la tête de l'enfant.

Le professeur Tarnier conseille de laisser le tampon en place, huit, dix, douze heures au plus, pour éviter les accidents de compression et de septicémie. Le plus souvent le travail se déclare et l'accouchement se termine. Dans le cas contraire, après avoir retiré le tampon, on lave le vagin avec une injection très chaude antiseptique et, si le sang ne coule plus, on attendra en ayant constamment sous la main un tampon tout préparé. Dans ces circonstances, l'accoucheur, ou en son absence une sage-femme exercée, doit surveiller la parturiente à la façon « d'un chat qui guette une souris ». (Louise Bourgeois.)

3. — VERSIONS.

La version est une manœuvre qui a pour but de substituer à une présentation spontanée du fœtus une autre situation plus favorable.

La version est dite *céphalique* quand on amène la tête au détroit supérieur; *pelvienne* ou *podalique* lorsqu'on détermine une présentation du siège.

Ce changement dans la situation de l'enfant dans l'utérus peut être produit de trois manières :

A. *Par des manœuvres externes;*

B. *Par des manœuvres internes;*

C. *Par des manœuvres combinées.*

A. VERSION PAR MANŒUVRES EXTERNES.

La version par manœuvres externes est celle pour laquelle on n'emploie pas d'autres manœuvres que celles exercées sur le fœtus à travers la paroi abdominale. Les médecins anciens, frappés de l'avantage des présentations céphaliques, avaient été amenés à l'idée de les produire artificiellement, lorsque le détroit supérieur du bassin était occupé par une autre partie fœtale, en faisant des massages extérieurs. Au Japon, ces pratiques sont encore conservées et Kangawa décrit la manœuvre suivante :

« La femme dénoue sa ceinture, se place sur le dos, et reste ainsi quelque peu en repos. Alors le médecin commence à masser avec les deux mains la poitrine, et à descendre en continuant ce massage jusqu'au creux épigastrique. Si le fœtus est du côté droit, le médecin applique ses genoux contre le côté gauche de la femme, pour avoir une force suffisante, et avec ses deux mains, il ramène le fœtus à sa situation normale, dans la ligne médiane du corps. Si, au contraire, des masses fécales obstruent le côté droit, masses que l'on sent à droite et en bas sous forme d'amas granuleux, le médecin place sa main gauche à l'extrémité de ces masses, les dissocie avec la pointe de ses doigts, et pousse le fœtus dans l'espace devenu libre... Lorsqu'on a pratiqué ces manœuvres une dizaine de fois, on fait lever la femme. Le médecin applique ses épaules sur la poitrine de la femme, lui fait passer les bras autour de son cou, et en serrant alors ses genoux entre les siens de façon à la bien maintenir, il exerce un massage latéral avec ses deux mains... de haut en bas et en avant, en produisant avec ses doigts un bruit de craquement pour détourner l'attention de la femme. Enfin, le médecin frictionne avec l'os du côté latéral de la paume de la main, d'arrière en avant, les fesses et les hanches, en partant du sacrum, de soixante à soixante-dix fois. »

Il y eut bien dans les dix-septième et dix-huitième siècles quelques essais de version par manœuvres externes. Mais c'est Wigand le premier en 1817, qui posa nettement les indications et décrivit les détails du manuel opératoire. Son mémoire ne fut bien connu en France que par la traduction du professeur Hergott en 1857.

Pour Wigand et ses élèves, la version par manœuvres externes était destinée seulement à transformer les présentations de l'épaule, et devait toujours être exécutée *pendant le travail*.

En 1848, Hubert de Louvain, qui ne connaissait pas le travail de Wigand, décrivit aussi cette opération et la conseilla non seulement au début du travail, mais aussi à la fin de la grossesse.

Dans son traité de l'accouchement physiologique, en 1854, Matteï se déclare l'ardent défenseur de cette manœuvre pendant le travail et aussi pendant la grossesse. Il la recommande non seulement dans les présentations de l'épaule, mais encore dans les présentations du siège. Cet accoucheur, malgré son talent incontestable, ne recueillit que l'incrédulité, le rire et la moquerie.

C'est en 1878 que Pinard, avec l'autorité de son talent, vulgarisa la version par manœuvres externes et le palper : le monde médical tout entier s'est converti à la plupart des idées du jeune maître ; et aujourd'hui, on peut le dire, cette opération est pratiquée partout.

Indications de la version par manœuvres externes. — 1° Dans les présentations de l'épaule, l'opération est reconnue nécessaire par tous les accoucheurs, soit pendant le travail, soit plutôt à la fin de la grossesse.

2° Dans les présentations du siège. — Les accoucheurs ne sont pas tous d'avis que la version soit nécessaire. Le professeur Tarnier, dans son cours magistral à la faculté, a formulé son opinion sur ce point en disant que l'opération devait être tentée ; et que c'était par habitude, routine, opposition au progrès qu'un certain nombre de médecins niaient dans ces cas l'utilité de la version par manœuvres externes. J'ai dit ce que je pensais de ce point de pratique obstétricale quand j'ai parlé de la conduite à tenir dans les présentations du siège. Je reste fidèle à mes conclusions qui sont basées sur les résultats d'une pratique déjà longue, et aussi sur les nombreux faits que j'ai pu suivre à l'hôpital dans les différents services d'accouchement.

3° Dans les rétrécissements du bassin. Il est des auteurs qui, surtout dans les accouchements avant terme, préfèrent que l'enfant se présente par le siège; alors la présentation du sommet doit être, par manœuvres externes, transformée en présentation du siège. J'ai expliqué à l'article des bassins rétrécis les motifs qui nous font, au contraire, dans tous les cas, préférer le sommet au siège.

Contre-indications. — 1° Grossesse gémellaire. Les deux fœtus se fixent réciproquement, et la version est impossible.

2° Malformations utérines. Si on insiste, malgré les difficultés de la manœuvre, pour faire évoluer le fœtus, on fait souffrir cruellement la femme, on expose l'utérus à se rompre; et même dans les cas rares où l'opération réussit momentanément, la mauvaise présentation se reproduit presque aussitôt.

3° La procidence du cordon est une contre-indication absolue à la version céphalique par manœuvres externes, par crainte de compression plus forte de la tige funiculaire.

4° La brièveté réelle ou relative du cordon. Dans les tentatives pour opérer la version, on peut alors causer la mort du fœtus ou le décollement du placenta. Cette brièveté pourra être soupçonnée quand l'accoucheur aura la sensation d'un obstacle sérieux au déplacement du pôle céphalique, et quand, en essayant l'abaissement de la tête, il la sentira comme maintenue par un lien élastique (Lefour)??

Manuel opératoire. — Il faut d'abord vider la vessie et et le rectum pour que le contenu de ces réservoirs ne neutralise pas les manœuvres de l'accoucheur ou les mouvements du fœtus. L'accoucheur se place à droite ou à gauche du lit suivant la direction à imprimer aux efforts d'évolution, et il doit avoir les mains chaudes pour que leur contact ne soit pas pénible. La femme sera étendue sur le lit, les bras allongés, la tête modérément soulevée par des oreillers, les cuisses très légèrement fléchies à l'aide d'un coussin placé sous les jarrets.

1° *Présentation de l'épaule.* — L'accoucheur se place du côté opposé à celui où se trouve la tête ; avec ses deux mains il appuie sur le pôle céphalique et l'amène dans l'aire du détroit supérieur ; ou bien d'une main il abaisse la tête, pendant que de l'autre il élève le siège.

2° *Présentation du siège.* — Trois indications doivent être remplies : la mobilisation du fœtus, son évolution. sa fixation.

Pour mobiliser le fœtus, l'accoucheur, placé du côté du dos du fœtus, déprime avec les deux mains la paroi abdominale au niveau du siège pour passer ensuite au-dessous de lui et le repousser par des mouvements latéraux et verticaux. A ce moment les deux pôles fœtaux sont pressés chacun par une main, et en sens contraire, de telle sorte que le siège soit amené à la partie supérieure de l'utérus, et la tête au détroit supérieur du bassin.

Pour obtenir la fixation fœtale, Wigand, qui ne faisait la version que pendant le travail, a conseillé de rompre la poche des eaux : la rétraction utérine maintenait le fœtus dans la position favorable. Dans le même but, Hubert, qui opérait au début du travail et à la fin de la grossesse, appliquait sur l'abdomen un bandage de corps muni de deux coussins de coton appliqués de chaque côté de l'utérus de manière à immobiliser le fœtus la tête en bas. Matteï appliquait des ceintures avec des plaques variées. Pinard a imaginé une ceinture dite *eutocique* en adaptant deux sacs dilatables en caoutchouc qu'on peut gonfler après l'application du bandage ; il y en a trois modèles : pour les femmes grosses, moyennes, petites.

Tous ces instruments sont absolument superflus, et

d'ailleurs sont le plus souvent mal tolérés par les femmes. Dans la majorité des cas, la fixation du fœtus est inutile ; si la présentation défectueuse se reproduit, on peut la réduire de nouveau. Mais dans les cas où on croirait indispensable de faire cette opération supplémentaire, mieux vaut appliquer tout simplement un bon bandage de corps muni sur les côtés de deux rouleaux de ouate, entouré d'un mouchoir ou d'une compresse : on peut y ajouter des sous-cuisses et des bretelles.

Difficultés de la version par manœuvres externes. — Chez les primipares, les parois abdominales sont plus fermes, moins souples et par conséquent compliquent les manœuvres. Dans certains cas, l'utérus est tellement irritable qu'il se contracte à la moindre excitation et neutralise absolument les efforts de l'accoucheur. L'épaisseur excessive des parois abdominales, l'hydropisie de l'amnios, l'ascite, les tumeurs fibreuses abdominales ou utérines sont autant d'éléments qui entourent l'opération de difficultés souvent insurmontables. Quelquefois le siège du fœtus est engagé et ne peut être mobilisé que par des manœuvres mixtes : mieux vaut s'abstenir.

La tête peut être cachée sous les fausses côtes, et difficilement accessible pour faire l'évolution. On appuiera directement sur les épaules après avoir surtout agi directement sur le siège.

En somme, la version par manœuvres externes faite avec douceur est à peu près sans danger ; elle n'expose pas à transformer un siège en épaule, très peu à la rupture de l'utérus, au décollement du placenta. Mais, il faut le dire, les mutations spontanées sont fréquentes ; et à part les présentations du thorax, c'est une opération dont on pourrait user avec réserve, car elle est toujours douloureuse, et dans les présentations du siège son utilité est discutable.

B. — Version par manœuvres internes.

La version par manœuvres internes est une manœuvre qui consiste à introduire la main dans l'utérus et à agir sur le fœtus pour transformer une présentation défectueuse en une autre plus favorable.

Pendant que l'accoucheur amène au détroit supérieur la tête ou le siège, il fait une version céphalique ou podalique. L'histoire de cette opération a été merveilleusement exposée par l'éminent professeur de Nancy, le docteur Hergott, dans son article *version* du dictionnaire.

Hippocrate recommandait la version céphaliqne. Cinq siècles plus tard, arrive Celse que Nœgele regarde comme un des grands accoucheurs de l'antiquité. Il dit que l'enfant peut être retourné sur la tête ou sur les pieds, et que l'extraction par les pieds de l'enfant mort se fait facilement.

Cent ans après Jésus-Christ, Soranus recommande la version pelvienne, que l'enfant soit vivant ou mort, et ses conseils sont suivis pendant trois ou quatre siècles. Puis, pendant de longues années, ces sages préceptes sont plongés dans le plus complet oubli. En 1550, Ambroise Paré découvre de nouveau la version podalique lorsque l'enfant est vivant. Il est écouté docilement par ses élèves et les accoucheurs illustres qui se sont succédé dans tous les pays jusqu'en 1750 où la version restée pendant deux siècles l'opération maîtresse de l'obstétrique, a été remplacée dans bien des cas par le forceps qui entre réellement alors dans le domaine public.

a. *Version céphalique par manœuvres internes.*

Recommandée par Hippocrate, elle a été presque la

seule pratiquée par les anciens jusqu'à Ambroise Paré. Elle a été recommandée de nouveau par d'Outrepont, Flamant, Deventer, Busch : mais elle est abandonnée pour plusieurs motifs : d'abord parce que, la version terminée, la tête reste au détroit supérieur et il faut encore plusieurs heures pour que l'accouchement se termine spontanément, ou par une application de forceps, ce qui constitue une seconde opération. De plus, dans un certain nombre de cas, quand les contractions utérines sont affaiblies ou impuissantes, il peut y avoir un intérêt immédiat pour la mère et l'enfant de voir le travail terminé. Aussi préfère-t-on toujours, pendant l'accouchement, la version podalique.

Si cependant on voulait la pratiquer, on pourrait agir de deux façons : ou bien introduisant une main dans l'utérus, on repousse l'épaule, l'autre main agissant à travers la paroi abdominale repousse la tête vers l'ouverture du bassin ; ou bien, la main introduite dans l'utérus rompt les membranes si elles sont encore intactes, embrasse la nuque et attire la tête jusqu'au niveau du détroit supérieur.

B. *Version podalique par manœuvres internes.*

La version podalique est une manœuvre qui consiste à ramener au niveau du détroit supérieur l'extrémité pelvienne du fœtus.

Indications de la version. — Elles sont tirées d'un certain nombre d'obstacles à la terminaison de l'accouchement, ou d'accidents menaçant la vie de la mère ou de l'enfant.

a. Ces obstacles sont fournis par des anomalies de l'œuf et du canal pelvi-génital.

Parmi les anomalies de l'œuf, je dois signaler l'insertion vicieuse du placenta, la présentation de la face non engagée, et surtout la présentation de l'épaule.

Les indications tirées de l'état du bassin sont les suivantes : *rétrécissement oblique-ovalaire*. Lorsque la région occipitale du fœtus est en rapport avec le côté le plus étroit du bassin, il est avantageux de pratiquer la version podalique, parce que de cette façon on fait passer le gros volume fœtal dans la partie la plus large du pelvis.

Le rétrécissement dans les accouchements avant terme, ou *même à terme* serait pour certains auteurs une indication de la version. J'ai expliqué ailleurs que, bassin oblique-ovalaire excepté, nous devons toujours préférer le forceps à la version.

b. Les accidents sont : la rupture utérine, l'éclampsie, certaines hémorrhagies, des maladies de l'appareil cardio-pulmonaire nécessitant une terminaison rapide, la procidence du cordon, l'insertion vélamenteuse, l'état de souffrance de l'enfant.

De toutes ces indications, une seule est absolue, indiscutable, c'est la présentation de l'épaule. Toutes les autres, sauf peut-être le rétrécissement oblique ovalaire, sont relatives, et l'application du forceps peut dans certains cas être préférée.

La version est plus rapide en effet, mais elle fait toujours courir plus de dangers à l'enfant. D'ailleurs pour décider l'intervention, l'accoucheur doit tenir compte de nombreux éléments qui lui feront choisir tel ou tel mode opératoire. Ainsi le moment opportun pour la version peut être passé, le liquide amniotique peut être écoulé depuis longtemps, alors le forceps s'impose. La primiparité ou la multiparité doivent aussi être prises en considération ; chez les primipares, la version est plus dangereuse que chez les multipares. La multiplicité des fœtus est encore une cause de détermination particulière : pour le premier enfant, il faudra toujours préférer le forceps. L'état de vie ou de mort de l'enfant mérite sérieuse attention pour décider dans certains cas le procédé le meilleur pour terminer l'accouchement. Si l'enfant est mort la mère seule est à ménager, et alors la version est préférable, etc.

Ces indications pour être remplies, exigent certaines conditions absolument indispensables qui, lorsqu'elles n'existent pas, sont autant de contre-indications à la version.

Conditions nécessaires. — 1° Il faut que la femme soit en travail et que l'orifice utérin soit largement dilaté ou dilatable.

Cette condition est remplie lorsque la dilatation est complète ou presque complète ; alors les bords de l'orifice du col touchent les parois de l'excavation. Si on tente l'opération lorsque la dilatation n'est large que comme la paume de la main, si en même temps les lèvres du col sont résistantes, la version elle-même sera pratiquée, mais l'extraction sera impossible, l'enfant mourra à la suite de la compression du cordon, l'orifice utérin se moulera sur le cou de l'enfant et arrêtera le dégagement, ou bien cédera en se déchirant avec propagation probable de la rupture vers le corps de l'utérus, etc. Dans certains cas, l'orifice n'est large que comme une pièce de 5 francs, mais il est dilatable, c'est-à-dire que ses bords sont assez souples pour être poussés par une pression excentrique jusque sur les parois du bassin ; on peut encore faire la version. On trouve ces faits chez certaines multipares, quand la poche des eaux est rompue depuis longtemps et que la présentation est demeurée très élevée ; ou bien quand la dilatation a été complète, et que la poche amniotique s'étant rompue, le col s'est refermé.

2° L'engagement du fœtus ne doit pas être trop prononcé. Dans ce cas, en effet, la main ne pourra passer pour pénétrer dans l'utérus, et tout effort dans ce sens produirait une rupture.

3° Le bassin doit avoir des dimensions suffisantes. Il faut au moins 5 centimètres, pour que la main fermée tenant le pied du fœtus puisse sortir du bassin. Mais si cette dimension permet la version, elle est tout à fait insuffisante pour l'extraction. Ce temps de l'opération exige au moins l'étendue de 7 centimètres.

De plus, il est favorable que les membranes soient intactes ou rompues depuis peu de temps, que le fœtus soit de petit volume, l'utérus peu irritable, et la femme multipare.

Manuel opératoire. — Précautions préliminaires. — L'accoucheur doit préparer d'avance les objets et instruments dont il pourra avoir besoin. Le lit d'opération sera suffisamment élevé et dur; on mettra une allonge de table sous le premier matelas.

Deux lacs seront disposés, l'un pour placer sur le bras procident, l'autre pour placer sur le pied au moment de l'extraction, si c'est nécessaire.

Il faut avoir de l'eau chaude, un insufflateur, et même un forceps.

La femme sera rendue tout à fait aseptique, après avoir vidé la vessie et le rectum. On fera une injection vaginale et un lavage de la vulve au sublimé à 1/2000. Il sera bon d'avoir un aide compétent pour donner le chloroforme. Alors la parturiente est placée dans la position obstétricale, le siège reposant au bord du lit, le dépassant même un peu. Les jambes sont fléchies sur les cuisses, les cuisses sur l'abdomen; les membres inférieurs sont maintenus chacun par un aide dont une main s'appuie sur le genou et l'autre soutient le pied.

L'accoucheur doit être absolument aseptique, quitter

son habit et retrousser les manches de sa chemise jusqu'à l'épaule sans en faire un rouleau serré qui engourdisse le bras. Il lubréfie depuis les doigts jusqu'au coude, sauf la paume de la main, avec du cérat phéniqué ; puis, son diagnostic complètement fait, l'état de vie ou de mort de l'enfant constaté, il se dispose à opérer.

Devra-t-on s'occuper du choix de la main ? Les livres classiques sont encombrés de formules à cet égard. Ainsi l'on dit : épaule droite, main droite; épaule gauche, main gauche ; si au contraire on connaît seulement la position de la tête, on dit : si la tête est à gauche, on emploie la main gauche ; tête à droite, main droite. Ces règles sont très bonnes en théorie, mais le plus souvent dans la pratique on ne s'en occupe pas ; on doit employer la main qui est la plus habile, la main droite ordinairement; puis si on ne réussit pas dans les tentatives, on introduit la main gauche.

Opération. — Elle se compose de trois temps :

1° Introduction de la main, recherche et saisie des pieds ;

2° Évolution du fœtus ;

3° Extraction du fœtus.

Premier temps. — Il doit être exécuté dans l'intervalle de deux contractions utérines. Les doigts doivent être réunis en cône, en les introduisant successivement, le pouce caché au milieu d'eux et glissé le dernier. La main doit pénétrer doucement dans le vagin, en faisant deux espèces de mouvements, l'un de propulsion de bas en haut, l'autre de rotation. On sent alors l'angle sacro-vertébral, puis en recourbant le poignet en avant, il faut pénétrer hardiment, sans tâtonner, dans l'orifice utérin. Pendant cette manœuvre, il faut fixer le fond de l'utérus avec l'autre main, ou le faire fixer par un aide intelligent et exercé, pour que les attaches du vagin au col ne soient pas tiraillées et déchirées.

Une fois arrivé au niveau de l'orifice utérin, deux conditions peuvent se présenter : les membranes sont rompues, ou intactes.

Si les membranes sont rompues, il faut pénétrer dans l'utérus aussi loin que possible, en abaissant progressivement le coude à mesure que la main s'avance, et sans faire d'efforts violents.

Si les membranes sont intactes, deux méthodes se partagent les faveurs des médecins. Les uns, après Peu, Smellie, Hüter, Nœgele et Grenser, Mme Lachapelle, etc., recommandent d'aller saisir les pieds en glissant la main entre les parois utérines et les membranes, et de percer seulement la poche amniotique, à ce moment. On a même conseillé de faire la version sans déchirer l'œuf. C'est une mauvaise pratique, parce que la main peut léser le tissu utérin, et que, au moment de l'effort, pour déchirer l'œuf en saisissant les pieds, il peut se rompre au niveau de l'orifice utérin, et alors on est forcé de rétrograder pour entrer simplement par le canal cervical.

Les accoucheurs aujourd'hui sont en majorité d'accord pour dire qu'il faut toujours rompre les membranes au niveau de l'orifice, en ayant soin de pénétrer immédiatement dans la cavité utérine, de façon que le bras par son volume empêche le liquide amniotique de s'écouler en quantité notable.

Trois procédés sont conseillés pour aller à la recherche des pieds.

Le premier consiste à aller chercher les pieds directement où ils se trouvent, et c'est le meilleur, quand le diagnostic est complet.

Le deuxième consiste à passer derrière le fœtus en suivant jusqu'en haut la paroi postérieure de l'utérus. La main fléchie sur le poignet est ramenée en avant et saisit les pieds. C'est une manœuvre excellente, mais applicable seulement dans les dorso-antérieures.

Le troisième, qui est classique, consiste à suivre le plan latéral du fœtus jusqu'à ce qu'on sente la cuisse, la jambe, puis le pied.

Faut-il prendre les deux pieds, ou se contenter d'un seul ?

Si on rencontre facilement les deux pieds, il y a toujours avantage à les saisir pour faire évoluer le fœtus ; mais si l'on ne peut trouver qu'un pied, c'est bien suffisant.

Guillemeau, Mauriceau, Peu, recommandaient de prendre toujours les deux pieds. Portal le premier, en 1685, dit qu'un seul pied suffit ; mais c'est Puzos qui a formulé le précepte formel de la version monopode.

Quant au meilleur pied, s'il est vrai d'une façon générale que le plus favorable est celui qui, après l'évolution du fœtus, se trouve, par le membre qu'il termine, en rapport avec la symphyse ; c'est un précepte dont il faut tenir peu de compte : en pratique, comme l'a dit le professeur Pajot, le pied qui est le meilleur est celui que l'on tient le mieux et le plus solidement.

2e temps. — L'évolution consiste à faire basculer le fœtus de façon à ramener l'extrémité pelvienne dans l'aire du détroit supérieur. Ce temps doit aussi être exécuté dans l'intervalle des contractions utérines. Les tractions doivent être lentes et continues et dirigées en bas, de manière à pelotonner le fœtus sur son plan antérieur. En même temps, la main abdominale cherche à repousser la tête vers le fond de la cavité utérine.

3e temps. — L'extraction du fœtus, contrairement aux deux premiers temps, doit être faite pendant la contraction utérine. On pourrait, une fois le siège ramené au détroit supérieur, laisser l'accouchement s'achever spontanément. Il vaut mieux terminer immédiatement. On saisit fortement les pieds qui sont entourés d'une compresse pour éviter leur glissement ; à mesure que les membres inférieurs se dégagent, on prend les cuisses, les hanches, et on tire progressivement, sans secousses, en bas et en arrière. Quand l'ombilic apparaît, on saisit le cordon et on l'abaisse pour faire une anse qui en se dépliant plus tard évitera les tiraillements de la tige funiculaire.

Le mécanisme du dégagement du tronc n'est autre que celui de l'accouchement spontané par l'extrémité pelvienne. On facilite par conséquent le glissement du dos, un peu sur le côté et en avant, en suivant la branche ischio-pubienne. Si la manœuvre est exécutée pendant les contractions utérines, les bras restent croisés sur la poitrine et se dégagent. Lorsque le tronc est entièrement extrait, il faut tourner le dos directement en avant ; il suffit alors de soulever le tronc du fœtus pour voir la tête se dégager autour de l'occiput, le menton apparaissant le premier, etc.

Difficultés de la version. — On peut les rencontrer dans les trois temps de l'opération.

Difficultés du premier temps :

1° La vulve peut être rétrécie par des brides cicatricielles. Il faut user de patience, de douceur, et le plus souvent on réussit à pénétrer sans être forcé de recourir à des débridements.

2° Dans certains cas, un œdème considérable a envahi la région vulvaire, soit chez les albuminuriques, soit après des tentatives maladroites et brutales d'intervention. Il faut faire quelques mouchetures, puis quand les lèvres sont devenues flasques, on pénètre très doucement. Les tumeurs fibroplastiques, les papillomes constituent rarement des obstacles sérieux.

3° Le thrombus empêche parfois la pénétration ; il faut l'inciser pour se faire de la place, mais terminer la version le plus promptement possible pour que l'hémorrhagie puisse être arrêtée.

4° Il est fréquent, dans les présentations de l'épaule, que le bras et la main correspondants descendent dans le vagin et fassent saillie à la vulve. Lorsque cette procidence existe depuis un assez long temps, le bras est volumineux, œdématié, couvert de phlyctènes, sans pulsation radiale, et semble menacé de gangrène. Sa présence peut gêner l'introduction de la main.

Les anciens se préoccupaient vivement de cette procidence du bras, et considéraient qu'elle constituait un obstacle invincible à la version. La plupart s'efforçaient de repousser le bras dans la cavité utérine, et Mauriceau disait en 1668 : « On doit promptement repousser en dedans de la matrice les mains et les bras de l'enfant qui se présentent au passage. » D'autres tordaient et arrachaient le bras ou l'amputaient, croyant même souvent par l'aspect violacé du membre que l'enfant était déjà mort ; et nombre de fois l'enfant arrivait vivant. Cette dernière pratique est absolument coupable, et les tribunaux condamneraient justement un médecin qui suivrait cette conduite. « Prenez garde, disait le professeur Pajot, à cette main qui pend à la vulve, elle vous demande une pension alimentaire ! » Il ne faut jamais enlever le bras, à moins que ce ne soit, dans certaines circonstances, le premier temps d'une embryotomie.

On place sur le poignet un lacs large et solide, puis on fait la version sans s'occuper du bras que l'on fait maintenir par l'aide dans l'angle des pubis. Lorsque le fœtus évolue, le bras remonte, mais le lacs empêche son redressement.

5° La procidence du cordon, si elle ne constitue par

elle-même une difficulté de la version, compromet gravement la vie de l'enfant. Lorsque le fœtus est mort, il n'y a aucune précaution à prendre et on fait l'opération sans s'occuper du cordon. Si l'enfant est vivant, que doit-on faire ? On conseille de prendre la tige funiculaire dans la main, pour la porter au fond de l'utérus, l'y abandonner et saisir les pieds. Cette théorie est très séduisante ; mais la pratique est bien difficile, et ce procédé n'a pu être vanté que par des accoucheurs qui n'ont que l'expérience des mannequins. Il est souvent très pénible de passer la main à plat, comment l'introduire, le poing fermé ? Peut-être pourrait-on saisir le cordon entre deux doigts en fourche, puis après l'avoir abandonné dans l'utérus, chercher les pieds. Mais ce n'est pas toujours commode de faire glisser le cordon. Pour mon compte, lorsque la dilatation du col est suffisante, je crois qu'il vaut mieux ne pas s'occuper du cordon et terminer l'accouchement le plus rapidement possible.

6° Le col utérin peut être le siège de différents obstacles à la pénétration de la main de l'accoucheur.

Si la dilatation est incomplète, il ne faut pas insister pour entrer. L'expectation est de rigueur. L'accouchement forcé est une conduite désastreuse.

7° Le col et le corps peuvent être le siège de contractions passagères qui gênent momentanément la progression du bras de l'accoucheur ; le plus souvent, après quelques tentatives, l'utérus devient plus tolérant, et l'opération est possible.

8° La plus grande difficulté de la version est la rétraction tétanique. L'utérus tout entier est comme moulé sur le corps de l'enfant et ne laisse aucune place libre pour le passage de la main de l'accoucheur. Il ne faut jamais employer les onctions d'extrait de belladone ; les incisions sur les bords de l'orifice, si petites qu'elles soient, sont presque fatalement dans ce cas la source de ruptures utérines ; les grands bains font perdre un temps précieux ; la saignée jusqu'à la syncope est une pratique barbare et inutile. Le mieux est de faire de l'anesthésie chirurgicale complète avec le chloroforme. Puis l'accoucheur, avec beaucoup de douceur, sans violence, tente la version, décidé à recourir à l'embryotomie si ses tentatives sont infructueuses. Lorsqu'il peut réussir, ce n'est qu'au prix d'une fatigue excessive, dont il se ressent souvent pendant plusieurs jours.

9° Différentes tumeurs peuvent siéger à l'orifice de l'utérus et entraver l'opération. Les deux plus fréquentes sont le cancer et le fibrome.

Nous avons déjà discuté la conduite à tenir dans ces circonstances. Je rappellerai seulement que pour le cancer, il faut toujours distinguer le cas où tout ou partie seulement du col est envahi. Dans ce dernier cas, on peut espérer que la dilatation se fera aux dépens des parties saines ; dans le premier, au contraire, le plus sage est de recourir à l'opération césarienne. Le fibrome est une complication beaucouup moins grave que le cancer : le plus souvent la version est possible.

10° L'orifice utérin peut être obstrué par le placenta. La conduite dans ce cas a été exposée : tant que la dilatation n'est pas complète, il faut faire le tamponnement. Dès que l'orifice est assez ouvert, on rompt les membranes et on termine, si l'insertion n'est que marginale. Dans les circonstances où elle occupe le centre, il faut décoller le placenta d'un côté, déchirer les membranes pour pénétrer dans l'œuf et terminer promptement la version.

11° La mobilité du fœtus et de l'utérus peut être une difficulté pour la recherche des pieds. Il suffit de faire fixer l'organe par un aide, ou agir soi-même avec la main appliquée sur la paroi abdominale.

12° Pendant la recherche des pieds dans la cavité utérine, il peut se faire qu'on ne saisisse qu'un seul pied : c'est bien suffisant pour permettre de faire la version. Mais quelquefois on ne peut aller plus loin que le genou : on glisse les doigts dans le creux du jarret, et l'évolution est facile ; mais le passage au niveau du col du membre inférieur plié au niveau du genou est plus laborieux.

13° Lorsqu'on ne peut saisir ni pied ni genou, l'opération sera encore tentée : un doigt introduit dans l'anus fournit un point d'appui suffisant : c'est le procédé dit ano-pelvien de M. Guéniot.

14° Il est enfin certains cas, dans les dorso-postérieures, quand l'utérus est en besace, où l'on ne sent absolument rien, parce que le siège et les membres sont fortement repoussés en avant. Il faut alors placer la femme dans la position génu-pectorale, et il sera plus facile de saisir les parties fœtales.

Difficultés du deuxième temps.

1° Le pied après avoir été bien saisi peut glisser parce que le fœtus est peu mobile, et que la main est fatiguée. Il faut recommencer la manœuvre jusqu'à ce qu'il soit amené dans le vagin. Si, à ce moment, il glisse encore, il faut le maintenir à l'aide d'un lacs ; mais l'application du lacs, dans ces conditions, est ordinairement difficile, parce que les liquides mouillent les tissus et l'empêchent de glisser. Pour y arriver, tous les instruments inventés sont absolument inutiles ; et même souvent l'accoucheur ne les a pas à sa disposition. Voici comment M. Charpentier décrit le meilleur procédé : « On replie le lacs en double, on passe les deux extrémités du lacs dans la boucle fournie par le milieu replié du lacs, et on obtient ainsi un nœud coulant, que l'on fixe autour de son poignet gauche; introduisant alors cette main dans le vagin, on saisit avec les doigts le pied aussi haut qu'on peut l'atteindre et on l'attire en bas autant que possible. Avec les doigts de la main droite, on fait alors glisser lentement le lacs sur le talon de la main, puis sur les doigts, et on le conduit ainsi jusque sur le pied maintenu par les doigts de la main gauche; arrivé à ce pied, on le fait glisser jusqu'à ce qu'il arrive au-dessus du talon. Tirant alors sur les deux chefs du lacs, on serre le nœud sur la partie inférieure de la jambe et on a un point d'appui solide pour les tractions ultérieures. »

2° La seconde difficulté qui peut mettre obstacle à l'évolution du fœtus est la fixité de la présentation. Pour en triompher, il faut recourir à la double manœuvre : on tire sur le ou les pieds, et en même temps avec la main libre on repousse la partie qui se présente. C'est le meilleur procédé. Les instruments inventés par Justine Siegmundin, Burton, Maygrier, etc., ne rendent aucun service.

3° Enfin, les mouvements du fœtus peuvent être empêchés par une véritable tétanie de l'utérus. Il faut alors tirer doucement, progressivement, pour éviter les ruptures utérines. Si l'on échoue, il faut attendre que le spasme cesse en anesthésiant la parturiente avec le chloroforme. Dans le cas où la contraction utérine persiste, il n'y a de ressource que dans l'embryotomie.

Toutes ces manœuvres destinées à faire tourner l'enfant s'accompagnent quelquefois de certaines lésions du côté des membres inférieurs : ainsi des déchirures de la peau, des fractures de la jambe, de très rares luxations, des décollements épiphysaires, des arrachements des membres peuvent être constatés, surtout quand les tentatives ne sont pas faites avec douceur et prudence.

Difficultés du troisième temps.

1° En saisissant un pied dans l'utérus, on a pu amener à la vulve le mauvais pied, c'est-à-dire le pied postérieur. L'extraction ne peut se faire parce que les fesses et le pied antérieur sont arrêtés par le pubis. Aller chercher l'autre pied serait douloureux pour la parturiente, difficile pour l'accoucheur, quelquefois même impossible. Le mieux est, en tirant légèrement, de faire tourner le fœtus en appuyant sur le genou : de cette façon le pied postérieur est devenu antérieur, c'est-à-dire favorable.

2° Pendant l'extraction, le fœtus peut descendre à cheval sur le cordon. Il faut alors faire une anse au cordon et y faire passer le pied : autrement la tige funiculaire pourrait se déchirer, ou bien la traction exercée sur elle décollerait le placenta. Si cette manœuvre échoue, on sectionne le cordon entre deux ligatures et pour que l'enfant ne succombe pas à l'asphyxie, on termine rapidement la version.

3° Le redressement des bras est un accident qui se présente assez souvent, et il est presque toujours dû à une conduite maladroite, à des tractions intempestives dans l'intervalle des contractions utérines, au défaut d'application du lacs sur le bras procident.

Ce redressement peut se faire de deux manières : ou bien les bras se relèvent de bas en haut et d'arrière en avant, ou bien de bas en haut et d'avant en arrière.

La première chose à faire est d'établir le diagnostic de ces deux variétés, car la conduite est toute différente. Dans la première, l'angle inférieur de l'omoplate s'éloigne du thorax et on le trouve très en dehors ; dans la seconde au contraire cet angle inférieur touche presque la colonne vertébrale.

Pour faire disparaître cette difficulté, il faut d'abord tirer sur le thorax pour l'abaisser fortement jusqu'à ce que les épaules apparaissent; puis alors on dégage le bras postérieur le premier. « Pour ce faire, on soulève fortement le tronc du fœtus avec le plat d'une des mains, et on fait glisser les doigts de l'autre main jusque dans le pli de l'aisselle; plaçant alors le pouce d'un côté de l'humérus, les autres doigts en forme d'attelle de l'autre côté, on glisse sur cet humérus, jusqu'à ce que l'on soit arrivé à l'articulation du coude; saisissant alors cette articulation entre les doigts ainsi placés, on amène successivement le bras d'arrière en avant, en le faisant passer successivement sur la face, la poitrine du fœtus, et on l'amène ainsi hors la vulve. » (Charpentier.)

Pour dégager le bras antérieur, on suit le même procédé, en abaissant fortement le tronc du fœtus que l'on soutient avec une main. Le pubis gêne quelquefois beaucoup pour faire cette manœuvre. Si on ne peut réussir, on tourne le fœtus de 180° et on fait postérieur le bras qui était antérieur.

Si les bras sont relevés en arrière, on les réduit en leur faisant descendre la région du dos; il faut bien se garder d'essayer de la faire remonter : le mouvement ne pourrait, on le comprend, être accompli qu'aux dépens de l'articulation scapulo-humérale.

Si la manœuvre ne peut être exécutée, au lieu de faire une torsion du bras très dangereuse, il vaut mieux extraire la tête et le bras en même temps.

Le grand danger de cette opération est la fracture de l'humérus; on peut le plus souvent l'éviter, en agissant avec douceur et dans les bonnes directions : quelquefois la fracture est pour ainsi dire fatale : après la naissance de l'enfant on maintient le bras avec une bande et une carte à jouer comme attelles; la consolidation s'obtient facilement.

4° Il est un dernier ordre de difficultés qui peuvent surgir pendant la version, ce sont celles qui tiennent à l'arrêt de la tête.

L'obstacle à l'extraction de la tête peut siéger au niveau du détroit supérieur; au niveau de l'excavation (col); au niveau du détroit inférieur (périnée et vulve).

Détroit supérieur. — Les rétrécissements du bassin sont une cause d'arrêt de la version : si ce rétrécissement est moyen, on peut encore espérer obtenir un enfant vivant; dans les angusties considérables, on peut être forcé de recourir à l'embryotomie. La conduite à tenir consiste à fléchir le maxillaire et à exercer des tractions sur la tête, pendant qu'un aide exécute certaines manœuvres.

L'aide, dont les mains sont appliquées à la partie inférieure du ventre, appuie sur la tête qu'il repousse dans la direction de la filière pelvienne. Champetier de Ribes conseille d'appuyer fortement sur le front pour faire fléchir la tête et en même temps repousser autant que possible l'occiput vers le côté du bassin.

L'accoucheur, après avoir relevé avec une de ses mains le tronc du fœtus, introduit l'autre main, la face palmaire regardant la face; il glisse deux doigts dans la bouche et appuie sur le maxillaire pour obtenir la flexion. Ce procédé, indiqué par Mauriceau en 1668, vaut mieux que celui qui consiste à agir sur le maxillaire supérieur, en appliquant un doigt de chaque côté du nez. On peut sans inconvénient tirer sur la mâchoire inférieure, avec une force de 15 à 20 kilogrammes. Les fractures et luxations ne surviennent que lorsque cette limite est dépassée.

En même temps, l'autre main est placée à cheval sur le cou et les épaules et tire en bas et en arrière d'une façon permanente (Mauriceau); en arrière puis en

avant, etc., suivant certains auteurs (pompe bi-parié-
tale) ; en avant d'abord, puis toujours en arrière d'après
Champetier.

Lorsque ces manœuvres échouent, il faut d'abord
recourir au forceps en faisant relever le tronc par un
aide, et même si c'est nécessaire à l'embryotomie.

Excavation. — La tête peut être arrêtée par la rétraction des lèvres de l'orifice utérin sur le cou de l'enfant. Le plus souvent, cet accident est dû à l'intervention trop hâtive du médecin : la dilatation n'était pas
complète; l'ouverture a permis l'introduction de la main,
l'évolution du fœtus, mais elle n'est pas suffisante pour
laisser passer l'extrémité céphalique. Si, dans ces conditions, l'accoucheur exerce des tractions, le col entraîné
apparaît à la vulve, formant un bourrelet dur, violacé,
sur le cou qu'il étreint: trop souvent dans ces cas l'enfant succombe. Le D͏ʳ Budin a particulièrement appelé
l'attention sur ces sortes d'accidents. Les petites incisions sur le col doivent être déconseillées. L'application
du forceps est impossible. Le mieux est de donner le
chloroforme et de terminer par la manœuvre de Mauriceau.

La manœuvre de Prague employée en Allemagne est
extrêmement dangereuse et réussit beaucoup moins
bien.

Le D͏ʳ Charpentier la décrit ainsi :

« 1͏ᵉʳ temps. — Il consiste, lorsque la tête est encore
élevée, à porter directement le tronc en bas et en arrière
vers le périnée, puis à appliquer les doigts en crochet
sur les épaules, et à exercer ainsi en bas et en arrière
une traction de plus en plus forte. Si les douleurs font
défaut, Kiwisch ajoute à la traction une pression exercée
sur la partie supérieure de la tête, à travers les parois
abdominales.

« 2ᵉ temps. — La tête une fois descendue dans le bassin, on achève son dégagement en saisissant avec l'autre main les jambes du fœtus, et en relevant rapidement le tronc qui est resté abaissé jusque-là, et en rapprochant ainsi brusquement et non progressivement le dos du fœtus du ventre de la mère, tout en continuant les tractions avec les doigts de l'autre main repliés en crochet sur les épaules. »

Cette manœuvre, on le comprend, expose l'enfant à des accidents graves, tiraillements de la moelle, luxation, fractures vertébrales, etc.

Détroit inférieur. — A ce niveau, la tête est le plus souvent arrêtée par la résistance des parties molles. Deux cas doivent être considérés : la face regarde en arrière ou en avant.

α. Si la face est tournée vers le sacrum, on doit employer la manœuvre de Mauriceau, en ayant soin, à mesure que la tête descend, de diriger les tractions de plus en plus en avant et en haut : le dos du fœtus vient pour ainsi dire tomber sur le ventre de la mère.

β. Lorsque la face regarde le pubis et est arrêtée dans cette situation, il faut d'abord chercher à la faire tourner en arrière. A cet effet, Mauriceau portait une main sur la face et la faisait tourner pendant que l'autre main imprimait au tronc un mouvement dans le même sens.

Mᵐᵉ Lachapelle conseille de soulever le tronc, puis de porter la main derrière la nuque ; recourbant alors la main, elle introduit un ou deux doigts dans la bouche et fait ainsi exécuter la rotation pour terminer ensuite le dégagement avec les mains. Dans aucun de ces cas, elle n'engage à employer le forceps : elle dit que c'est la ressource des maladroits.

Dans certaines circonstances, il est impossible de faire

tourner la tête, comment la dégagera-t-on ? Si elle est fléchie, on fait la manœuvre de Mauriceau à l'envers : deux doigts introduits dans la bouche fléchissent et tirent en arrière, pendant que l'autre main dirige le tronc dans le même sens pour terminer l'extraction, le dos de l'enfant touchant pour ainsi dire le dos de la mère.

Lorsque, au contraire, la tête est défléchie, si le fœtus est volumineux, le dégagement est le plus souvent impossible, on essayera pourtant de le faire en ramenant le tronc aussi en avant et en haut que possible en essayant de faire apparaître l'occiput le premier. Si la manœuvre échoue, il faut se résoudre à la craniotomie.

Accidents consécutifs. — Cette rétention de la tête et les manœuvres destinées à la combattre peuvent s'accompagner d'un certain nombre d'accidents. On peut observer des luxations du maxillaire inférieur ou des fractures. La pression sur les épaules produit des tiraillements du plexus brachial, et une paralysie du membre supérieur qu'il faut se hâter de combattre par l'électrisation faradique.

Les veines du cou peuvent être déchirées ; la colonne vertébrale est quelquefois rompue au niveau de la troisième ou quatrième vertèbre cervicale, quand on développe des tractions de plus de 50 à 60 kilogrammes. Alors la peau du cou s'allonge, se déchire et la tête peut être retenue dans les parties maternelles, soit au-dessus d'un rétrécissement du bassin, soit au-dessus d'une rétraction de l'orifice utérin. Pour l'extraire, il suffit dans certains cas d'introduire la main, de saisir le maxillaire inférieur, de fléchir la tête et d'exercer des tractions lentes et soutenues. D'autres fois, on peut terminer par une application de forceps ; mais au-dessus du détroit supérieur, la tête est extrêmement mobile et fuit sous la pression des branches de l'instrument, même lors-

qu'on la fait maintenir par un aide ou une pince à griffes.
De plus, lorsqu'elle est saisie, la tête est quelquefois
trop volumineuse pour franchir la filière pelvienne ; il
faut alors recourir à sa réduction.

Le forceps-scie de Van Huevel, lorsqu'on l'a sous la
main, sera appliqué avec succès. Mais le mieux est de
pratiquer la perforation et d'appliquer le crânioclaste :
dans cette circonstance, cet instrument rend de très
grands services.

Pronostic de la version podalique. — Après avoir
analysé les complications et les difficultés de cette opération, il est facile de comprendre sa gravité, plus
grande encore pour l'enfant que pour la mère.

On a fait des statistiques de mortalité, et dans les
livres classiques des tableaux reproduisent ces chiffres
dans tous les pays. Il est complètement inutile de les
discuter et de les comparer. En effet, aucun des éléments d'appréciation n'est le même partout : le cas est
différent, l'habileté de l'opérateur est souvent plus différente encore, etc. Tout ce qu'on peut dire, c'est que
dans les maternités où affluent les présentations difficiles, on donne en moyenne pour les femmes une mortalité de 1 sur 20 (Depaul 1 sur 14), et pour les enfants
de 1 sur 3 (Depaul, 1 sur 2).

C. — VERSION PAR MANŒUVRES COMBINÉES.

La version combinée par manœuvres internes et
externes, version mixte, version bipolaire, consiste à
agir en même temps avec une main appliquée à la paroi
abdominale sur une région fœtale, tandis que l'autre
dans le vagin repousse une autre région. Inaugurée par
d'Outrepont (1817), elle a été vantée par Busch, Braxton
Hicks, Barnes, etc.

On fait la version mixte céphalique ou pelvienne.

On la fait plutôt au début du travail ou à la fin de la grossesse, et quand la poche des eaux est intacte : l'écoulement du liquide amniotique serait une cause de difficultés souvent insurmontables. Elle a été conseillée, au commencement des douleurs, pour transformer une face en sommet, etc.

Pour opérer, le mieux est de laisser la femme dans son lit comme pour la version externe, en relevant le siège avec un coussin. Braxton Hicks décrit ainsi son procédé.

« Introduire la main gauche dans le vagin, comme pour faire la version par manœuvres internes, placer la main droite sur la paroi abdominale afin de reconnaître la position du fœtus, et la direction de la tête et des pieds. Si par exemple l'épaule se présente, la pousser avec un ou deux doigts dans la direction du pied ; en même temps, avec l'autre main, exercer une pression sur l'extrémité pelvienne de l'enfant. Cette pression conduira la tête en bas vers l'orifice. Recevoir alors la tête sur l'extrémité des doigts qui sont à l'intérieur... Laisser alors reposer la tête sur l'orifice... La main qui retient doucement la tête à travers la paroi abdominale restera dans la même position pendant quelque temps jusqu'à ce que les douleurs aient consolidé l'enfant dans sa nouvelle présentation... Si les membranes sont intactes, il est utile de les rompre... »

En somme, pour faire la version céphalique, la conduite est la suivante : on appuie par la paroi abdominale sur la tête pour l'amener à l'ouverture pelvienne, pendant que la main vaginale fait une pression dans la direction des pieds. Pour la podalique, c'est absolument le contraire, la main abdominale doit repousser le siège du fœtus vers l'orifice du bassin, et la main vaginale en éloigner la région qui l'occupe.

4° Forceps.

Le forceps est une sorte de pince constituée par deux branches à peu près semblables et destinée à saisir le fœtus pour l'extraire des parties génitales.

La première mention de cet instrument remonte, d'après Churchill, à 1647. C'était un moyen secret imaginé par Chamberlen pour terminer les accouchements. En 1699, le secret fut vendu par Hugh Chamberlen à Roonhuysen d'Amsterdam. Ce premier forceps était droit et n'avait que la courbure céphalique. En 1747, Levret dota cet instrument de la courbure pelvienne qui le rendit immédiatement si précieux et fut l'origine de sa grande vulgarisation. Depuis lors, on a produit plus de deux ou trois cents modèles de forceps. Dans ces dernières années, le professeur Tarnier en a imaginé un nouveau auquel il a ajouté une troisième courbure, la courbure périnéale. Toutes ces variétés d'instruments sont à branches croisées. Il en est à branches parallèles, avec ou sans ficelles, etc. Je ne les décrirai pas tous ; je me contenterai de donner les caractères principaux du forceps classique (Levret) et de celui de Tarnier qui sont tous deux les plus généralement employés : quant au forceps Trélat, il est du genre Levret, présente à mon avis de grands avantages que j'ai développés dans la thèse d'agrégation de mon excellent ami le docteur Poullet de Lyon ; je les rappellerai.

« Le forceps classique n'est autre que celui de Levret légèrement modifié. Il se compose de deux branches, dans lesquelles on distingue trois parties : la cuiller, la partie articulaire, le manche. L'instrument est tout entier en acier, ce qui lui donne plus de légèreté ; sans lui enlever sa solidité. Il est nickelé pour éviter la rouille.

Comme le fait remarquer Pinard, la longueur totale de l'instrument, la courbure suivant les faces et les bords, la largeur des cuillers, leur écartement varient un peu suivant les fabricants, mais on peut en moyenne fixer la longueur des branches à 45 centimètres, celle de l'extrémité des cuillers au point articulaire à 24 centimètres, celle du point articulaire à l'extrémité des branches à 21 centimètres. L'instrument reposant sur un plan horizontal, le point le plus élevé des cuillers s'élève à 8 centimètres, la plus grande largeur des cuillers se trouve à 4 centimètres environ de l'extrémité de ces cuillers, et mesure 5 centimètres. La largeur de la fenêtre a 3 centimètres. L'instrument étant articulé, l'écartement des deux extrémités des cuillers a 1 centimètre. Le sinus des cuillers au point maximum est de 7 centimètres, le poids est d'environ 800 grammes. Chaque cuiller présente ainsi une double courbure, une courbure suivant les faces, *courbure céphalique;*

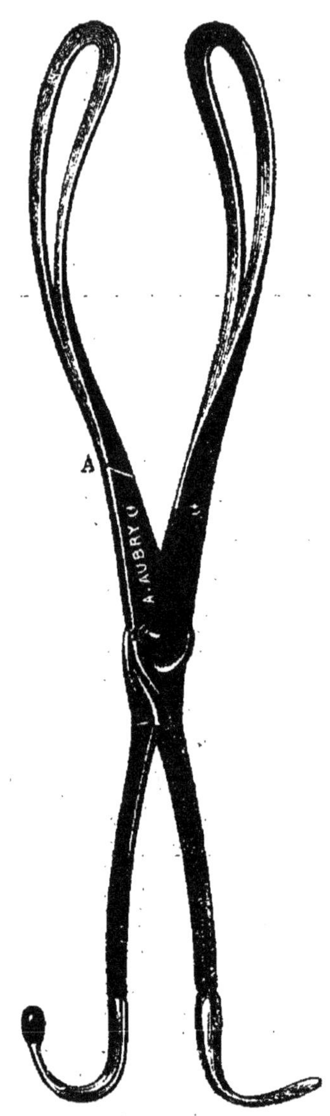

Fig. 14. — Forceps classique (forme Levret).

une courbure suivant les bords, concave en avant, convexe en arrière, qui permet à l'instrument de suivre l'axe du bassin ; c'est la courbure de Levret, *courbure pelvienne.*

Les manches sont recourbés à leur extrémité, en forme de crochets mousses. L'un de ces crochets, qui est plus concave, porte à son extrémité une olive creuse, qui en se dévissant laisse à nu un crochet aigu. L'olive elle-même est percée à son extrémité d'un trou, qui communique par un canal creusé dans l'olive avec un trou latéral (forceps de Pajot); et à travers lesquels on peut faire passer une ficelle de fouet terminée par une balle de plomb, qui peut être utilisée pour la détroncation. l'autre crochet qui est courbé à angle presque droit, se dévisse à sa base et recouvre une pointe aiguë qui peut servir de perforateur.

La partie articulaire se compose d'un pivot à vis, fixé à demeure sur la branche mâle (branche gauche), et d'une mortaise à frisure pratiquée sur la branche femelle, dans laquelle pénètre et se fixe le pivot. Cette mortaise est creusée sur la partie latérale de la partie articulaire de la branche femelle. » (Charpentier.)

« Le forceps de Tarnier, dit Auvard, dont je reproduis la description sans prendre pour moi les appréciations, tricourbe, puisqu'il réunit à la fois les trois courbures céphalique, pelvienne et perinéale, ressemble d'une façon générale à celui de Levret, mais en diffère par trois points principaux :

1° Par la présence d'une vis de pression, placée à côté de l'articulation pour suppléer à l'action des mains en maintenant l'instrument fermé.

2° Par l'addition de deux tiges mobiles, destinées à transmettre la traction ;

3° Par un manche de traction, qui s'adapte aux tiges précédentes, et qui dessine la courbe périnéale.

Grâce à cette disposition, le forceps tricourbe présente les avantages suivants, qui peuvent se résumer à trois:

1° Il permet de tirer dans l'axe du canal génital, qui

n'est autre que celui des cuillers, ce qu'on ne peut faire avec le forceps de Levret, à moins d'imprimer à l'instrument un mouvement de bascule ou de levier ;

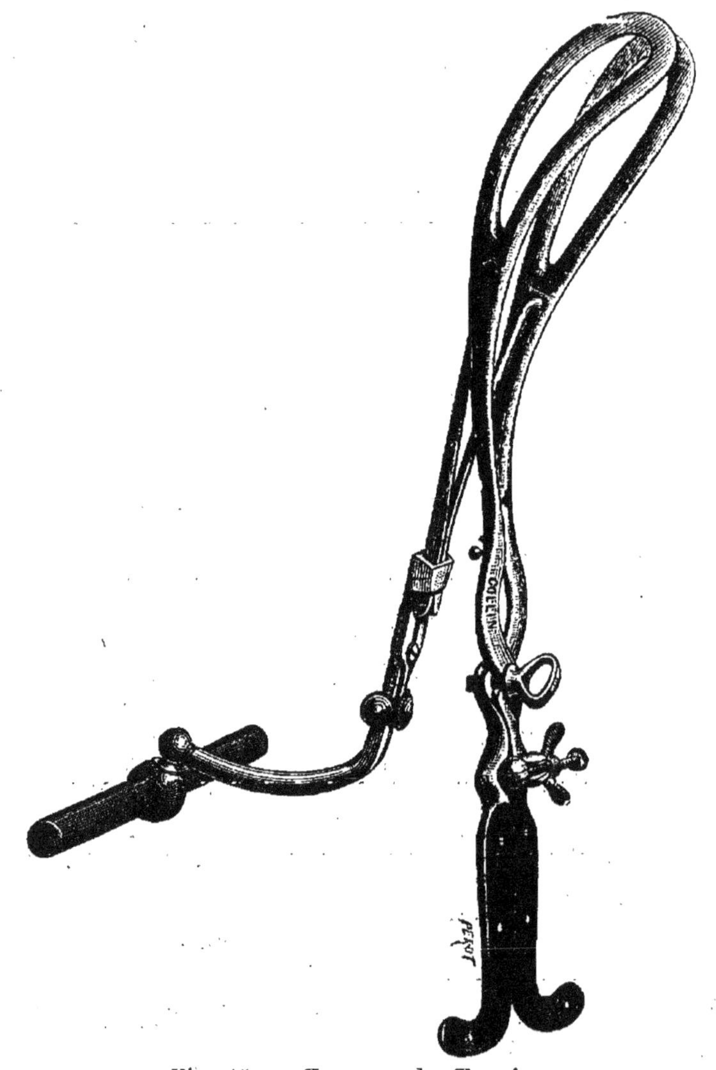

Fig. 15. — Forceps de Tarnier.

2° Il laisse à la tête sa mobilité, puisque les tractions sont faites par un appareil articulé sur les branches de préhension, qui sont abandonnées à elles-mêmes après fixation de la vis de pression ;

3° Il possède une aiguille indicatrice, constituée par les manches de préhension qui en révélant à l'accoucheur les mouvements de la tête encore invisible, sont d'un précieux secours, pour savoir la direction dans laquelle les tractions doivent être exercées. »

Le forceps de Trélat représente un maximum d'élasticité compatible avec une prise solide : L'inventeur y est arrivé par une série d'essais, en modifiant l'épaisseur du métal sur des points déterminés et en variant le degré de la trempe de l'acier. Voici ce que j'écrivais à ce sujet en 1883 : « Le modèle-type Lüer est moins massif et moins lourd que le forceps ordinaire. Il a 41 centimètres de longueur, et la plus grande largeur de ses cuillers est de 47 centimètres. Les cuillers sont arrondies, élastiques, et polies sur leurs faces concave et convexe : les manches sont dépourvus de crochets : l'articulation est celle de Brunninghausen, avec clou et mortaise latérale. Près de l'extrémité des manches, existe un trou dans lequel on peut introduire une tige d'acier qui sert de point d'appui aux mains pendant l'extraction.

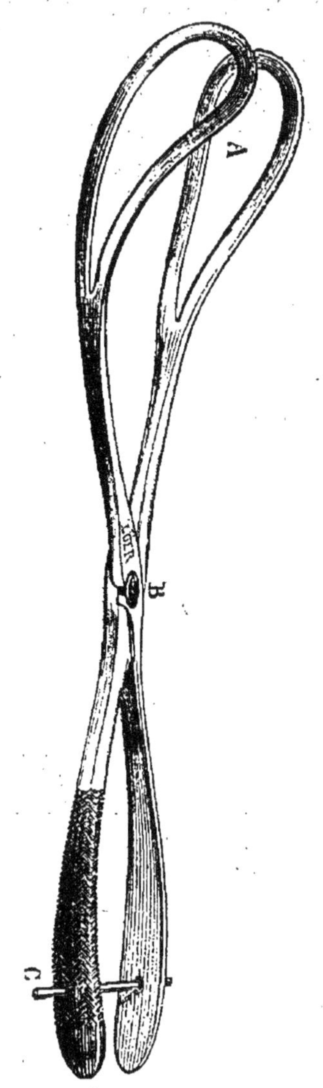

Fig. 16. — Forceps élastique de Trélat.

Comme tous les forceps, il agit : 1° comme agent de

traction; 2° comme agent de compression très faible (grand avantage); 3° comme agent ocytocique. D'une manière générale, la légèreté et l'élasticité qui le caractérisent, en font un forceps facile à introduire, s'adaptant d'une manière plus parfaite que tout autre sur les parties qu'il saisit, constituant un excellent agent d'extraction dans l'excavation, au détroit supérieur ou dans les positions postérieures.

A. Dans l'excavation, tout le monde est d'accord pour déclarer que le forceps Trélat rend de grands services. Le plus souvent, c'est là que se font les applications de forceps, la cause qui exige leur emploi tenant à l'inertie utérine, ou à une résistance trop grande des parties molles.

L'élasticité des branches empêche toute lésion violente du crâne fœtal et des tissus qui le recouvrent. Elle rend aussi moins fréquentes encore les lésions de la paroi du vagin.

B. Dans les positions postérieures et au détroit supérieur, les avis diffèrent : Tarnier et ses élèves considèrent le forceps Trélat comme insuffisant, parce qu'il ne saisit pas assez vigoureusement la partie et n'est pas assez puissant, sa légèreté et son élasticité étant, pour ces cas, des motifs d'exclusion.

Toutefois je dois dire que, dans les applications au détroit supérieur, dans des bassins rétrécis, nous avons obtenu des succès qui me paraissent dépendre de l'élasticité même des branches de l'instrument. Il permet, en effet, mieux que tout autre à la tête de se mouler, pour ainsi dire, sur le détroit supérieur. Sans doute, et c'est là une qualité de ce forceps, il ne réduit pas beaucoup le diamètre de la tête; il ne permettrait pas, comme je l'ai vu faire avec un forceps Levret, les tractions à deux si terribles pour l'enfant et la mère; mais j'estime que, dans tous ces cas, lorsque par des tractions énergiques avec le forceps Trélat, faites par l'opérateur seul, on ne parvient pas, après plusieurs essais, à engager la tête, il vaut mieux prendre le parti de sacrifier l'enfant pour sauvegarder la mère. » (Bureau.)

Indications de l'application du forceps.

Les conditions nécessaires existant, les indications prennent leur source dans des accidents qui surviennent pendant l'accouchement, ou dans des obstacles à l'expulsion du fœtus :

1° Accidents. — Ils frappent la mère; le fœtus.

Les accidents maternels sont nombreux; je citerai : l'éclampsie, les hémorrhagies, le thrombus, la rupture utérine, les hernies, les troubles cardio-pulmonaires, la mort subite pendant le travail.

Les accidents fœtaux sont : les hémorrhagies dans l'insertion filamenteuse du cordon, l'état de souffrance de l'enfant : si les battements sont faibles et irréguliers, s'ils diminuent de fréquence dans l'intervalle des contractions, il faut appliquer le forceps pour terminer l'accouchement;

2° Les obstacles à l'accouchement sont le plus souvent une cause d'indication.

Ceux qui dépendent du fœtus lui-même, sont : la flexion incomplète ou exagérée, le volume excessif de la tête, son ossification trop avancée qui empêche son moulage sur les parties maternelles, l'arrêt de la tête par suite de brièveté naturelle ou accidentelle du cordon, du volume exagéré des épaules, d'ascite, etc., surtout le défaut de rotation dans les postérieures et les procidences.

Les obstacles maternels sont nombreux : les uns sont généraux et peuvent exister en quelque point de la filière pelvienne que la tête soit arrêtée : les autres, au contraire, varient suivant les régions où il est utile de faire l'application du forceps, vulve, excavation ou détroit supérieur.

Les obstacles généraux sont : la tétanie utérine et plus souvent l'insuffisance des contractions.

La tétanie utérine survient quelquefois après un travail longtemps prolongé, après des touchers trop répétés, après l'administration du seigle ergoté, etc. L'utérus est comme moulé sur le fœtus qu'il immobilise. L'application du forceps est indiscutable.

Plus souvent les contractions de la matrice, après avoir été régulières, diminuent de durée, d'intensité et de fréquence, l'effort produit est insuffisant pour expulser le fœtus et l'accouchement ne peut se terminer spontanément. Le séjour prolongé de la tête pendant plus de deux heures, sur les mêmes points de la filière génitale, peut exposer à la production d'eschares amenant à leur chute, dans certains cas, des fistules vésicales ou rectales. Donc, après avoir constaté pendant ce temps l'arrêt de la région fœtale, il sera indiqué d'appliquer le forceps.

Les obstacles matériels sont : à la vulve, la résistance trop grande du périnée; dans l'excavation, la longueur excessive et la grande résistance du vagin, les tumeurs du col utérin, du bassin, le thrombus, la conformation vicieuse du pelvis (bassin cyphotique); au détroit supérieur, tous les rétrécissements du bassin : le passage de la tête est impossible en général quand les dimensions du détroit seront inférieures à 6 centimètres, et à 8 centimètres et au-dessus il y a de grandes chances de succès; au-dessous de 8 centimètres, les chances diminuent de plus en plus.

Conditions nécessaires à l'application du forceps :

1° Il faut qu'il y ait présentation du sommet, de la face ou du siège;

2° L'orifice doit être suffisamment dilaté ou dilatable,

l'ouverture doit être suffisante pour que l'instrument puisse être articulé et extrait avec la tête ; la dilatation doit être complète ; dans le cas contraire la manœuvre serait impossible, ou seulement au prix de profondes déchirures du col pouvant s'étendre au segment inférieur ;

3° La poche des eaux doit être rompue, autrement on s'exposerait peut-être au dérapement de l'instrument, et certainement au décollement du placenta ;

4° Le bassin ne doit pas être très rétréci, au-dessous de 6 centimètres, l'accouchement à terme par le forceps est impossible.

Opération.

Soins préliminaires. — Il faut rendre le forceps aseptique, en le plongeant dans l'eau bouillante, ou mieux en le flambant. La femme rendue aussi aseptique, comme l'accoucheur, doit être placée dans la position obstétricale sur un lit élevé et dur, un aide à chacune des jambes.

Alors l'opérateur, après avoir fait de nouveau le diagnostic complet de la présentation et de la position avec sa variété, lubrifie la face convexe de chacune des cuillers et se dispose à intervenir. L'opération elle-même doit être étudiée d'une façon générale, puis examinée dans chaque cas particulier.

Application du forceps en général. — Elle se compose de trois temps : introduction, articulation, extraction.

1er temps. Introduction des branches. Trois règles le régissent :

1° La branche droite doit être saisie de la main droite, et indroduite à droite de la femme. C'est une règle inviolable, parce qu'elle est imposée par la forme même de l'instrument.

La branche gauche doit être saisie de la main gauche et introduite à gauche de la femme ;

2° Le fœtus doit être saisi d'une oreille à l'autre, autant que possible. S'il s'agit d'une présentation de l'ovoïde céphalique, le diamètre saisi doit être : le bipariétal pour le sommet, le bimalaire pour la face, le bitemporal pour le front. En cas de présentation du siège, il est favorable d'appliquer les branches de l'instrument sur le diamètre bi-trochantérien.

Cette seconde règle est importante, parce qu'elle permet de saisir solidement la partie fœtale, mais elle n'est pas absolument indispensable ;

3° La petite courbure antérieure du forceps doit regarder, autant que possible, du côté de l'occiput du fœtus, de façon qu'après la rotation de la tête, elle soit tournée du côté du pubis ;

4° En général, on introduit la branche gauche la première, puis la faisant tenir par un aide, on introduit au-dessus la branche droite. Cette règle est absolument soumise aux variations les plus grandes : il est souvent préférable d'introduire la branche droite d'abord. Il suffit de décroiser ensuite les branches du forceps.

Pour l'introduction, la branche du forceps est guidée par la main libre profondément introduite dans les organes génitaux jusque sur l'oreille du fœtus. Il faut avoir soin de ne pas saisir l'orifice du col, la main, le pied ou le cordon en procidence ou disposé en circulaires autour du cou.

Les cuillers doivent être placées autant que possible aux deux extrémités du diamètre bipariétal. Baudelocque a conseillé de les placer d'emblée vers les points de la tête et du bassin, avec lesquels elles doivent être définitivement en contact. Mme Lachapelle a donné un procédé suivi par tous les accoucheurs : il consiste à introduire la branche postérieure et à la placer directement où elle doit être, comme Baudelocque. Quant à la branche antérieure, elle est introduite d'abord en arrière jusqu'au devant du grand ligament sacro-sciatique, puis on fait décrire à la cuiller une spirale guidée par la main vaginale en abaissant et ramenant entre les cuisses le manche de l'instrument.

Ce premier temps de l'opération sera fait dans l'intervalle des contractions utérines et avec une très grande lenteur pour ne pas faire de fausses routes. La main doit toujours sentir le plat de la cuiller et son extrémité. On ne doit pas trop abaisser ou relever le manche de l'instrument.

2e temps. — Articulation. Quand les deux branches sont bien placées, il suffit de prendre à pleines mains les deux manches de l'instrument, et de les mettre en contact ; le pivot entre dans la mortaise et un aide serre la vis d'articulation. Si la branche gauche, contrairement à l'habitude, a été introduite après la droite, il faut avant l'articulation décroiser les branches. Lorsque le pivot et la mortaise ne sont pas à la même hauteur, on peut tirer en bas la branche la plus profonde ou repousser la branche qui est moins engagée ; instinctivement, on fait les deux mouvements en même temps. Dans certains cas, les manches ne sont pas parallèles ; on peut avec beaucoup de ménagements les y ramener en leur imprimant des petits mouvements de torsion en sens inverse. D'une manière générale, il faut être très prudent dans l'exécution de ces manœuvres, et si l'on éprouve une réelle difficulté, il est bien plus sage de recommencer l'application de l'instrument, de la branche droite le plus souvent.

Lorsque l'articulation est terminée, l'accoucheur doit s'assurer par le toucher que la tête est solidement saisie, régulièrement saisie, seule saisie, que l'orifice n'est pas trop fortement tendu pour faire craindre une déchirure, et enfin que la position de la téte n'a pas été modifiée.

3ᵉ temps. — Extraction. — Le forceps est saisi avec les deux mains, la droite en haut faisant les tractions, la gauche appuyant en bas au niveau du pivot, de manière à imprimer à l'instrument un mouvement de levier. Les tractions doivent être lentes, méthodiques, conduites de telle façon que le forceps fasse exécuter à la tête tous les mouvements de l'accouchement spontané. Pendant cette manœuvre, le corps est un peu incliné en avant, les bras sont fléchis, les coudes rapprochés du thorax : il faut tirer uniquement les bras. Pour développer plus de force, il est quelquefois utile d'appuyer le genou sur une chaise placée au devant du lit ; mais jamais il ne faut tirer à deux sur le forceps.

Il faut éviter le dérapement de l'instrument qui peut avoir lieu de haut en bas ou d'avant en arrière, et dans tous les cas dépend d'une application défectueuse.

Le sens des tractions dépend de la hauteur de la tête, puisqu'il faut toujours agir suivant l'axe de la filière génitale. Au détroit supérieur, il faut pousser les manches en arrière autant que possible. Au détroit inférieur, on doit tirer presque directement en avant ; puis, à mesure que la région fœtale descend, les manches seront relevés en avant et en haut ; à la vulve, l'instrument doit être vertical, et même dirigé obliquement par ses manches du côté du ventre de la mère.

Dans certains cas, malgré des tractions énergiques et bien dirigées, la tête ne descend pas ; on a recours à des petits mouvements de latéralité, dits mouvements de pendule ; ils sont quelquefois utiles mais s'ils ne sont pas faits avec beaucoup de douceur, de lenteur, et par une main exercée, ils peuvent être dangereux en contondant les parties molles maternelles.

« L'opération, dit Auvard, avec le forceps Tarnier, se

fait de la façon suivante : l'introduction des cuillers se fait d'après les mêmes principes que pour le forceps bicourbe (Levret). L'articulation doit être complétée par la fixation de la vis de pression et l'adaptation des manches de traction. L'extraction a lieu en saisissant simplement l'appareil de traction, et en laissant libres les manches de préhension, qui forment l'aiguille indicatrice. Il faut exercer les tractions, de telle sorte qu'entre les manches de préhension et ceux de traction, il y ait environ un travers de doigt d'intervalle.

Au moment où la tête franchit la vulve, on saisit le forceps de la main gauche, pendant que la droite maintient le périnée, de manière à modérer la sortie de la tête et à prévenir la déchirure périnéale.

Pour accomplir la rotation avec le forceps tricourbe (Tarnier), il faut pendant qu'on maintient l'appareil de traction d'une main, imprimer avec l'autre main un mouvement tournant aux manches de préhension, qui décrivent leur rotation autour des branches de traction comme centre. »

De l'application du forceps dans chaque cas particulier. — Le forceps peut s'appliquer sur le sommet, la face, le front, le siège, la tête dernière.

1° Sommet. *Vulve et détroit inférieur.* — Le sommet arrivé à ce point de la filière génitale se trouve placé en occipito-pubienne ou en occipito-sacrée.

S'agit-il d'une occipito-pubienne, c'est l'application la plus facile ; elle est directe, branche gauche à gauche, branche droite à droite, etc. Les tractions doivent être faites d'abord directement en avant, puis plus en haut. Une recommandation pratique très importante mérite d'être faite ici ; car suivant que la manœuvre sera exécutée régulièrement ou non, le périnée sera intact ou rompu : Tant que le sous-occiput n'est pas placé sous la symphyse, il faut empêcher le mouvement de dégagement de la tête : si on néglige cette précaution la tête sort par des diamètres trop grands, occipitaux où même sus-occipitaux, et souvent les parties molles périnéales sont rompues. Il ne faut jamais, à ce temps de l'opération, lâcher l'instrument, car on doit toujours rester le maître des mouvements de la tête. Dans un cas, où il avait né-gligé ce précepte, un maître en obstétrique était tout occupé à essuyer son périnée d'une main en s'éclairant de l'autre, quand une contraction utérine survint et lui lança à la figure l'instrument et le fœtus.

Lorsque la tête est placée en occipito-sacrée, on peut dé-gager de deux façons, ou bien directement en tirant droit devant soi ; mais l'opération est très laborieuse, dange-reuse pour l'enfant et la mère (déchirure du périnée) ; ou plutôt après avoir imprimé à la tête un mouvement de rotation, destiné à ramener l'occiput en avant. A cet effet, on devra exercer des tractions directes jusqu'à ce que la tête apparaisse à la vulve, distendant fortement le périnée qui l'oblige à se fléchir ; puis en tirant, on fera tourner les manches du forceps en les abaissant en même temps de manière à leur faire décrire une *surface coni-que*. Ce sont les manches qui doivent décrire l'arc de cercle, et les cuillers doivent marquer le *sommet du cône* en subissant le plus petit déplacement possible. Négliger cette règle essentielle serait exposer la parturiente à des lésions graves.

Le docteur Bailly a très nettement posé les règles de la manœuvre : « La tête étant abaissée autant que pos-sible et en partie logée dans le périnée distendu, on commence à lui imprimer le mouvement rotatoire, qui doit conduire l'occiput sous les pubis. Dans ce but, les manches du forceps sont inclinés avec précaution et lenteur, du côté du bassin opposé à celui que doit suivre l'occiput, et celui-ci, il est à peine besoin de le dire, doit toujours être conduit, dans le sens de sa progression naturelle, c'est-à-dire en avant, puis à droite, dans la position postéro-latérale gauche; en avant, puis à gauche, dans la position occipito-iliaque droite postérieure. Ce mouvement n'exige jamais d'efforts de la part de l'accoucheur, mais seulement, à son début, une impulsion modérée. Dès que l'occiput a dépassé le diamètre transverse du conduit génital, surtout si les contractions utérines ne sont point éteintes, la rotation s'achève seule et avec rapidité, en un instant l'occiput est ramené en avant, et le bord concave du forceps renversé sur la fourchette.

Malgré ce renversement de sa disposition normale, l'instrument peut servir à étendre la tête et à la sortir de la vulve; en effet, à ce moment, comme le fait remarquer Blot, le crâne est presque entièrement sorti du bassin, et comme l'extrémité seule des cuillers est encore engagée dans les voies génitales, il est facile de les surveiller, et d'empêcher qu'elles ne produisent aucune lésion des parties maternelles. Une application nouvelle et régulière de l'instrument, faite dans le but d'achever l'extraction de la tête, me semble donc tout à fait superflue, dans la presque totalité des cas, et comme elle n'est pas sans inconvénient pour la mère, qu'elle inquiète ou fait souffrir, on s'en abstiendra autant que possible. D'ailleurs, il est assez fréquent de voir, quand la matrice se contracte encore avec une certaine force, la tête et l'instrument être expulsés en même temps à la fin du mouvement de rotation. »

Excavation. — La suture sagittale est placée suivant l'un des diamètres obliques, et l'application du forceps doit être oblique. Dans les positions antérieures, l'application du forceps est facile, et le mouvement de rotation à exécuter presque nul; aussi peut-on se décider plus vite à intervenir quand l'accouchement ne se termine pas spontanément. Dans les postérieures, au contraire, l'opération est plus difficile, la flexion et la rotation sont deux manœuvres importantes et délicates : il y a avantage à n'intervenir que lorsque tout espoir de terminaison spontanée est perdu.

Le professeur Pinard a formulé la règle de l'application : « Dans les positions obliques, placez les deux cuillers aux deux extrémités du diamètre oblique vide, en commençant par introduire et placer la branche qui doit occuper l'extrémité postérieure de ce diamètre. »

Le diamètre oblique vide du bassin est celui qui est perpendiculaire au diamètre qui désigne la position du sommet. Dans les positions gauches, c'est le diamètre oblique droit qui est le diamètre oblique vide et réciproquement.

En appliquant par exemple à la position O.I.G.A., le diamètre libre est le diamètre oblique droit, et la première branche à appliquer est la branche gauche; puis la droite est introduite d'abord en arrière et ramenée en avant par le mouvement de spire. Ainsi de suite pour les différentes variétés de position.

Pour les positions postérieures, mon excellent ami le Dr Loviot a publié, en 1884, dans les *Annales de gynécologie*, un mémoire très important destiné à réformer la règle générale ci-dessus énoncée dans le cas de sommet ou de face. Il a victorieusement démontré que l'accoucheur, en usant de la méthode classique, fait avec sa main et la cuiller de l'instrument un levier puissant qui agit très souvent en transformant les postérieures en variété sacrée, complication des plus graves surtout dans la présentation de la face. Aussi, a-t-il substitué, sous forme de conclusion, la règle suivante que je mets toujours en pratique avec le plus grand succès : « occiput ou menton à droite, branche droite la première, la cuiller placée obliquement en regard de la symphyse sacro-iliaque droite.

Occiput ou menton à gauche, branche gauche la première, la cuiller placée obliquement en regard de la symphyse sacro-iliaque gauche dans toutes les variétés de position antérieure, transversale ou postérieure. » Cette règle unifiée repose sur la transformation des variétés postérieures en variétés antérieures, activement d'abord avec la main profondément introduite, passivement ensuite avec la cuiller. Par cette méthode, dit Loviot, dont j'accepte absolument les arguments, « la concavité des cuillers est toujours tournée du côté que l'on veut ramener sous la symphyse; la traction se fait dans un sens qui favorise le complément de flexion pour le sommet, de déflexion pour la face, et par conséquent, la rotation. »

La rotation faite, le forceps est situé normalement et on n'est pas dans l'alternative de dégager la tête avec un forceps retourné, ou de faire une seconde application...

Les avantages de la méthode sont particulièrement importants dans les variétés postérieures de la face, où l'emploi des règles classiques donne souvent de fâcheux résultats.

Détroit supérieur. — La tête est au détroit supérieur quand la base du crâne du fœtus est arrêtée au niveau de ce détroit. L'élévation de la tête exige que les branches de l'instrument soient introduites très profondément, et dans certains cas même sa mobilité est telle qu'un aide est nécessaire et la maintient doucement pour qu'elle ne fuie pas devant les mains de l'opérateur. Ordinairement, elle est placée en position transversale. Trois modes de saisie sont recommandés : les uns, comme les Allemands, placent simplement la branche gauche à gauche, la droite à droite, usant de la saisie occipito-faciale. La tête descend facilement, mais quand on fait la rotation, les tissus maternels sont très exposés ; d'ailleurs, en réduisant le diamètre occipito-frontal, le forceps tend à augmenter le bipariétal et c'est un inconvénient puisque, dans ces cas, le bassin est rétréci dans son diamètre antéro-postérieur.

D'autres, avec Pinard, conseillent d'appliquer toujours, d'une oreille à l'autre, une branche derrière le pubis, l'autre devant le sacrum. Le seul inconvénient de la méthode est sa difficulté relative, surtout pour l'introduction de la seconde branche : il faut aller profondément avant de faire le mouvement de spirale, car la tête est le plus souvent inclinée.

La plupart des accoucheurs font une application oblique, saisissant le diamètre pariéto-frontal, et assez souvent la tête tourne entre les cuillers.

2° *Face.* — Ici plus encore que pour le sommet, il faut avec le forceps faire exécuter tous les mouvements de l'accouchement spontané, en se souvenant que le menton doit toujours être ramené en avant. Les mêmes règles que pour le sommet doivent être suivies, et pour les postérieures, les préceptes préconisés par le Dr Loviot seront rigoureusement observés.

Il importe que l'application soit bien faite d'une joue à l'autre, mais il y a deux écueils à éviter : les cuillers sont-elles appliquées en avant des joues tout près du menton ? elles augmentent la déflexion de la tête et favorisent sa descente, mais les cuillers agissent sur un double plan incliné, glissent et dérapent facilement. Sont-elles, au contraire, appliquées près du front ? elles fléchissent la tête qui tend à s'engager par de plus grands diamètres et s'enclave.

L'application du forceps sur la face est donc toujours

une opération délicate, et l'accoucheur doit avoir beaucoup de patience dans cette variété d'accouchement pour ne pas risquer de troubler une évolution spontanée lente par une intervention intempestive ou maladroite.

Je n'ai d'ailleurs en vue que les opérations à la vulve ou dans l'excavation, car au détroit supérieur il vaut généralement mieux recourir à la version; si on emploie le forceps, il faut toujours appliquer les branches d'une joue à l'autre.

Dans le cas de présentation du front, il n'y a pas de règles particulières : application directe à la vulve, oblique à l'excavation ou au détroit supérieur, en faisant suivre les mouvements de l'accouchement spontané et tâchant de ramener l'occiput en avant pour ménager le périnée.

3° *Siège.* — C'est dans le mode des fesses surtout que l'application du forceps constitue quelquefois une ressource puissante. Pour l'appliquer, il est favorable de saisir le diamètre bitrochantérien et d'imiter le mécanisme de l'accouchement spontané, dans les efforts de traction.

4° *Tête restée dernière.* — La tête restée dernière peut être retenue par le détroit supérieur, par le segment cervico-utérin, par le plancher du bassin. Mme Lachapelle a dit que dans ces cas le forceps était la ressource des maladroits. Grynfeldt, à propos d'un cas de la clinique de Montpellier, a vanté l'application du forceps faite sur le plan dorsal du fœtus; Frendenberg de Cologne a recommandé beaucoup ce mode d'extraction de la tête; Lomer, au contraire, l'a critiqué comme difficile et inutile. Le Dr Budin, dans ses leçons de clinique obstétricale, a signalé particulièrement l'influence des parties molles maternelles sur l'arrêt de la tête et la précieuse ressource que peut constituer alors l'application du forceps,

D'une manière générale, c'est une opération inutile et qu'on ne doit employer que très exceptionnellement quand les mains ont été insuffisantes et qu'il ne resterait plus, sans ce moyen, autre chose à faire que la détroncation. Il est difficile de recourir au forceps au détroit supérieur. Pour opérer dans l'excavation ou à la vulve, on ramène avec les mains l'occiput en avant, un aide relève le tronc du fœtus, et les cuillers sont introduites au-dessus du plan sternal de l'enfant, sur les parties latérales de l'extrémité céphalique. On dégage autour de la symphyse pubienne où s'appuie le sillon cervico-occipital du fœtus.

Lorsque la tête reste dernière et détachée du tronc, elle fuit devant les branches introduites par l'accoucheur, et quand un aide ne peut la maintenir facilement au-dessus du détroit supérieur, il est quelquefois bon de la fixer avec une pince à griffes ; puis la main introduite tout entière dans l'utérus permet d'appliquer l'instrument sur les côtés de la tête. C'est une opération très délicate et très laborieuse. Dans un cas analogue le professeur Tarnier fut forcé de recourir au forceps scie.

Appréciation. — L'application du forceps est une excellente opération pour la mère et l'enfant ; mais tout dépend de l'opérateur, de son savoir, de sa prudence, de son habileté. Tel instrument peut présenter dans certains cas quelques avantages particuliers ; mais un bon accoucheur réussira toujours avec son instrument. Il est cependant un certain nombre d'accidents que l'on peut rencontrer à la suite de cette opération ; ils sont presque toujours produits par des mains peu expertes et brutales.

Accidents maternels. — Déchirure des culs-de-sac produite par la cuiller au moment de l'introduction. Perforation utérine. Éclatement du vagin pendant l'extraction.

Déchirure de la vulve et du périnée. Disjonction des symphyses du bassin (très rare). Luxation du coccyx.

Accidents fœtaux. — Paralysie faciale passagère à la suite de compression du nerf facial à sa sortie du crâne. Céphalœmatome. Lésion de la peau. Dépression du crâne avec ou sans fracture. Hématome du sterno-mastoïdien.

§ 5. — *Embryotomie.*

L'embryotomie comprend l'ensemble des opérations dans lesquelles on perfore, divise ou broie, les différentes régions du fœtus pour rendre l'accouchement facile ou même possible. Suivant que l'extrémité céphalique ou le tronc du fœtus entrave la terminaison du travail, on agit sur l'une ou sur l'autre de ces parties. Dans le premier cas, on fait l'embryotomie céphalique comprenant : la craniotomie (perforation du crâne), et le broiement de la sphère céphalique (céphalotripsie); dans le second, on pratique la section du tronc à des niveaux différents.

Craniotomie. — De tout temps on a pratiqué la craniotomie seule. En 1829 Baudelocque imagina la céphalotripsie sans perforation préalable du crâne. Aujourd'hui les accoucheurs associent les deux opérations parce que la réduction des volumes de l'extrémité céphalique est plus parfaite quand la crâniotomie a été pratiquée. On peut la faire avec n'importe quel instrument piquant. Nombreux sont pourtant les instruments destinés à cet usage et la thèse de Lévy les groupe sous quatre chefs. Le professeur Tarnier, dans son cours à la faculté, les a rangé en six catégories : perforateurs : couteaux, fer de lance, ciseaux, forets, trépans, alésoirs. Cette ferraille, presque tout entière, n'intéresse plus guère que les collectionneurs, et je signalerai seulement ceux d'un usage courant avec leur mode d'emploi.

21.

Indications. — Toutes les fois que le volume exagéré de la tête (absolu ou relatif) rend l'accouchement spontané difficile, si l'enfant est mort, il faut faire la craniotomie : l'application du forceps consécutive entraînera moins de préjudice pour la mère. Lorsque l'enfant est vivant, si, après quelques sages tentatives de forceps dans les rétrécissements du bassin, l'extraction est impossible, il faut recourir à la craniotomie. J'ai discuté ailleurs les cas où l'opération césarienne peut être préférée.

Contre-indications. — 1° L'opposition formelle de la mère qui, pour sauver son enfant, exige l'opération césarienne.

2° Un rétrécissement extrême du bassin qui s'oppose au passage de l'instrument et des mains.

Manuel opératoire. — Le meilleur perforateur est celui de Blot. « Il se compose de deux lames se recouvrant mutuellement, de telle façon que le bord mousse de l'une déborde d'un millimètre le bord tranchant de l'autre. Fermé, il a la forme d'un fer de lance, dont la pointe est armée de quatre petites ailettes. Les deux branches s'articulent par un tenon, et sont maintenues fermées par un ressort. Il suffit pour ouvrir l'instrument de peser sur une bascule, et les deux branches s'écartent, leurs bords tranchants se trouvent dégagés et agissent comme les ciseaux de Smellie. Avant de retirer l'instrument, on le laisse se refermer, en supprimant la pression sur la bascule, et il devient inoffensif pour les parties maternelles. » (Charpentier.)

Pour opérer, la femme est placée dans la position obstétricale, le rectum et la vessie sont vidés. Si, ce qui est ordinaire, la perforation doit être suivie du broiement du crâne, il est favorable d'avoir recours au chloroforme. Un aide maintient solidement la tête au niveau du détroit supérieur. Alors l'opérateur introduit profondément le médius et l'index de la main gauche à travers le col jusque sur la tête du fœtus. L'instrument saisi de la main droite suit la rainure des deux doigts directeurs jusqu'à ce que la pointe arrive au contact des tissus crâniens. Il est enfoncé perpendiculairement et après quelques mouvements de latéralité, pénètre dans le crâne tout entier. L'opérateur le dirige dans tous les sens, ouvrant l'instrument pour dilacérer la substance cérébrale et tuer sûrement l'enfant en coupant le bulbe. En retirant l'instrument, les lames sont écartées pour agrandir l'orifice d'entrée.

Il faut faire la ponction au milieu de la région qui se présente, et plutôt plus près du pubis, jamais en arrière. Quant au choix de la suture, de la fontanelle ou de l'os, c'est insignifiant, et il ne faut jamais s'en occuper.

Cette opération présente quelquefois certaines difficultés, surtout pour les accoucheurs encore peu expérimentés. On a vu le perforateur arrêté sur l'os glisser latéralement et transpercer le cuir chevelu de nouveau et même la matrice ; on a pris l'angle sacro-vertébral pour le crâne et on l'a perforé ! La seule difficulté vraiment sérieuse et pratique est l'existence de la bosse sanguine : son volume souvent considérable oblige l'instrument à parcourir un long chemin avant de rencontrer la résistance osseuse : il faut bien prendre garde de s'égarer et rester toujours dans l'axe de l'excavation. D'ailleurs, on peut avec le doigt déprimer très fortement la bosse sanguine au point choisi pour la perforation, et alors la résistance osseuse est aisément perçue.

Au lieu d'avoir une présentation du sommet, on peut rencontrer une présentation de la face : comment fera-t-on la perforation ? On peut la pratiquer en quatre points différents : 1° sur le front s'il est facilement accessible ; 2° sinon, on peut pénétrer dans l'orbite et de là dans la cavité cranienne ; 3° lorsque le front et l'orbite ne sont pas faciles à atteindre on pénètre dans la bouche pour gagner la base du crâne et pénétrer de là dans la cavité ; 4° quand ces trois régions ne sont pas accessibles on peut pénétrer à travers le cou jusqu'à la colonne vertébrale qui sert alors de guide à l'instrument jusqu'à la base du crâne.

On le voit, la perforation dans la présentation de la face est une opération toujours plus délicate que dans la présentation du sommet.

Si la tête sort dernière, où fera-t-on la perforation ? Les difficultés sont plus grandes encore, et il ne faut pas en général choisir l'occiput comme point d'application de l'instrument, car cet os est épais et très résistant. Le mieux est de fléchir la tête légèrement sur le côté et de perforer sur l'écaille du temporal.

Céphalotripsie. — Dès la plus haute antiquité, on a cherché à favoriser l'expulsion de la tête perforée. Hippocrate avait même inventé à cet effet une sorte de pince à os. D'autres ont employé un crochet aigu appliqué sur la tête. Le forceps fut le meilleur extracteur et comme il était insuffisant dans les bassins rétrécis, il a été modifié dans sa forme et son action sous le nom de *céphalotribe.* Inventé par Baudelocque neveu en 1829, il a subi de nombreuses transformations. Le meilleur instrument de ce genre est celui du docteur Bailly. Il est ainsi décrit : « L'idée qui m'a inspiré, dit Bailly, a été d'obtenir un instrument qui, tout en étant assez puissant pour broyer la tête du fœtus, pût l'embrasser dans une plus grande étendue, et le saisir mieux que le céphalotribe ordinaire, dont les cuillers étroites et trop peu concaves saisissent mal. Cette idée sans doute n'est pas neuve, mais il ne semble pas que jusqu'ici, du moins en France, elle ait été réalisée d'une façon satisfaisante pour la pratique, puisqu'on ne trouve aucun modèle courant de ce genre chez nos fabricants d'instruments de chirurgie. Celui-ci tient tout à la fois du céphalotribe et du forceps. Il a la force du premier, les cuillers larges et concaves du second. Leur face interne est relevée de pointes, qui s'incrustent dans la tête, et la retiennent entre les mors, à mesure qu'on fait jouer la vis de rappel qui les rapproche... Mon céphalotribe pourra convenir dans les rétrécissements du bassin compris entre 65 millimètres et 95 millimètres, formant le groupe de beaucoup le plus nombreux ». L'appareil de compression, comme celui de Blot, se compose d'une vis transversale fixe sur laquelle se monte un écrou muni de deux ailettes.

Manuel opératoire. — La céphalotripsie comprend quatre temps.

1er Temps. — *Introduction des branches, comme pour le forceps.* — Les difficultés et les dangers de ce temps sont assez nombreux : *a.* Comme la tête est très mobile le plus souvent au-dessus du détroit supérieur, il faut que la main de l'opérateur soit introduite très profondément dans l'utérus.

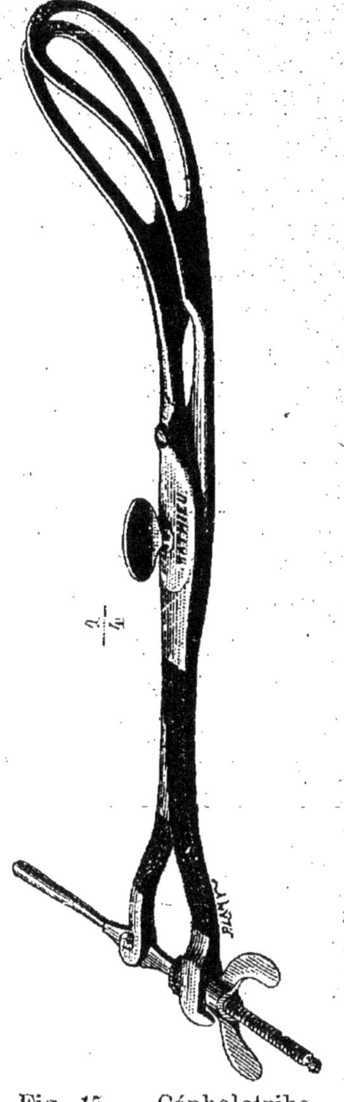

Fig. 17. — Céphalotribe de Bailly.

b. La tête doit être maintenue par l'aide assez pour

ne pas fuir, mais pas trop pour ne pas gêner l'introduction de l'instrument.

c. Quand la première branche est placée, l'espace pour la seconde est souvent très restreint, et ce n'est souvent qu'en tâtonnant que l'on arrive à l'introduire.

d. Il faut toujours donner aux cuillers une direction telle que la base du crâne soit saisie et broyée. Il faut toujours porter les manches de l'instrument en arrière, mais sans excès, car les cuillers pourraient perforer l'utérus. Il est d'ailleurs indispensable dans tous les cas de faire un diagnostic très exact, de suivre la direction de la suture sagittale, qui, suivant qu'elle est plus ou moins rapprochée du pubis, renseigne sur la quantité d'inclinaison de la tête.

e. Le céphalotribe constitue un levier long et puissant; si on ne le dirige pas avec douceur et dans la bonne voie, il peut perforer les culs-de-sac du vagin, et l'utérus lui-même.

2ᵉ Temps. — *Articulation.* — Il faut bien surveiller les cuillers pour qu'elles ne se déplacent pas, ce qui ferait articuler l'instrument à vide.

3ᵉ Temps. — *Broiement.* — Il suffit de faire manœuvrer la vis pour rapprocher les branches. Pendant ce temps, l'aide doit bien maintenir la tête qui pourrait fuir en haut, en avant ou en arrière. La recommandation la plus importante est de broyer au début avec une très grande lenteur. Pour exécuter la manœuvre, on donne un tour de vis, la matière cérébrale s'écoule, et pendant qu'elle sort, on arrête le broiement. Lorsqu'elle cesse de couler, on fait un demi-tour et ainsi de suite... A la fin seulement, on peut faire deux ou trois tours de vis à la suite.

4ᵉ Temps. — *Extraction.* — La tête ayant été aplatie transversalement doit être accommodée à la forme du bassin pour s'engager. Aussi, il est nécessaire de la faire tourner d'un quart de cercle pour lui faire franchir le détroit supérieur, ramenant ainsi la région aplatie dans le diamètre le plus étroit, le promonto-pubien. Puis nouvelle rotation d'un quart de cercle pour franchir le détroit inférieur, pour la même raison, puisque à ce niveau, c'est le diamètre antéro-postérieur qui est le plus grand. D'ailleurs ces mouvements ont seulement besoin d'être facilités, car ils tendent presque toujours à s'exécuter spontanément. Le céphalotribe est un excellent instrument de broiement ; mais quelquefois il glisse pour faire l'extraction ; et si l'on est forcé de réappliquer l'instrument à plusieurs reprises, c'est un inconvénient, une difficulté souvent, et de plus le glissement n'est pas toujours évité. C'est pour obvier à son défaut comme tracteur que certains auteurs ont recommandé la version pelvienne après le broiement (mauvaise méthode, le plus souvent impraticable). P. Dubois, dans cet ordre d'idées, faisait la céphalotripsie répétée en plusieurs séances séparées, suivant l'état de la parturiente, par des intervalles de deux ou trois heures. Le professeur Pajot a imaginé la céphalotripsie répétée sans traction dans les rétrécissements extrêmes, tant que l'instrument peut passer. Ces deux derniers procédés ont donné des résultats dans les mains de leurs habiles inventeurs ; mais ils sont défectueux, le fœtus mort peut se putréfier, la mère sera intoxiquée. Et d'ailleurs vraiment, pourquoi n'exercer aucune traction et attendre si longtemps cette sorte de digestion de la masse fœtale ?

D'autres accoucheurs ont inventé de nouveaux instruments de broiement et de traction. Ainsi le forceps-scie de van Huevel, le transformateur de Hubert, l'appareil à céphalotripsie intra-crânienne de Guyon, etc. Je n'étudierai ici que les deux seuls réellement utiles à connaître, le cranioclaste et le basiotribe du professeur Tarnier.

Inventé par Simpson en 1860, le *cranioclaste* est en somme une longue pince à os. Il se compose de deux branches, l'une pleine et cannelée, l'autre fenêtrée destinée à recevoir la première. Ces deux branches, légèrement courbes, s'articulent à l'aide d'un clou à tête plate. En 1862, C. Braun modifia l'instrument, de telle façon que le mode de rapprochement des branches ne se fait plus avec la main, mais à l'aide d'une vis et d'un écrou à ailettes. Braxton Hicks, Auvard, etc., ont aussi apporté certaines modifications à l'instrument.

Pour employer le cranioclaste, on commence par faire la perforation, puis on introduit la cuiller pleine dans le crâne à travers le point perforé; l'autre cuiller au contraire est appliquée en dehors, on brise les parties osseuses de la voûte et on peut enlever les os les uns après les autres. Barnes fait alors basculer la base pour engager par la petite partie. Cet instrument tient bien et permet surtout de faire basculer le crâne pour favo-

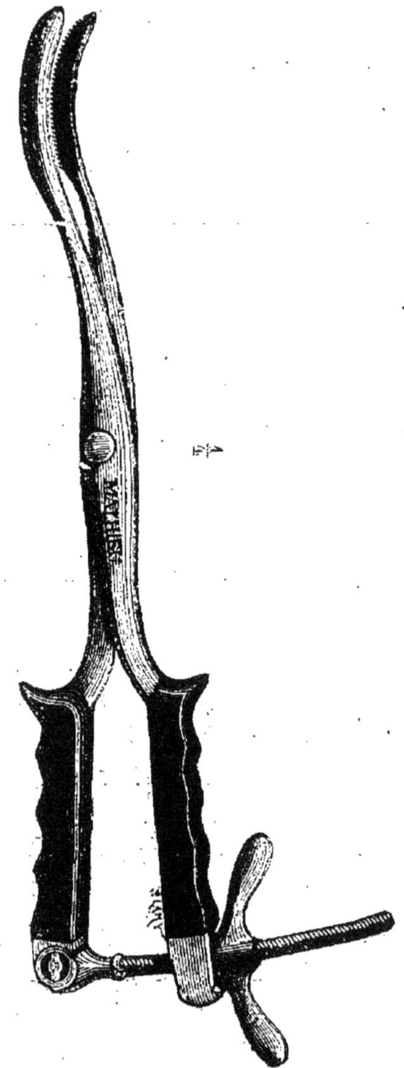

Fig. 18. — Cranioclaste de Braun.

riser son engagement dans le point rétréci ; mais comme agent de broiement, celui d'Auvard, qui est pourtant le meilleur, est encore inférieur au céphalotribe. Aussi, en 1889, Auvard a-t-il imaginé un embryotome céphalique combiné, qui est la réunion d'un céphalotribe (excellent broyeur) et d'un cranioclaste (bon teneur).

Le *basiotribe* a été imaginé par M. Tarnier qui l'a présenté en ces termes, le 11 décembre 1883, à l'Académie de médecine :

« Cet instrument, que j'ai fait fabriquer par M. Collin, se compose . de trois branches d'inégale longueur, étagées et d'une vis d'écrasement. Sa longueur totale est de 41 centimètres. Quand il est articulé et serré, sa largeur, d'un côté à l'autre, est de 4 centimètres. Si on le mesure d'avant en arrière, ou trouve 4 centimètres et demi dans sa partie la plus large, près de l'extrémité des cuillers. Son poids total est de 1200 grammes. La branche médiane, la plus courte, porte un perforateur quadrangulaire (actuellement le perforateur n'a que deux côtés), que l'on fait pénétrer dans le crâne par un mouvement de rotation. Ce perforateur agit comme un alésoir et fait au crâne une ouverture arrondie. Dès que l'extrémité olivaire de ce perforateur a pénétré dans la cavité cranienne, on arrête le mouvement de rotation et l'on pousse doucement cette branche jusqu'à ce que sa pointe soit arrêtée par la résistance de la base du crâne, avec laquelle elle devra rester en contact jusqu'à la fin de l'opération.

« La branche gauche, analogue à la branche gauche d'un forceps, est ensuite appliquée comme s'il s'agissait du forceps et articulée avec la branche médiane. Branche médiane et branche gauche sont alors rapprochées par la vis d'écrasement et broient une moitié de la tête. Un petit crochet maintient ces deux branches

rapprochées pendant qu'on enlève la vis d'écrasement.
La branche droite, la plus longue de toutes, est ensuite
appliquée et articulée comme la branche droite d'un

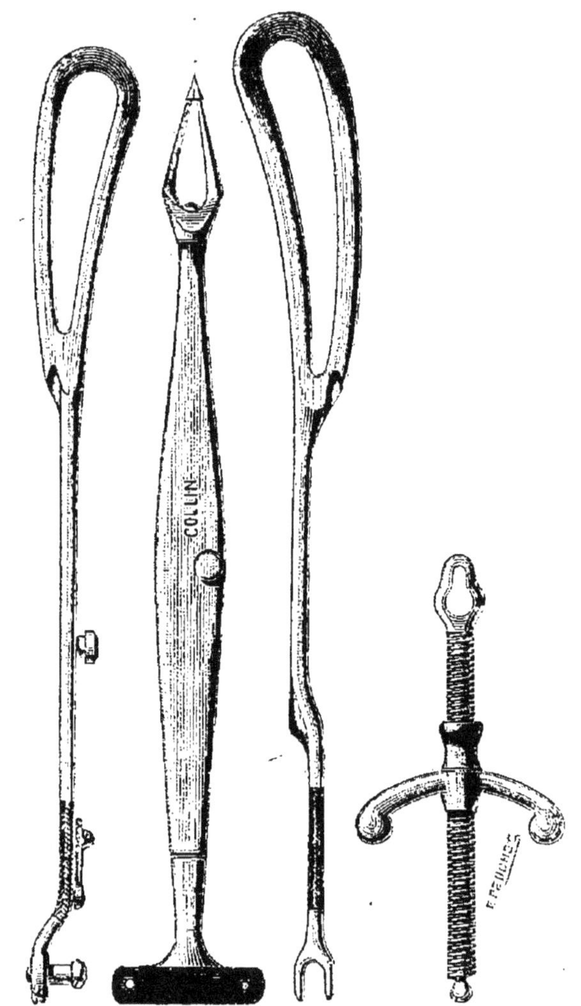

Fig. 19. — Basiotribe Tarnier.

forceps et la vis d'écrasement, mise de nouveau en
place et en action, rapproche cette branche des deux
premières.

« La tête est ainsi écrasée en deux broiements successifs,

moitié par moitié ; puis l'on procède à son extraction.

« Le maniement de cet instrument est d'ailleurs analogue à celui du cépha-
lotribe et du cranio-
claste, mais il leur est
supérieur et offre com-
parativement de très
grands avantages, si je
m'en rapporte aux ex-
périences cadavériques
que j'ai faites. »

Mon excellent ami le
Dr Bar, dans ses re-
marquables études ex-
périmentales et clini-
ques sur l'embryotomie
céphalique, a signalé
les grands avantages
de l'instrument du pro-
fesseur Tarnier, et a
conclu, en montrant ses
quelques défauts, que,
« en somme, pour de-
venir un instrument
parfait, il suffisait :
1° qu'on donnât au
basiotribe des cuillers
un peu plus longues ;
2° qu'on disposât les
branches de telle sorte

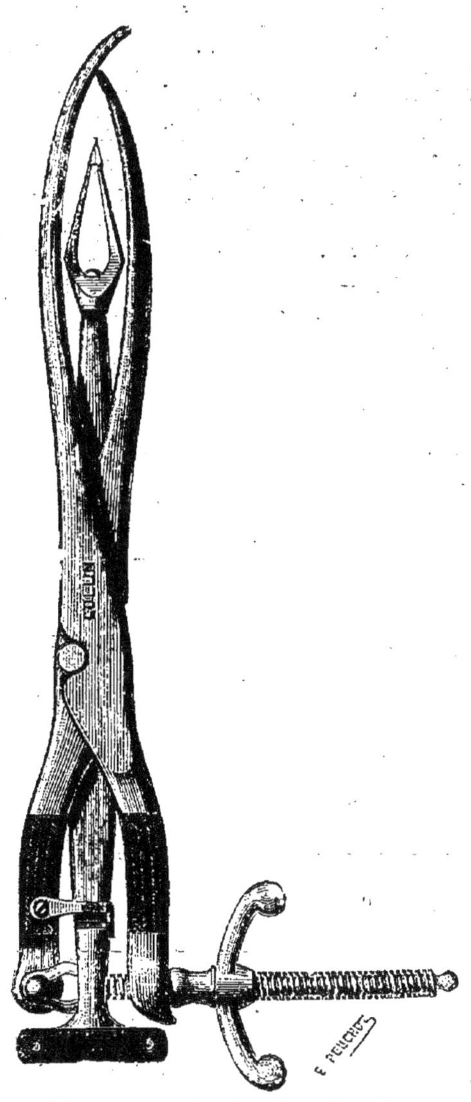

Fig. 20. — Basiotribe Tarnier.

qu'il fût possible d'introduire immédiatement après le
perforateur la branche droite ou la branche gauche ;
3° qu'on fît en sorte que l'olive du perforateur fût intimement appliquée contre la première cuiller introduite,

afin qu'on pût solidement fixer la tête pendant l'introduction et afin qu'en retirant la seconde branche introduite, la première unie au perforateur permît d'extraire la tête comme le ferait un cranioclaste, *desideratum* auquel a répondu Truzzi en imaginant son instrument. »

Dans le but de répondre à ces indications, il a fait construire chez Collin un basiotribe modifié qui donne les meilleurs résultats.

Embryotomie proprement dite. — L'embryotomie proprement dite consiste à sectionner le tronc du fœtus pour en faire l'extraction, lorsque le forceps, la version et le céphalotribe ne peuvent réussir.

La grande indication est l'impossibilité de faire la version par manœuvres internes, soit parce que l'épaule est déjà trop engagée, soit parce que l'utérus rétracté, contracturé, immobilise complètement le fœtus en se moulant entièrement sur lui. L'opération n'est d'ailleurs possible que lorsque l'orifice utérin est assez dilaté pour laisser passer la main et les instruments, et aussi le bassin assez large (au moins 5 centimètres) pour permettre l'extraction des débris même broyés.

Pour la pratique de cette opération, on trouve dans les auteurs une série d'instruments. Le professeur Pinard a rangé tous les procédés connus dans les trois catégories suivantes :

1° Méthode ayant pour but et pour résultat la version forcée (aux dépens du fœtus);

2° Méthode ayant pour but et pour résultat l'évolution forcée;

3° Méthode ayant pour but et pour résultat la section du fœtus et la sortie successive de ses deux parties : rachitomie, dérotomie.

Les deux premières méthodes sont caractérisées par l'éviscération : cette opération se pratique quand la décollation est impossible, ou bien lorsque le cou n'est pas accessible, dans les dorso-antérieures le plus souvent, et que le tronc lui-même se présente.

La main gauche étant introduite dans les organes génitaux, jusqu'au niveau de la partie fœtale, de la main droite on dirige les ciseaux guidés par la gauche et on ouvre la paroi abdominale ou la cavité thoracique. Par cette ouverture agrandie, le doigt pénètre et se recourbe en crochet intelligent pour saisir et arracher les viscères abdominaux et thoraciques.

Les cavités étant vidées de leur contenu, on termine l'accouchement suivant les cas ou bien par la version forcée; ou bien, si la version est impossible, par l'évolution forcée en appliquant un crochet sur le milieu de la colonne vertébrale.

Pour ce qui est de la brachitomie, je la crois toujours inutile; mais si l'accoucheur croit devoir la faire, elle devra toujours être suivie de l'éviscération pour ne pas être exposé à voir naître un enfant vivant et manchot

La méthode qui consiste à sectionner le fœtus et à extraire successivement ses deux parties est le plus souvent employée. Elle comporte de nombreux moyens, des instruments incalculables ; je ne signalerai que ceux qui méritent d'être employés et que le praticien doit bien connaître : les ciseaux de Dubois, le procédé de la ficelle, le crochet de Braun. L'embryotome rachidien de M. Tarnier sera aussi mentionné.

1° *Décollation avec les ciseaux de Dubois*. (C'est la méthode la plus simple, la plus régulière, la plus sûre.) — Lorsque toutes les précautions antiseptiques ont été prises, la vessie et le rectum étant vidés, on introduit la main gauche dans les parties génitales le pouce en avant et les autres doigts en arrière et au-dessus du cou. C'est le point délicat et difficile de l'opération, surtout quand l'utérus est très rétracté sur le fœtus. De la main droite un crochet mousse est conduit à plat derrière le pubis jusqu'à ce qu'il dépasse le cou sur lequel il s'appuie en tournant en arrière. A ce moment l'aide tire sur le bras lorsqu'il pend à la vulve et l'accoucheur agit de la même façon avec le crochet. Lorsque le cou est suffisamment abaissé, le crochet est confié à l'aide. De sa main droite libre, l'opérateur prend les ciseaux droits de Dubois (les meilleurs) ou courbes de Pinard et les dirige sur le cou du fœtus. Il les écarte très peu et coupe en 4 ou 5 coups les parties molles jusqu'à la colonne vertébrale ; à ce niveau, l'écartement des branches doit être suffisant pour comprendre la colonne, et toujours sous la protection des doigts de la main gauche, la section s'opère. Si l'on tombe sur un disque, l'opération est très facile ; lorsque la résistance indique un corps de vertèbre, on glisse un peu l'instrument en haut ou en bas pour gagner l'espace intervertébral. Dès que la section est terminée, on saisit le bras du fœtus pour extraire le tronc. Quant à la tête, elle est accrochée au niveau du maxillaire inférieur par deux doigts introduits dans la bouche, ou bien avec le forceps et les instruments réducteurs, suivant les cas.

2° *Décollation par le procédé de la ficelle.* — Ce procédé a été imaginé et décrit par le professeur Pajot en 1860. L'inventeur se sert d'une simple ficelle de fouet qui peut opérer la section du fœtus en moins d'une minute sans aucun danger de blesser les organes maternels.

La difficulté est de passer le fil. Dans aucun des rétrécissements extrêmes qu'il a été à même d'observer, il n'a été impossible à l'habile opérateur de passer un crochet mousse. Il a fait creuser dans le crochet du forceps une rainure destinée à recevoir un fil, auquel est attachée une balle de plomb trouée qui, par sa forme et son poids, amènera le lien jusqu'à la main de l'opérateur. Une fois le fil placé et les deux bouts saisis par l'opérateur, le crochet est retiré, les deux chefs du fil sont croisés et engagés dans un spéculum en bois ou même un verre de lampe appliqué dans le vagin, pour protéger les parties maternelles contre les atteintes du fil. L'accoucheur saisissant les deux chefs, les enroule séparément autour de chacune de ses mains de manière à être près de la vulve. Tirant alors en bas, il exécute des mouvements de va-et-vient rapides, et opère la section du fœtus en quelques secondes.

Ce procédé est vraiment merveilleux de rapidité d'exécution ; mais il y a deux grosses difficultés : 1° le passage du fil, et malgré tous les petits moyens pour le favoriser, on ne réussit pas toujours ; 2° l'usure rapide du fil et sa rupture lorsque l'on tombe sur un corps vertébral. Le professeur Pajot avait prévu cet accident; aussi avait-il conseillé dans ces cas de retirer peu à peu un des chefs de la ficelle pour changer à chaque instant la portion sectionnante.

On a modifié le crochet, les ficelles; on en a recommandé qui étaient métalliques; on a fait des instruments compliqués nombreux; mais outre qu'ils ne sont que très rarement sous la main de l'opérateur, ils ne valent pas le procédé de M. Pajot.

3° *Décollation par le crochet de Braun.* — Ce crochet se compose d'une tige d'acier arrondie, épaisse d'environ 7 à 9 millimètres, longue de 32 centimètres, qui se recourbe à angle aigu en crochet à son extrémité supérieure. La partie recourbée se termine par un bouton. A l'extrémité inférieure de la tige existe un manche transversal.

Pour opérer, l'accoucheur introduit la main gauche dans les organes maternels jusqu'au cou qu'il saisit comme dans la méthode de Dubois; avec la main droite, il saisit le bras procident qu'il tire fortement pour abaisser le cou. Pendant qu'un aide tire ensuite modérément sur le bras, de sa main droite l'accoucheur fait glisser le crochet qu'il retourne en arrière dès qu'il a dépassé le niveau du cou du fœtus. Abaissant le crochet, il tire fort en imprimant de petits mouvements de latéralité jusqu'à ce qu'un craquement annonce que la colonne vertébrale est rompue. Puis de légers mouvements de rotation déchirent les dernières parties molles qui ont résisté en s'étirant.

Cette opération réussit très bien sur un fœtus né avant terme ou mort depuis quelque temps. Sur un enfant vivant et bien développé, la manœuvre est quelquefois laborieuse et dangereuse pour les parties maternelles, bien que l'instrument manœuvre toujours sous la protection de la main gauche introduite dans le vagin : les deux extrémités de la tige fœtale violemment agitées et repoussées par cette dilacération violente peuvent causer des rupture utérines.

4° *Embryotome rachidien du professeur Tarnier*. — Cet instrument se compose essentiellement de trois parties : un crochet, un couteau, un protecteur. Il peut servir à sectionner le cou et le tronc. Le docteur Potocki, dans son mémoire, conclut que les expériences faites à l'amphithéâtre et les faits cliniques démontrent l'efficacité, l'innocuité et les avantages de l'instrument. J'ai fait sous la direction même de mon excellent ami, puis seul, un certain nombre d'essais qui m'ont convaincu au contraire que cet embryotome très compliqué est dangereux et impuissant le plus souvent à sectionner les parties molles postérieures.

Je conseille donc, en résumé, de recourir pour l'embryotomie aux trois procédés que j'ai exposés; et, dans la plus grande majorité des cas, les ciseaux de Dubois constitueront la méthode de choix.

§ 6. — *Accouchement prématuré artificiel.*

L'accouchement prématuré artificiel est une opération qui a pour but, dans l'intérêt de la mère ou de l'enfant, d'interrompre la grossesse à une époque où l'enfant est viable.

Cette opération date du milieu du siècle dernier. Elle fut proposée en France par Roussel de Vauzesmes, puis pratiquée en Angleterre par Denman en 1795. Baudelocque lui fit une opposition acharnée ; et ce n'est que dans l'année 1831 que Stolz pratiqua pour la première fois la provocation de l'accouchement. P. Dubois vanta les résultats de l'accouchement provoqué, et aujourd'hui l'opération est entrée dans la pratique de tous les accoucheurs.

Indications de l'opération :

1º Mort habituelle du fœtus. Il est des femmes chez lesquelles l'enfant a succombé pendant plusieurs grossesses successives, à 8 mois par exemple. La provocation de l'accouchement prématuré à 7 mois et demi permet d'obtenir un enfant vivant. D'autres fois l'enfant a été tellement volumineux dans les autres parturitions qu'il a succombé pendant le travail : en provoquant l'accouchement à 8 mois ou même plus tôt, on éloigne cette cause de dystocie et l'enfant naît en bon état.

2º Accidents maternels. Ils comprennent : les anomalies de la grossesse (grossesse prolongée, souffle du cordon...) ; les maladies de la grossesse (maladies du début qui se renouvellent : vomissements incoercibles ; maladies de la fin : hydramnios, insertion vicieuse ? éclampsie ?...) ; les affections intercurrentes aiguës ou chroniques (maladies fébriles ? cancer, tuberculose, chorée, accidents gravido-cardiaques, etc.).

3° Et surtout rétrécissements du bassin. Nous avons discuté la question au chapitre des viciations pelviennes. Rappelons seulement combien souvent les hésitations sont permises pour fixer l'indication de l'opération et du moment opportun, car l'accoucheur doit tenir compte pour diriger sa conduite de trois éléments dont la notion précise est souvent mal établie, c'est-à-dire le degré du rétrécissement, l'âge de la grossesse, le volume de la tête fœtale. Aussi, toutes les fois que l'accoucheur se décide à provoquer un accouchement prématuré (et plus encore un avortement), il est bon qu'il se fasse assister d'un ou de plusieurs confrères. Dans les cas où l'opération est indiquée pour un rétrécissement du bassin, il faut toujours se souvenir que la tête fœtale a une réductibilité d'autant plus grande qu'elle appartient à un fœtus plus jeune, et qu'elle est en moyenne de 1/2 à 1 centimètre.

De plus, on sait que les dimensions du diamètre bipariétal de la tête fœtale sont approximativement.

A terme	9 centimètres.		
A 8 mois 1/2	8	—	1/2
A 8 mois	8	—	
A 7 mois 1/2	7	—	1/2
A 7 mois	7	—	
A 6 mois	6	—	

On pourra donc à 8 mois provoquer l'accouchement dans un bassin de 8 centimètres, à 7 mois dans un bassin de 7 centimètres. Autrefois, la limite inférieure était 7 centimètres. Au-dessous de ce chiffre on n'espérait pas obtenir un enfant viable. Aujourd'hui, avec la couveuse et le gavage, on peut pratiquer l'opération dans un bassin de 6 centimètres et même de 5 centimètres et demi, à 6 mois de grossesse, en conservant encore l'espoir de sauver le fœtus. Avec l'antisepsie et les précautions prises en faveur du nouveau-né, on sauve à 6 mois 22 p. 100 des enfants, à 7 mois 31 p. 100, à 8 mois 89 p. 100. C'est donc une excellente opération, inoffensive pour la mère, et qui tend chaque jour à devenir de plus en plus favorable à l'enfant.

Procédés opératoires. — Je ne ferai que signaler les médicaments, comme la rue, la sabine, le seigle ergoté, le sulfate de quinine, la pilocarpine, etc. Ce sont des moyens très infidèles et souvent dangereux. L'électricité est aussi inefficace.

1° *Perforation des membranes.* — C'est la méthode la plus ancienne. On a employé à cet effet un stylet mousse de trousse, une aiguille à tricoter, une longue pince (Stoltz), un trocart droit ou courbe. La perforation a été faite au niveau de l'orifice utérin, ou vers le fond de l'organe. C'est un bon moyen, mais il est dangereux, et abandonné dans la pratique, parce que l'opérateur peut toujours craindre de blesser quelque chose ; de plus, l'œuf étant privé de son liquide amniotique, l'enfant est plus exposé aux dangers de l'accouchement ; enfin si l'enfant succombe, les membranes étant ouvertes, il peut se putréfier.

2° *Moyens portant sur le col.* — Schœller a proposé le tamponnement vaginal avec de la charpie ; Hüter, Busch ont tamponné avec une vessie remplie d'une décoction de seigle ergoté. Braun injecte de l'eau tiède dans une vessie de caoutchouc qui distend le vagin et irrite le col de l'utérus.

Kiwisch a proposé les douches chaudes dirigées sur le col : C'est un moyen lent, quelquefois inefficace (11 fois sur 81 accouchements d'après Stoltz). De plus les femmes courent des dangers, soit qu'il se produise une rupture des culs-de-sac du vagin, soit que la mort survienne subitement pendant la douche par suite d'introduction d'air dans les sinus utérins.

Scanzoni a remplacé les douches d'eau tiède par des douches d'acide carbonique.

3° *Moyens agissant dans le col.* — Kluge a conseillé le cône d'éponge préparée. C'était le procédé favori de Depaul. Moyen lent et infidèle qui a de plus deux inconvénients sérieux : il est à peu près impossible de rendre l'éponge aseptique ; de plus, en augmentant de volume, elle pénètre la muqueuse cervicale, la dépouille par places de son épithélium et constitue de cette façon autant de portes ouvertes à l'infection.

Van Leynseele remplace l'éponge par des tiges de laminaire.

Barnes a imaginé un procédé qui lui permet pour ainsi dire de terminer l'accouchement à volonté. Son appareil se compose de trois sacs de caoutchouc en forme de violons et de dimensions différentes : un long tube de caoutchouc muni d'un robinet leur est adapté. Il introduit d'abord le premier qu'il dilate avec injection d'eau tiède, puis second, et troisième.

4° *Moyens agissant dans l'utérus.* — Ils comprennent les véritables procédés usités dans la pratique ; ce sont le ballon excitateur de M. Tarnier, l'appareil de Champetier de Ribes, et enfin la sonde élastique.

Ballon de Tarnier. — L'inventeur en a donné la description suivante : « Il se compose de deux parties fondamentales : un tube de caoutchouc et un conducteur.

1° D'un tube de caoutchouc, gros comme une plume d'oie, long de 30 centimètres, fermé à l'une de ses extrémités. Le tube est épais et résistant dans la plus grande partie de son trajet ; les parois deviennent au contraire plus minces à son extrémité sur une longueur de 3 à

4 centimètres au plus. Quand on pousse une injection dans ce tube, l'épaisseur inégale des parois fait que la partie amincie se dilate.

J'attache sur l'extrémité de ce tube un ruban de fil de 50 centimètres de longueur environ. Ce ruban doit être solide quoique assez fin; le meilleur que j'aie trouvé est celui que les femmes connaissent sous le nom de soutache en soie blanche.

Quoi qu'on fasse, ce fil glisse facilement; c'est pour prévenir ce glissement que je me sers de deux grains de plomb soudés ensemble, que je laisse tomber dans le tube, au fond duquel ils pénètrent, et en faisant ma ligature j'ai le soin de la faire tomber précisément au niveau de la rainure qui sépare les deux grains de plomb. De cette façon le fil ne glisse jamais. A l'autre extrémité du tube est adaptée une douille à robinet destinée à recevoir la canule (seringue à hydrocèle).

2º D'un conducteur métallique, à extrémité mousse, creusé d'une gouttière dans toute sa longueur comme une sonde canelée, courbée comme un hystéromètre... Ce conducteur est percé de part en part par trois yeux; les deux premiers sont placés près de l'extrémité de cette sonde, à 1 centimètre l'un de l'autre, le troisième se trouve près du manche, sur lequel le conducteur est fixé.

Pour monter le tube sur son conducteur, j'engage l'extrémité libre du fil dans l'œil le plus rapproché de l'extrémité du conducteur, en allant de la face cannelée à la face convexe; je le fais rentrer dans la cannelure par l'œil placé immédiatement au-dessous; il longe ensuite toute la gouttière, et en ressort encore par l'œil placé près du manche. En tirant fortement sur le ruban, la tête du tube vient se loger dans l'extrémité du conducteur, et on la maintient dans ce rapport, en arrêtant le fil sous un ressort destiné à cet usage.

Le corps du tube est enfin couché dans la gouttière, où on le fixe par quelques circulaires, opérés avec la partie qui restait encore disponible... Quand je veux me servir de cet appareil, voici comment je procède : quand le tube a été garni de son fil, je pousse dans son intérieur une injection d'essai pour m'assurer qu'il ne présente aucune fissure. Cela fait, le tube est tenu verticalement, le robinet en haut, et celui-ci est ouvert, on voit d'abord sortir quelques bulles d'air, l'eau vient ensuite, on la laisse s'écouler librement, et quand le tube a repris son volume ordinaire, il se trouve amorcé, c'est-à-dire que l'air en a été chassé, et je ferme le robinet, pour empêcher qu'il n'y rentre...

Le tube ainsi amorcé est ensuite monté sur son conducteur. Pour le lubrifier, on aura encore besoin de se servir de glycérine, car les corps gras altèrent le caoutchouc très rapidement et font éclater l'appareil. La femme étant placée en travers sur son lit, le siège élevé, débordant les matelas, les jambes maintenues écartées par deux aides, l'opérateur introduit deux doigts de la main gauche dans le vagin, et applique l'extrémité de l'index sur l'orifice externe du museau de tanche. On fait glisser le dilatateur dans le vagin, en le tenant de la main droite ; son extrémité est dirigée dans le col, et en abaissant le manche, elle pénètre ordinairement sans aucune difficulté dans l'utérus, en passant entre l'œuf et la paroi antérieure de la matrice. L'instrument doit dépasser l'orifice interne, de 3 centimètres au moins ; on se guide sur un petit relief placé sur le conducteur, à 1 décimètre de son extrémité. L'instrument est maintenu en place, pendant qu'on déroule les circulaires qui laissent le tube sur le conducteur ; un aide charge une seringue d'eau tiède, la purge d'air, et introduit la canule dans la douille qui pend à l'extérieur. L'injection doit être poussée avec une grande lenteur, il faut y mettre assez de force, surtout au début ; 50 grammes de liquide donnent à la vessie de caoutchouc le volume qu'elle doit acquérir. L'injection faite, on ferme le robinet, puis on dégage le fil du ressort qui le maintenait, et l'on retire doucement le conducteur, qui sort sans difficulté. Le tube reste seul en place ; le fil pend à côté de lui... »

On le voit, c'est un instrument compliqué dans son maniement, quelquefois difficile à introduire chez les primipares. Son inconvénient le plus grand est sa rupture fréquente, qui nécessite une nouvelle application ; de plus, quand le col a déjà commencé sa dilatation, le ballon tombe dans le vagin, le travail s'arrête, et il faut réintroduire un ballon plus gros.

Champetier de Ribes a récemment préconisé un gros ballon en tissu presque inextensible, qui s'introduit avec une pince spéciale au delà de l'orifice interne ; mais il est d'une introduction difficile, expose à la procidence du cordon, aux présentations vicieuses en éloignant la partie fœtale du segment inférieur. C'est un appareil qui ne saurait être recommandé.

Sonde élastique. Procédé de Krause. — C'est la méthode la plus simple, la plus efficace, celle que l'accoucheur doit toujours préférer. Elle consiste à faire pénétrer dans l'utérus une sonde ou bougie élastique.

Après avoir fait l'antisepsie des organes génitaux, la femme est placée dans la position obstétricale, l'index et le médius de la main gauche sont introduits dans le vagin jusque sur le col qu'ils ramènent doucement en avant. De la main droite, on prend une bougie bien aseptique de 5 à 6 millimètres de diamètre, on la dirige sur le col en suivant l'index et le médius gauches, puis on pousse doucement pour la faire pénétrer, jusqu'à ce que l'extrémité extérieure arrive au niveau de l'orifice vulvaire. On la replie dans le vagin. En général, le travail se déclare au bout de quelques heures pour ne plus s'arrêter. La bougie sort poussée par les contractions utérines. Il n'y a pas de difficulté sérieuse pour l'introduction. Ce procédé expose à deux accidents : la rupture des membranes qui n'est qu'un léger ennui, le décollement du placenta et l'hémorrhagie si par hasard la sonde est dirigée de ce côté (excessivement rare). Ce dernier danger peut être évité si l'on a soin de pousser doucement la sonde, et si à la moindre résistance perçue on retire un peu l'instrument pour le placer dans une autre direction.

On a accusé cette méthode de déterminer des phénomènes de putréfaction dans le liquide qui baigne la sonde ; mais ce repoche est mal fondé : des accidents de cette nature ne peuvent survenir que si les précautions antiseptiques rigoureuses n'ont pas été suivies. Dernièrement, un des accoucheurs les plus distingués de Paris, provoquant un avortement dans un cas de vomissements incoercibles, laissa la bougie disparaître complètement dans l'utérus ; elle ne sortit que huit jours après quand l'œuf fut expulsé, et tout se passa très heureusement, parce que l'opérateur avait suivi en tous points les règles de l'antisepsie.

Avortement provoqué. — On désigne sous ce nom l'expulsion artificielle du produit de la conception, à une époque où le fœtus n'est pas viable.

Je n'ai en vue que l'avortement thérapeutique.

Indications. — 1º Toutes les maladies de la femme euceinte qui mettent ses jours en péril, et qui peuvent s'améliorer ou disparaître par l'interruption de la grossesse, les vomissements incoercibles, la rétroversion de l'utérus gravide, etc.

2º *Surtout les rétrécissements extrêmes du bassin.* —

L'extrême limite pour l'accouchement artificiel étant de
5 centimètres et demi, si on rencontre des bassins de dimensions inférieures, il peut y avoir indication d'avortement. Dans un certain nombre de cas de ce genre, on
pourra laisser la grossesse aller à terme et recourir à
l'opération césarienne.

Les procédés opératoires sont identiques à ceux de
l'accouchement prématuré. La perforation des membranes est un moyen employé de préférence par quelques accoucheurs. Le ballon de Tarnier serait mauvais.
Je préfère ici encore la bougie excitatrice que l'on accuse à tort d'aller déchirer fatalement des villosités
choriales et de provoquer des hémorrhagies abondantes,

§ 7. — Opération césarienne.

L'opération césarienne est une opération dans laquelle
on incise la paroi abdominale et l'utérus pour extraire
par la voie ainsi créée le fœtus et les annexes. On peut
avoir à la pratiquer chez la femme qui vient de succomber, chez la femme agonisante ou chez la femme vivante,

L'opération césarienne *post mortem* est la première
en date. A Rome, une loi attribuée à Numa Pompilius
ordonnait d'extraire le fœtus vivant d'une femme morte
enceinte, à l'aide d'une incision abdomino-utérine. Elle
fut appelée césarienne, parce que, d'après certains auteurs, le premier des Césars naquit de cette manière.
Avec le catholicisme, l'opération se répandit dans le
monde entier pour permettre de baptiser l'enfant.

C'est en 1500 que l'opération fut faite pour la première
fois chez la femme vivante par un châtreur de cochons,
Jacques Nufer : il ouvrit le ventre de sa propre femme
et put sauver la mère et l'enfant.

Le premier traité de l'opération césarienne fut publié

en 1581 par F. Rousset. A partir de ce moment les accoucheurs se divisent en césariens et anticésariens. Lebas, en 1769, préconisa pour la première fois une importante modification à l'opération classique, en conseillant de suturer non seulement l'incision abdominale, mais aussi la plaie utérine. On a essayé, à cause des mauvais résultats donnés par cette opération, d'y substituer des modifications plus ou moins heureuses, comme la gastro-élytrotomie, l'opération de Porro (hystérectomie partielle), l'opération de Bischoff (hystérectomie totale), mais aujourd'hui on revient à l'opération primitive classique et c'est d'elle surtout que nous nous occuperons.

Indications. — a. *Post mortem.* — Quand la mort de la femme a été brusque et rapide, le fœtus peut survivre à sa mère pendant un temps variable de une demi-heure à deux heures. On doit recourir pour sauver l'enfant à l'opération césarienne.

b. *Femme agonisante.* — A la suite de maladies chroniques ou aiguës, si la femme est à l'agonie, et le fœtus vivant, on peut au dernier moment faire la section utéro-abdominale, ou dans certains cas favorables, recourir à l'accouchement forcé.

c. *Femme vivante.* — 1° La grande indication est le rétrécissement du bassin. Sur ce point les divergences entre les accoucheurs sont encore très grandes. Les uns conseillent l'embryotomie tant que les instruments peuvent passer ; le professeur Pajot conseille cette opération tant que le bassin mesure au moins 27 millimètres. Les autres sont plutôt portés vers l'opération césarienne, et vont jusqu'à conseiller cette conduite dès que le bassin mesure au-dessous de 8 centimètres.

Sur un relevé de 135 cas de césarienne, *in Archiv für Gynæcol.*, 1888, Caruso donne comme mortalité maternelle 25 p. 100, et 8 p. 100 comme mortalité infantile. Sans doute avec l'embryotomie, la mortalité maternelle est beaucoup moins considérable, 6 à 8 p. 100; mais aussi tous les enfants sont sacrifiés.

Si la statistique de l'opération césarienne s'est améliorée dans de telles proportions, c'est que l'obstétrique a suivi les progrès de la chirurgie abdominale et l'antisepsie a rendu de très grands services. Il est encore permis d'espérer que les succès seront plus nombreux quand le manuel opératoire sera encore plus perfectionné, et qu'on saura mieux éviter l'hémorragie et la péritonite.

Dans le passé, la césarienne était presque toujours fatale; aujourd'hui, elle se rapproche de l'embryotomie comme résultat; l'avenir, je l'espère, lui sera encore plus favorable.

Dans la pratique, si l'accoucheur est appelé auprès d'une femme enceinte dont le bassin est au moins de 6 centimètres, il doit faire l'accouchement prématuré à six mois, car il peut espérer ainsi sauver les deux existences; mais s'il est appelé à terme, je crois que l'opération césarienne peut être sérieusement discutée. D'ailleurs, la femme consultée sur ce sujet, préférera souvent elle-même la section utéro-abdominale pour conserver la vie de son enfant. Il est entendu que si l'enfant est mort on doit donner la préférence à l'embryotomie.

2° L'obstruction pelvienne par une tumeur bénigne (fibrome, kyste de l'ovaire), doit être rarement l'indication d'une opération césarienne qui serait dans le cas de fibrome particulièrement grave. Souvent, surtout lorsque le fœtus se présente par l'extrémité pelvienne, l'accouchement peut se terminer presque spontanément.

3° Le cancer utérin est une indication relativement fréquente d'opération césarienne. Dans ce cas, en effet, la femme est vouée fatalement à une mort prochaine, et il s'agit principalement de sauver l'enfant.

L'indication de l'opération césarienne comporte aussi la solution de deux autres questions très importantes : l'indication du moment opportun, l'indication du procédé.

Le choix du procédé est quelquefois imposé pendant l'opération par certains incidents particuliers ; mais, d'une manière générale, l'examen des statistiques donne la préférence à la césarienne classique : en effet, la mortalité maternelle est, comme nous l'avons dit, de 25 p. 100, tandis qu'avec l'opération de Porro, la mortalité est de 55 p. 100 ; avec la gastro-élytrotomie de 54 p. 100.

Le choix du moment de l'opération est très important pour le résultat. Le pronostic pour la femme est d'autant plus grave que la femme est en travail depuis ongtemps. Harris a beaucoup insisté sur ce point, et tous les accoucheurs ont reconnu l'utilité d'opérer aussitôt que possible après le début du travail, quand les membranes sont encore intactes. Il est même préférable lorsque, pendant la grossesse, l'intervention a été jugée indispensable, d'opérer dans les derniers temps de la gestation avant l'apparition des contractions utérines douloureuses, parce que de cette façon tous les préparatifs peuvent être faits avec soin, conditions favorables au succès. On a dit que l'opération à cette période exposait davantage à l'inertie utérine et à l'hémorrhagie. De nombreuses interventions, en France et à l'étranger, faites de cette façon dans ces dernières années, ont démontré que cette crainte n'était nullement justifiée.

Donc, en résumé, lorsque l'accoucheur choisit, il doit opérer dans les derniers jours de la grossesse ; si la femme est déjà en travail, il faut opérer le plus tôt possible.

Manuel opératoire. — Le Dr Potocki, chef de clinique obstétricale, qui nous a fait connaître les idées de Saënger, dans un mémoire des *Annales de gynécologie*, 1886, a extrait d'un traité de l'opération césarienne qu'il a préparé, une brochure sur la technique de la section utéro-abdominale ; nous lui ferons les plus larges emprunts.

Le manuel opératoire comprend :

1º Les soins préliminaires ;

2º L'opération elle-même.

1º *Soins préliminaires.* — Ce sont ceux de toute laparotomie. La chambre où se fera l'opération doit être rendue bien aseptique par un nettoyage complet, les rideaux doivent être enlevés, etc. Il faut avoir une table à opération suffisamment élevée. Les aides doivent être aussi peu nombreux que possible. L'assistant principal sera un accoucheur ou un médecin initié à toutes les pratiques des opérations abdominales. Le chloroforme sera donné par un médecin exercé. Une sage-femme, au courant des manœuvres destinées à ranimer l'enfant qui naît quelquefois en état de mort apparente, devra être choisie pour le recevoir. Deux aides subalternes seront tout prêts à fournir les objets nécessaires.

L'opérateur et l'aide principal doivent être absolument aseptiques. Les instruments nécessaires sont : un bistouri ordinaire, des pinces à griffes, des pinces hémostatiques, de forts ciseaux, une aiguille de Reverdin, des aiguilles ordinaires avec porte-aiguilles, des fils de soie de deux grosseurs, un tube de caoutchouc pour l'hémostase utérine, un serre-nœud avec fil de fer solide et des broches pour traverser le pédicule utérin s'il est nécessaire de faire une opération de Porro, un thermocautère, une seringue de Pravaz avec solution d'ergotine, un insufflateur, un forceps, des solutions antiseptiques chaudes et froides, de l'eau bouillie, de la poudre d'iodoforme, de la gaze iodoformée, du coton hydrophile et un bandage de corps en flanelle, des éponges fines bien aseptiques, un rasoir pour enlever les poils de la vulve et du pubis, une brosse, du savon et de l'éther pour faire un lavage complet des régions à opérer.

La malade a dû être purgée la veille. Un tampon de gaze iodoformée a été appliqué dans le vagin, où l'on fait au moment même une injection vaginale au sublimé à 1/2000. On pratique le cathétérisme de la vessie; les membres pelviens et le thorax de la parturiente sont couverts de flanelle pour éviter les refroidissements; et d'ailleurs la salle est suffisamment chauffée.

Avant de commencer l'opération, l'accoucheur et son aide procèdent au lavage des mains avec des solutions de sublimé chaudes et terminent par le lavage à la brosse avec de l'alcool.

1° *Opération proprement dite.*

· Elle comprend six temps :

1° Incision de la paroi abdominale;

2° Incision de la paroi utérine;

3° Extraction de l'enfant;

4° Extraction de l'arrière-faix ;

5° Suture utérine ;

6° Suture de la paroi abdominale.

1° *Incision de la paroi abdominale.* — Elle est faite sur la ligne médiane, s'étend de trois travers de doigt au-dessus du pubis et jusqu'au-dessus de l'ombilic pour mesurer 16 à 17 centimètres, c'est-à-dire une longueur suffisante pour permettre le dégagement d'une tête de fœtus à terme. On commence toujours par la partie supérieure au-dessus de l'ombilic. Des pinces à forcipressures sont placées provisoirement sur les vaisseaux qui saignent; puis une éponge montée est placée dans le cul-de-sac antérieur du péritoine pour absorber les liquides, et une autre est disposée à la partie supérieure de l'incision. Pour s'opposer au passage des liquides dans la cavité péritonéale, l'aide, avec ses mains appuyées à plat de chaque côté de la ligne incisée, maintient en contact parfait les lèvres de la plaie et le corps de l'utérus.

2° *Incision de la paroi utérine.* — L'aide ayant ramené l'utérus sur la ligne médiane, l'opérateur fait en haut, parallèlement à l'incision abdominale, avec le bistouri une boutonnière de 2 centimètres environ, puis le doigt recourbé en crochet et introduit dans cette ouverture termine l'incision.

Pendant ce temps de l'opération, il est favorable de ne pas tomber sur le placenta. Dans plusieurs cas, Bar avait pu, par le palper, reconnaître l'existence de cette complication et l'éviter. Si le placenta est rencontré, le mieux est de l'inciser sans hésitation avec le bistouri, et de passer à travers cette masse pour chercher les pieds du fœtus et extraire rapidement.

3° *Extraction de l'enfant.* — Une partie fœtale quelconque se présente au niveau de l'ouverture, on la saisit avec la main ou, si c'est nécessaire, avec le forceps pour faire l'extraction le plus vite possible. Le cordon est lié, sectionné, et l'enfant est confié à la sage-femme qui doit le ranimer au besoin.

4° *Extraction de l'arrière-faix.* — L'utérus se rétracte, décolle le placenta et le pousse vers la plaie utérine. La main droite est introduite et fait complètement la délivrance; c'est seulement alors qu'il faut s'occuper d'assurer l'hémostase utérine. Jusque-là, l'accoucheur ne doit pas s'effrayer du sang qui s'écoule en abondance, il doit conserver son sang-froid et se hâter.

Pour combattre ces hémorrhagies, il est bon de faire

des injections chaudes à 50 degrés, de faire une injection d'ergotinine : dans un cas où j'assistais à une césarienne faite par mon ami le Dr Bar, une minute s'était à peine écoulée depuis l'injection, que l'utérus, mou tout d'abord, était devenu rigide et parfaitement rétracté.

L'utérus, sorti de la cavité utérine, a son pédicule entouré d'un lien élastique. Si les moyens précités n'ont pas suffi pour triompher de l'hémorrhagie, on peut faire avec ce lien une constriction modérée : le cylindre de caoutchouc trop serré prédispose ensuite aux hémorrhagies par inertie. « Sänger a pensé que le danger du lien élastique provenait de ce qu'il ne comprime l'utérus que sur une faible étendue, aussi recommande-t-il de le remplacer par une serviette aseptique ; la serviette disposée en large bande entoure le segment inférieur de l'utérus ; on en croise les deux chefs et on les tord ensemble jusqu'à ce que l'hémostase soit suffisante. Comme la compression est exercée sur une plus large surface avec la serviette qu'avec le tube de caoutchouc, elle est plus égale, moins énergique et elle risquerait moins de provoquer l'inertie utérine » (Potocki).

Si, malgré l'emploi de tous ces moyens, l'hémorrhagie continue, il faudra se résoudre à enlever le corps de l'utérus, c'est-à-dire à exécuter l'opération de Porro.

5° *Suture utérine.* — On entoure l'utérus de compresses chaudes bien aseptiques, puis, après s'être assuré de la perméabilité du canal cervical pour l'écoulement des lochies, la plaie utérine doit être fermée par des sutures profondes et superficielles, avec des fils de soie.

La suture profonde doit être faite avec une aiguille de Reverdin ou mieux avec une aiguille à manche analogue à l'aiguille de Deschamps. Il est nécessaire que les sutures profondes soient distantes l'une de l'autre d'un centimètre seulement environ.

L'aiguille part par la face péritonéale à 1 centimètre du bord de l'incision, s'enfonce obliquement en dedans à travers le tissu musculaire et sort un peu au-dessus de la muqueuse; puis l'aiguille traverse la lèvre opposée en suivant une direction analogue en sens inverse. Les deux chefs de chacun des fils sont maintenus par une pince à forci-pressure. Quand tous les fils sont passés, on les noue l'un après l'autre en les serrant fortement pendant que l'aide avec sa pince fait adosser les faces péritonéales. Il est essentiel de faire un nœud de chirurgien avec double boucle à laquelle est superposée une boucle simple. Potocki conseille de faire le nœud sur le côté.

La suture superficielle est une suture séro-séreuse, on la fait au fil de soie fin et très rapprochée (chaque suture espacée de 1/2 centimètre).

« La suture sera exécutée comme la suture de l'intestin, avec une aiguille ronde et fine ; elle devra, autant que possible, traverser deux fois de chaque côté le péritoine et pénétrer un peu dans le tissu musculaire; en somme ce sera une véritable suture de Lembert » (Potocki).

Quand tous les fils sont noués, on les coupe au ras du nœud.

Si, malgré toutes les précautions prises, des liquides se sont épanchés dans le péritoine, on fera la toilette avec des éponges bien aseptiques plongées dans les culs-de-sac antérieur et postérieur, puis l'utérus est réintégré dans le ventre et on procède à la suture de la paroi abdominale.

6° *Suture de la paroi abdominale.* — Elle comprend des sutures profondes et superficielles. Les sutures profondes, distantes de 1 centimètre, comprennent le bord du péritoine de chaque côté pour en assurer l'accolement.

Les sutures superficielles sont placées à 1 demi-centimètre l'une de l'autre, on saupoudre d'iodoforme, puis le ventre est couvert d'ouate hydrophile et de coton ordinaire, le tout est maintenu par un bandage en flanelle.

Les suites de couches doivent être surveillées, et l'accoucheur agira comme après toutes les laparotomies. L'opérée doit rester à la diète pendant deux ou trois jours, puis prendre un peu de lait, des boissons glacées, des cachets de magnésie et naphtol pour maintenir la liberté du ventre. Les sutures abdominales ne seront pas enlevées avant quinze jours. Les complications doivent être combattues par les moyens appropriés. Quelquefois un petit abcès se forme sur le trajet d'un fil, on enlève le fil et le pus s'écoule.

Contre l'accident le plus grave, la péritonite, on peut espérer triompher si on a soin dès le début d'appliquer sur le ventre des sacs de glace comme je l'ai exposé ailleurs.

Opération de Porro. — C'est l'opération césarienne suivie de l'amputation utéro-ovarique. Elle fut pratiquée pour la première fois à Boston en 1868, par Storer ; mais l'insuccès n'encouragea pas les chirurgiens à adopter cette méthode opératoire. Plus heureux dans sa tentative fut Porro de Pavie, en 1876 : la mère et l'enfant furent sauvés. Pendant quelques années, il sembla que cette variété de césarienne donnerait des résultats supérieurs à l'ancienne ; mais bientôt on s'aperçut que les insuccès opératoires étaient au contraire plus fréquents : aujourd'hui, il faut bien le dire, tous les accoucheurs semblent d'accord pour préférer l'opération classique. Celle de Porro restera une opération de nécessité : elle sera imposée par des circonstances particulièrement graves, comme une hémorrhagie incoercible, la putréfaction de l'œuf dans la cavité utérine, un fibrome dégénéré, un cancer du col avec ichor septique. Dans ces conditions, l'utérus étant un foyer de septicémie, il est urgent de le supprimer.

Il résulte de ces considérations que l'opération de Porro sera toujours pratiquée pendant le travail.

Le manuel opératoire est identique à celui de la césarienne ordinaire quant aux préparatifs et aux trois premiers temps de l'intervention. Pour être bien sûr que le liquide amniotique ne tombera pas dans le péritoine, il sera bon d'extraire l'utérus du ventre avant de l'inciser, comme l'a conseillé Müller de Berne ; le seul petit inconvénient est la nécessité d'une incision abdominale plus longue.

« L'abdomen ouvert sur 24 centimètres de hauteur, l'opérateur porte la main derrière le fond de l'utérus et le fait basculer en avant ; l'assistant l'aide dans cette manœuvre en repoussant en arrière les lèvres de la plaie abdominale ; ordinairement l'utérus sort assez bien ; si cependant on éprouvait trop de résistance, il faudrait agrandir la plaie abdominale à la partie supérieure » (Potocki).

Lorsque le fœtus a été extrait et que, à l'aide du lien de caoutchouc solidement fixé à l'union du col et du segment inférieur, au-dessous des ovaires et des trompes, l'hémorrhagie utérine est complètement maîtrisée, on pratique la section à deux travers de doigt au-dessus du siège de la constriction. Reste ensuite à faire le traitement du moignon ; il varie suivant qu'on veut le fixer à la paroi abdominale, le perdre dans la cavité du ventre, ou l'inverser dans le vagin. Nous nous occuperons seulement de l'opération qui consiste à le fixer à la paroi abdominale.

Lorsque le moignon a été légèrement creusé en entonnoir, avec des ciseaux pour le débarrasser du bourrelet muqueux qui contient souvent des matières septiques ; lorsque, de plus, il a été cautérisé énergiquement avec le thermo-cautère, on le traverse d'un côté à l'autre au-dessus du lien par une forte broche d'acier qui, en le soutenant, repose sur la paroi abdominale. De plus, une suture pratiquée au-dessous du lien de caoutchouc, en facilitant la suspension du moignon, pratique en même temps l'occlusion de la cavité abdominale : on suture à la soie le péritoine pariétal au péritoine du moignon (5 à 6 points de suture).

La paroi abdominale est ensuite fermée par des sutures profondes et superficielles ; on ne fait pas de drainage.

Le moignon et la ligne de suture abdominale sont recouverts d'iodoforme et de gaze iodoformée ; puis on termine le pansement avec l'ouate hydrophile et le bandage du corps en flanelle.

La façon de traiter le pédicule est ainsi exposée par Potocki : « On attache une grande importance à la façon dont le moignon se gangrène ; la gangrène peut être sèche ou humide, il faut autant que possible que le sphacèle soit sec, que le moignon se momifie. Ce résultat sera presque sûrement obtenu si on saupoudre abondamment le moignon avec un mélange d'acide salicylique de tannin et d'iodoforme. Le moignon se dessèche très bien au-dessous de cette poudre et ne fournit aucun suintement. Aussi est-il possible qu'on ne soit obligé de renouveler le pansement que plusieurs jours après l'opération. On laissera donc le pansement sans y toucher tant qu'il ne sera pas traversé par des liquides ou tant qu'un état fébrile n'indiquerait pas la possibilité d'une complication locale.

Dans le cas où le moignon restant humide sécréterait des liquides en assez grande abondance pour que les pièces du pansement en soient traversées, on enlèverait celui-ci, et on détacherait aux ciseaux les parties ramollies et putréfiées du pédicule. Grâce à ces précautions, on évitera l'absorption des substances putrides, et on se mettra à l'abri des phénomènes graves qui en sont la conséquence et qui emportaient autrefois un grand nombre de malades après l'opération de Porro.

Très exceptionnellement on voit le moignon saigner dans les deux premiers jours qui suivent l'opération ; cela tient à ce que la constriction exercée par le lien élastique est devenue insuffisante par suite du retrait du moignon. On se rend maître de cette hémorrhagie, qui n'a jamais présenté de gravité, en pratiquant un nombre suffisant de ligatures partielles sur la portion du moignon située au-dessus du lien..... Le huitième jour on enlève les fils de suture abdominale. Dans la troisième semaine généralement le moignon tombe avec le lien de caoutchouc et il ne reste plus qu'un entonnoir assez profond, qui se remplit de granulations et se comble plus ou moins vite ; au bout de six semaines la plaie est ordinairement cicatrisée et l'opérée peut quitter le lit.

<h3 style="text-align:center">§ 8. — Symphyséotomie.</h3>

La symphyséotomie est l'opération qui consiste à diviser la symphyse pubienne, en vue de produire un écartement des os du pubis suffisant pour permettre le passage de l'enfant.

Inventée pour la première fois en 1768 par Sigault, étudiant en médecine, pratiquée par lui-même en 1777, cette opération excita l'enthousiasme des adversaires de l'opération césarienne qui donnait à ce moment de s déplorables résultats. Les accoucheurs se divisèren alors en deux camps : les symphysiens et les césariens.

Aujourd'hui c'est une opération purement historique, car l'écartement même assez grand des pubis n'allonge que très peu le diamètre antéro-postérieur du bassin. Morisani, de Naples, qui en est à peu près l'unique défenseur, dit que le maximum d'écartement possible est 65 millimètres environ, fournissant un agrandissement de 1 centimètre dans le diamètre promonto-pubien. La symphyséotomie ne pourrait donc être utile que dans les cas de rétrécissements légers du bassin, ou d'excès de volume de la tête fœtale. La statistique de Morisani porte sur 50 cas et donne :

Mortalité maternelle................ 20 p. 100.
— infantile .... 18 —

Pour opérer « nous faisons, dit Morisani, une incision de 3 à 5 centimètres à peu près au-dessus de la symphyse pubienne, nous arrivons petit à petit jusqu'à l'articulation. Nous glissons la falcette (petit instrument courbe et boutonné) sur la face postérieure de la symphyse, et une fois arrivé à l'extrémité inférieure, nous appliquons la concavité coupante sur le cartilage interpubien, et nous coupons de bas en haut. Nous attendons l'expulsion spontanée de l'enfant, si les contractions de la matrice sont assez énergiques, mais si elles sont faibles, ou si la tête tarde à descendre dans l'excavation du bassin, nous n'hésitons pas à l'extraire avec le forceps. Nous pratiquons enfin un pansement par réunion médiate, et nous cherchons à immobiliser le bassin par un bandage approprié. »

§9. — *Accouchement forcé.*

L'accouchement forcé est l'extraction manuelle ou instrumentale de l'enfant avant que l'orifice du col utérin soit suffisamment dilaté.

Guillemeau l'a préconisé pendant la vie de la femme, mais aujourd'hui la majorité des accoucheurs l'a abandonné à cause des ruptures dont il est l'origine et des dangers qu'il fait courir à la mère et à l'enfant, même dans des cas d'éclampsie grave et de placenta prævia avec hémorrhagie très abondante. P. Dubois qui y avait eu recours quelquefois avait fini par y renoncer à cause des mauvais résultats obtenus.

Costa, Duparcque, Rizzoli, Thévenot ont recommandé cette opération pendant l'agonie et après la mort de la femme. En cas de disproportion entre le volume du fœtus et les dimensions du canal génital, la césarienne doit alors seulement être préférée.

On opère dans deux conditions différentes : le travail est commencé, le col est suffisamment dilaté, on a recours au forceps ou à la version suivant les cas.

Le col au contraire est-il encore fermé, on procède de la manière suivante : la main droite étant introduite dans le vagin pendant que la gauche maintient le fond de l'utérus, on introduit successivement dans le col, un, deux, trois, quatre doigts; puis toute la main pénètre dans la cavité utérine, saisit un pied du fœtus, et très facilement peut extraire l'enfant par la version interne.

TABLE ALPHABÉTIQUE DES MATIÈRES

A

B

C

D

E

F

G

H

I

A LA MÊME SOCIÉTÉ

Envoi franco contre mandat-poste

Guide pratique des Sciences médicales, publié sous la direction de M. le Dʳ Letulle, professeur agrégé à la Faculté de Médecine de Paris, médecin des hôpitaux. Encyclopédie de poche pour le praticien. Ouvrage in-18 de 1.500 pages environ, richement cartonné.......................... 12 fr.

Formulaire de Médecine pratique, par le Dʳ E. Monin (préface du professeur Péter). 1 vol. in-18 de 600 pages, cartonné à l'anglaise................ 5 fr.

Cet ouvrage, qui renferme plusieurs milliers des meilleures formules, rendra à tous nos confrères les plus utiles services dans leur clientèle journalière. L'hygiène des maladies, la médecine des symptômes, la thérapeutique conçue d'après les indications cliniques ; voilà ce qu'y trouveront tous les médecins soucieux d'approfondir l'*ars curandi*, dénommé à bon droit « la partie la plus utile de l'art le plus utile que l'homme ait inventé ». Le Formulaire du Dʳ Monin est appelé au succès durable, parce qu'il est méthodiquement mis en pages et rédigé avec un sens critique assez rare dans ces sortes de publications.

Guide pratique pour le choix des Lunettes, par le Dʳ A. Trousseau, médecin de la Clinique nationale des Quinze-Vingts. In-18 raisin de 80 pages environ, cartonné simili-cuir................................. 1 fr. 50

Travaux d'ophthalmologie, par le Dʳ Trousseau. In-8 de 160 pages. 3 fr.

Manuel du Candidat aux divers grades et emplois de médecins et pharmaciens de la réserve et de l'armée territoriale, par le Dʳ P. Bouloumié, officier de la Légion d'honneur. In-12, 585 pages............................ 5 fr.

Nous croyons que cet ouvrage, très complet et très clair, est appelé à rendre les plus grands services aux candidats aux divers grades et emplois de médecins et pharmaciens de la réserve et de l'armée territoriale.

Il répond d'ailleurs exactement au programme des examens obligés pour être nommé ou pour monter en grade.

Les Sciences biologiques à la fin du xixᵉ siècle (*Médecine, Hygiène, Anthropologie, Sciences naturelles, etc.*), publiées sous la direction de MM. Charcot, Léon Colin, Cornil, Duclaux, Dujardin-Beaumetz, Gariel, Mabey, Mathias-Duval, Planchon, Trélat, Laborde et Égasse, secrétaires de la rédaction. Cette publication formera un magnifique volume in-8, grand jésus, imprimé à deux colonnes, de plus de 1,000 pages, orné d'un nombre considérable de gravures dans le texte ; elle paraît par livraisons mensuelles de 32 pages.

Prix de la livraison.. 1 fr. 25

L'ouvrage complet formera de 25 à 30 livraisons ; on peut souscrire dès maintenant au prix de 30 fr. — Le prix de l'ouvrage complet sera augmenté, pour les non-souscripteurs, après l'achèvement de la publication. — La vingtième livraison est déjà parue.

Théories et applications pratiques de l'hypnotisme (avec 12 figures dans le texte), par le Dʳ Edgar Bérillon. Prix..................... 1 fr. 25

A travers l'Exposition (Souvenir de 1889). *Promenades d'un médecin*, par le Dʳ G. Chouffeau. In-8 raisin de 520 pages, orné de 221 gravures, dont 7 hors texte et 3 cartes. Prix.. 7 fr. 50

Questions d'Internat, Manuel du Candidat, publié sous la direction du Dʳ W. Morain, avec la collaboration d'un groupe d'anciens internes des hôpitaux de Paris. 1 vol. in-18 raisin de plus de 600 pag., cart. à l'angl. Prix. 7 fr. 50

Des Climats et des Stations climatiques, par le Dʳ Hermann-Weber, médecin des hôpitaux de Londres, traduit de l'anglais par le Dʳ Paul Rodet, médecin consultant à Vittel. In-8................................... 5 fr.

Nos grands médecins d'aujourd'hui, par Horace Bianchon, du *Figaro*. Dessins de Desmoulin. Splendide volume in-8 raisin, tirage en 3 couleurs. Prix... 10 fr.

Il a été tiré de ce livre 100 Exempl. sur pap. du Japon, au prix de..... 30 fr.

9046-91. — Corbeil. Imprimerie E. Crété